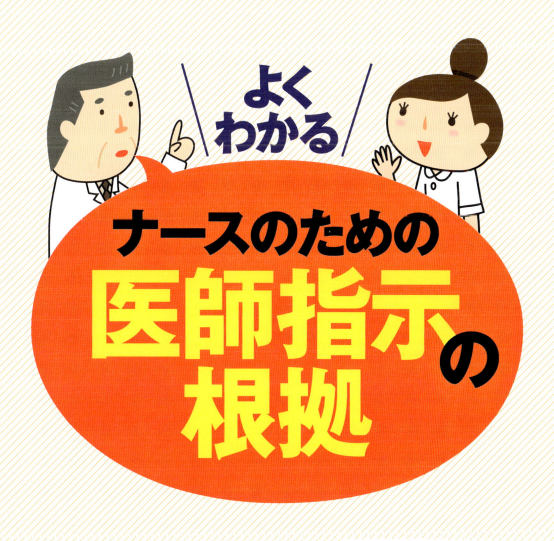

よくわかる
ナースのための
医師指示の根拠

Gakken

監修者・執筆者一覧 [敬称略・掲載項目順]

監修

佐藤 憲明	日本医科大学付属病院 看護師長　急性・重症患者看護専門看護師

編集

後藤 順一	社会医療法人河北医療財団 河北総合病院　急性・重症患者看護専門看護師

執筆

笠原 真弓	浜松医療センター　救急看護認定看護師
齋藤 大輔	杏林大学医学部付属病院 外科系集中治療室/ハイケアユニット　急性・重症患者看護専門看護師
伊藤 敬介	高知県・高知市病院企業団立 高知医療センター　救急看護認定看護師
山中 源治	東京女子医科大学病院 看護部　急性・重症患者看護専門看護師
溝江 亜紀子	東京医科歯科大学医学部附属病院 救命救急センター　救急看護認定看護師
石塚 紀美	東京医科歯科大学大学院 保健衛生学研究科 先端侵襲緩和ケア看護学
山田 亨	東邦大学医療センター大森病院 看護管理室　急性・重症患者看護専門看護師
牧野 晃子	聖路加国際大学 急性期看護学(周麻酔期看護学) 助教　急性・重症患者看護専門看護師
前田 智香	国家公務員共済組合連合会 横浜南共済病院　救急看護認定看護師
後藤 順一	(前掲)
河村 葉子	社会医療法人河北医療財団 河北総合病院　集中ケア認定看護師
柚木 さよ	名古屋第一赤十字病院 救命救急センター 初療室　救急看護認定看護師
石渡 真弓	聖路加国際病院 救命救急センター　急性・重症患者看護専門看護師
星 豪人	医療法人社団 筑波記念会 筑波記念病院 副看護部長　救急看護認定看護師
杉本 尚子	国際医療福祉大学大学院 保健医療学専攻 修士課程
山崎 千草	東京女子医科大学病院　急性・重症患者看護専門看護師
稲村 あづさ	公益財団法人田附興風会 医学研究所 北野病院 救急部 看護師長　救急看護認定看護師
与都 英美	聖路加国際病院 ICU　急性・重症患者看護専門看護師
門馬 康介	山形県立中央病院 救命救急センター　急性・重症患者看護専門看護師
神田 新一	八戸市立市民病院 急患室　救急看護認定看護師
松﨑 八千代	公益財団法人 筑波メディカルセンター病院　救急看護認定看護師
山下 恵美	日本赤十字社医療センター　救急看護認定看護師
直井 みつえ	済生会宇都宮病院　救急看護認定看護師
伊藤 恵美子	日本赤十字社 前橋赤十字病院　救急看護認定看護師
島 美貴子	市立砺波総合病院　救急看護認定看護師
山中 雄一	日本赤十字社 大阪赤十字病院 救命救急センター　救急看護認定看護師
小池 伸享	前橋赤十字病院　救急看護認定看護師
中村 香代	独立行政法人 国立病院機構 災害医療センター　救急看護認定看護師, 急性・重症患者看護専門看護師
吉次 育子	神戸大学医学部附属病院　救急看護認定看護師
國松 秀美	聖泉大学看護学部看護学科　救急看護認定看護師

表紙デザイン：川上範子　　本文デザイン・DTP：サンビジネス, 児島明美　　本文イラスト：うえだしげこ

はじめに

　看護師とは何を業とする職種でしょうか？　この問いに答えようとしたとき，やはり思い浮かぶのは，保健師助産師看護師法の第5条でしょう．ここでは「看護師とは，厚生労働大臣の免許を受けて，傷病者若しくは褥婦に対する療養上の世話又は診療の補助を行うことを業とする者」と定義されています．

　この中に示されている「診療の補助」とは，患者に対して医師が行う診療行為の補助であり，この医療行為の補助は，医師の指示なしに行うことはできません．つまり医師と看護師は患者に対して行う医療チームのパートナーです．この関係性を保つためには，密に情報を共有し，相談し合い，治療に対する戦略をともに練る必要があります．

　しかし現実はどうでしょう？　看護師に対して医師が患者の治療の解説・説明を行い，情報共有を常に行い続けることは困難です．そのため看護師は，治療に対する知識を自ら学習し，医師が行う治療を理解することが必要とされます．

　医師が行う1つひとつの医療行為には，根拠があります．医師が判断した治療方針の根拠を知り理解することで，医師と看護師は治療に対する共通認識を得ることとなります．医師と看護師がお互いの考えを知ることにより，医師と看護師が患者に対してのディスカッションを行うことができ，その医師と看護師は医療チームとなりえます．このような環境こそが，医療チームとして患者に対してよりよい「診療」と「診療の補助」が行える環境なのではないでしょうか．

　本書は，月刊ナーシング2013年6月号，2014年6月号および2016年5月号の特集「治療・ケアのなぜ？を解決できる　医師指示の根拠」を再録・再編したものです．薬剤や人工呼吸器，離床の指示だけでなく，小児や妊産婦ケアの指示の根拠もあり，ナースが不安を抱く「医師指示」への疑問に根拠を持って回答しています．

　本書を通じ，医師が出した指示の根拠を知り，医師が考える治療の方向性を把握することに役立てられ，1つでも多くのよりよい診療チーム環境が形成されることを祈っております

　最後になりますが，執筆の労をお執りくださった各部門でご活躍の精鋭の皆さまには，きわめて多忙な中にありながら，貴重な知見を惜しみなく提供してくださったことを，この場を借りて深く感謝いたします．

2018年5月
日本医科大学付属病院　看護師長
急性・重症患者看護専門看護師
佐藤憲明

CONTENTS

よくわかる ナースのための 医師指示の根拠

part 1 ● 輸液・薬剤投与指示の根拠　p.9

1	心筋梗塞の患者なのに，輸液を多めに入れるように指示が出たのは，なぜ？	笠原真弓	p.10
2	K値は徐々に改善（上昇）しているのに，今日もKCL混注の指示が出ているのは，なぜ？	笠原真弓	p.12
3	昨日は輸液が乳酸リンゲル液だったのに，今日は維持輸液に変更されたのは，なぜ？	齋藤大輔	p.14
4	輸血の開始指示があったと同時に負荷輸液の流量を減らす指示があったのは，なぜ？	伊藤敬介	p.16
5	発熱があって患者はつらそうなのに，医師から解熱薬投与や，クーリングの指示が出ないのは，なぜ？	山中源治	p.18
6	腹痛の患者に対して，痛みをなんとかとってあげたいのに，すぐに鎮痛薬の指示が出ないのは，なぜ？	山中源治	p.20
7	DICの患者で出血傾向にあるはずなのに，ヘパリンの投与指示が出るのは，なぜ？	溝江亜紀子	p.23
8	慢性腎不全患者が透析中に血圧低下し，「輸液による負荷」の指示．水分を引いているのに，輸液を足すのは，なぜ？	石塚紀美	p.26
9	昇圧薬のドパミン，ドブタミンが投与されていた患者で血圧が落ち着いたとき，ドパミンは投与中止なのに，ドブタミンは持続投与の指示が出たのは，なぜ？	齋藤大輔	p.28
10	心疾患患者に，降圧作用のあるβ遮断薬やACE阻害薬の投与指示が出たのは，なぜ？	齋藤大輔	p.30
11	鎮痛薬の投与で，前投与から時間を空けるように指示が出るのは，なぜ？	山田　亨	p.32
12	急変時，輸液を行って反応がないのに，「さらに量を増やそう」という指示が出たのは，なぜ？	牧野晃子	p.34
13	グリセオールの投与時間が，患者によって異なる指示が出るのは，なぜ？	前田智香	p.36
14	糖尿病で入院中のAさんとBさん．同じ糖尿病であるのに，異なるインスリン製剤が処方されているのは，なぜ？	後藤順一	p.38

part 2 ● 酸素投与と変更指示の根拠　p.41

1	COPD患者で，呼吸が苦しそうなのに酸素投与量を上げる指示が出ず，むしろ流量を下げる指示が出るのは，なぜ？	河村葉子	p.42
2	呼吸状態がよくなく，SpO_2も改善していないのに，酸素投与量を下げる指示が出るのは，なぜ？	河村葉子	p.44
3	酸素状態が回復しているようにみえたり，SpO_2も安定しているのに，酸素投与量を上げる指示が出るのは，なぜ？	河村葉子	p.46

| 4 | SpO₂が同様で，流量指示もほとんど変わらないのに，患者によって酸素マスク，経鼻カニューラと異なる指示が出るのは，なぜ？ | 河村葉子 | p.48 |
| 5 | 呼吸不全の患者にベンチュリーネブライザーで6L 35％の酸素投与中，SpO₂が低下．8L 40％へ変更の指示が出たが，濃度だけでなく流量変更の指示も出たのは，なぜ？ | 山田　亨 | p.50 |

part 3 ● ドレーン・ルート管理指示の根拠　　p.53

1	術後，胸腔ドレーンが挿入された患者で，自然開放だったり，陰圧だったりと指示が異なるのは，なぜ？	柚木さよ	p.54
2	気胸患者の胸腔ドレナージ時に陰圧をかけようとしたところ，ウォーターシールでよいと指示が出たのは，なぜ？	石渡真弓	p.56
3	ドレーン管理では，詰まりに注意するように指示が出ているのに，ときどき，「ミルキングをしてはならない」と指示が出るのは，なぜ？	柚木さよ	p.58
4	排液もないので胃管は抜けると判断していても，医師からはいまだに留置継続の指示が出ているのは，なぜ？	齋藤大輔	p.60

part 4 ● 術後ケア・早期離床指示の根拠　　p.63

1	早期離床を進めたいのに，同じ手術で同じ状態でも，離床時期の指示が医師によって前後するのは，なぜ？	齋藤大輔	p.64
2	心筋梗塞の患者で，状態は良好，本人も調子がよいと言っているため，早期離床を進めたいのに，医師からは絶対安静の指示のままなのは，なぜ？	齋藤大輔	p.66
3	脳卒中の患者では，重症度にかかわりなく，おおむねどの患者でも早期にリハビリオーダーが出されることが多いのは，なぜ？	齋藤大輔	p.68
4	外傷患者に出ていた安静指示が（頸椎保護，ログロール指示など），今日からADLを上げる指示に変わったのは，なぜ？	伊藤敬介	p.70
5	早期にリハビリオーダーが出ると思っていると（術式によって）体を動かしてはいけないという絶対安静，深鎮静指示が出る場合もあるのは，なぜ？	溝江亜紀子	p.72
6	術後，呼吸状態があまりよくないと感じていたのに，医師からリハビリを積極的に進めるよう指示が出たのは，なぜ？	星　豪人	p.74
7	術後に状態が安定したため，医師へ安静度の拡大指示を求めたが，「まだ検査が済んでいないから」と，ベッド上安静の指示が出たのは，なぜ？	齋藤大輔	p.76
8	DVT予防策が，患者によって弾性ストッキング，フットポンプ，両方併用と異なり，また履かせるタイミングも異なるのは，なぜ？	杉本尚子	p.78
9	弾性ストッキング着用の指示が出たので履かせているが，すでに術後4日目で離床も終えているのに，脱がせる指示がないのは，なぜ？	杉本尚子	p.80

10	術後,栄養開始のルールは腸蠕動音の聴取なのに,聴こえなくても経腸栄養の開始指示が出ることがあるのは,なぜ？	杉本尚子	p.82
11	同じような消化器手術の患者で,最近は早期から経口(経腸)栄養を開始するけれど,ときどき静脈栄養の指示が出るのは,なぜ？	杉本尚子	p.84
12	脳梗塞の患者で,意識も戻り本人に食欲があるのに,食事開始の指示が出ないのは,なぜ？	山崎千草・山中源治	p.86
13	術後患者の食事開始時期や,粥食から常食への変更指示が,患者の状態は変わらないように見えるのに,患者によって1日～2日遅れることがあるのは,なぜ？	山崎千草・山中源治	p.88
14	脳神経外科術後患者で15～30°の頭部挙上の指示が出たが,フラットではいけないのは,なぜ？	伊藤敬介	p.90
15	術後すぐの清拭は発熱や呼吸状態などが心配だが,医師からは清潔保持の指示が出るのは,なぜ？	稲村あづさ	p.92
16	術後の排痰.硬くて出しづらい患者にネブライザーをしてほしいのに,「ネブライザーをかけない」という指示が出るのは,なぜ？	星 豪人	p.94

part 5 ● 人工呼吸管理指示の根拠　　p.97

1	人工呼吸器の初期設定で,同じような状態の患者なのに,従圧式だったり従量式の指示が出るのは,なぜ？	与都英美	p.98
2	通常,人工呼吸中の一回換気量は,教科書的に8～10mL/kgとされるが,6mL/kgで管理されている患者がいるのは,なぜ？	山田 亨	p.100
3	まだ抜管できなさそうだけど,SBTの指示が出たのは,なぜ？	山田 亨	p.102
4	人工呼吸管理で合併症予防のため鎮静は軽くしていきたいのに,深い鎮静の指示が出ているのは,なぜ？	溝江亜紀子	p.105
5	せん妄があり自己抜去のリスクが高いのに,"浅い鎮静"の指示が出ているのは,なぜ？	門馬康介	p.108
6	人工呼吸中の患者への鎮静で,患者によって,ディプリバン,ドルミカム,プレセデックスと,異なる指示が出るのは,なぜ？	門馬康介	p.110
7	人工呼吸器のPSVモードでの管理が続いている患者で,とくに呼吸状態は悪化していないようなのに,ある日,A/Cモードに戻す指示が出たのは,なぜ？	山田 亨	p.112
8	人工呼吸器使用時,回路に人工鼻が使われていたのに,管理にひと手間かかる加温加湿器使用の指示が出たのは,なぜ？	神田新一	p.114
9	気管切開患者のカニューラ交換時にカフ付きカニューラを準備したら,カフなしに変えるように指示が出たのは,なぜ？	星 豪人	p.116
10	挿管チューブの位置が浅いと思われるが,医師からは「そのままで継続」という指示が出たのは,なぜ？	後藤順一	p.118
11	深い鎮静がかけられているのに,抑制の承諾をとるようオーダーが出るのは,なぜ？	後藤順一	p.120

part 6 ● 急変時の指示の根拠　　　　p.123

1	腹痛で来院した患者に「採血とラインは20Gで確保して」との指示．ショックでもないのに，なぜ20Gなの？	松﨑八千代	p.124
2	救急来院時，採血の指示と同時に静脈血液ガスの指示が出たのは，なぜ？　動脈血液ガスじゃなくていいの？	松﨑八千代	p.126
3	外傷による出血性ショックの患者に対して，輸液のボーラス投与中止の指示が出たのは，なぜ？	伊藤敬介	p.128
4	心不全患者に心室期外収縮が出現したとき，昇圧薬減量の指示が出たのは，なぜ？	前田智香	p.130
5	意識障害患者の診察の途中で，医師から「1肋間上で心電図をとって」と指示が出たのは，なぜ？	前田智香	p.132
6	高血糖(DKA)の患者の血糖値を，一気に下げる指示が出ないのは，なぜ？	山下恵美	p.134
7	薬物中毒患者に胃洗浄を行う指示が出るときと，出ないときがあるのは，なぜ？	直井みつえ	p.136
8	人工呼吸器を装着しているときに鎮静だけでなく鎮痛の指示が出るのは，なぜ？	伊藤恵美子	p.138
9	心筋梗塞患者の検査で，ラピチェックとトロポニンの両方の指示が出るのは，なぜ？	島　美貴子	p.140
10	脳ヘルニア徴候を認める患者の初期対応で，グリセオールではなくマンニトールの指示が出るのは，なぜ？	山中雄一	p.143

part 7 ● 治療指示の根拠　　　　p.147

1	脳梗塞の患者の血圧が190mmHgと高いのに，経過観察の指示が出たのは，なぜ？	直井みつえ	p.148
2	低栄養の患者に対し，一気に栄養を上げる指示が出ないのは，なぜ？	小池伸享	p.149
3	房室ブロックによる徐脈に対して，硫酸アトロピンを投与する指示がある場合と，ない場合があるのは，なぜ？	伊藤敬介	p.152
4	低ナトリウム血症の患者なのに，一気にナトリウム補正する指示が出ないのは，なぜ？	山下恵美	p.154
5	過換気の患者に，以前のように「ペーパーバックを吸わせる」指示が出なくなったのは，なぜ？	山下恵美	p.156
6	発熱時に解熱薬の指示．元気で機嫌がいい患児では様子をみるのは，なぜ？	島　美貴子	p.158
7	くも膜下出血のスパスム管理となったときに，多量の点滴指示が出たのは，なぜ？	小池伸享	p.160
8	下行・胸腹部大動脈瘤の血管置換術やステントグラフト内挿術を行う前に，脊髄ドレナージの指示が出るのは，なぜ？	中村香代	p.162
9	中心静脈栄養法(TPN)で，高カロリー輸液の1号液から2号液に変更する指示が出たのは，なぜ？	後藤順一	p.164
10	患者により高カロリー輸液や輸液を使い分ける指示が出るのは，なぜ？	後藤順一	p.166

part 8 ● 小児・妊産婦ケアの指示の根拠　　p.169

1	妊婦の心肺停止で胸骨圧迫時，子宮を左に圧排する指示が出たのは，なぜ？	吉次育子	p.170
2	妊婦のショックで，エフェドリン準備の指示が出たのは，なぜ？	吉次育子	p.172
3	新生児の蘇生時に2倍メイロンなどの処方で，その希釈時に，生食ではなく蒸留水を使用する指示が出るのは，なぜ？	國松秀美	p.174
4	同じ状況に見える妊婦でも，出される子宮収縮薬がそれぞれ異なるのは，なぜ？	國松秀美	p.176
5	妊婦の弛緩出血で，「急いでFFPを準備」という指示が出たのは，なぜ？	吉次育子	p.179

part 9 ● その他の治療・ケアの指示の根拠　　p.183

1	胸部X線撮影を，ポータブルではなく撮影室に連れて行くように指示が出たのは，なぜ？	直井みつえ	p.184
2	酸素投与時，加湿の指示が出る場合と加湿はしなくてよい場合があるのは，なぜ？	後藤順一	p.186
3	蘇生後低体温療法の患者で，「徐々に復温」の指示が出たが，一気に復温してはいけないのは，なぜ？	溝江亜紀子	p.188
4	医師や病棟によって，GCSが使われたり，JCSが使われたりするのは，なぜ？	後藤順一	p.190
5	気管吸引中，聴診でまだ痰があると判断しているが，医師から「必要以上の痰はとらないように」と指示があったのは，なぜ？	稲村あづさ	p.192
6	腹部膨満を訴える患者に，消化器系のアセスメント以外に，膀胱内圧測定の指示が出るのは，なぜ？	神田新一	p.194
7	気管挿管により呼吸状態は安定しているが，その後，メスを入れてまで気管切開術が行われるのは，なぜ？	後藤順一	p.196
8	明らかに骨盤骨折を疑う患者に骨盤部位の触診をしてはいけないと言われたのは，なぜ？	伊藤敬介	p.198
9	けいれんを起こしてピクピクしている患者に，当初はホリゾン®，セルシン®の指示だったのに，投薬指示が絶たれたのは，なぜ？	伊藤敬介	p.200
10	亡くなった患者に死後処置で詰め物等をしてはいけないと言われたのは，なぜ？	伊藤敬介	p.202

プラス1コラム

低アルブミン血症を起こしている患者なのに，アルブミンを補給しないのは，なぜ？ —— p.107

略語集 —— p.204
索　引 —— p.208

part 1
輸液・薬剤投与指示 の根拠

part 1 ● 輸液・薬剤投与指示の根拠 ①

心筋梗塞の患者なのに，輸液を多めに入れるように指示が出たのは，なぜ？

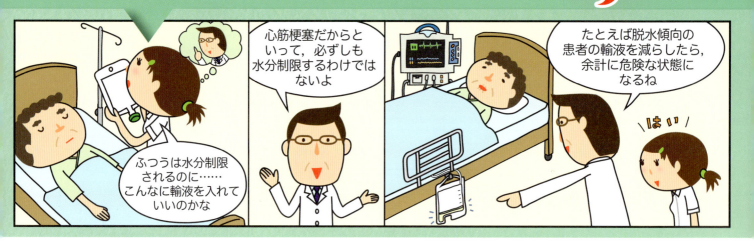

おさえておこう 医師指示の根拠はこれ！

① 患者の心機能や循環動態に応じた輸液量確保のため

❶ 水分制限が基本だけど，脱水も避けたい

心筋梗塞は心血管系の病態のため，輸液を入れすぎてはいけないと思われがちではないでしょうか．確かに，心筋梗塞は心拍出量の急激な低下によって腎臓の血流が低下し，水分やナトリウムの排泄低下が起こります．そのため，心筋梗塞の患者は通常より水分やナトリウムが制限されます．

しかし，水分を制限することで脱水状態になると，今度は血圧低下や冠動脈の血流低下を起こす危険があるので，水分を絞るだけでは十分ではないのです．

❷ 具体的にどう管理する？

急性心筋梗塞への初期輸液は，細胞外液を用います．

患者の心機能の評価が十分に行われていない初期の輸液速度は，20〜40mL/時を目安とし，患者の状態が把握できてから改めて速度の指示が出ると思います．つまり，急性心筋梗塞への輸液量や速度は，患者の心機能や循環動態ごとに異なるため，投与量を統一することはできません．

具体的には，患者の状態に応じた輸液量を算出し，投与することが大切に

● 心筋梗塞とは

心筋梗塞は，冠動脈の閉塞によって心筋が壊死に陥った状態です．急性心筋梗塞と陳旧性心筋梗塞に分類され，急性心筋梗塞は心原性ショックや致死性不整脈などの原因となり，陳旧性心筋梗塞は慢性心不全の原因となります．

心筋梗塞が起こる部位は，冠動脈の閉塞部位によって異なります．右冠動脈(RCA)の閉塞では，下壁ないし後壁の梗塞，右心室の梗塞(右室梗塞)が起こることがあります．左冠動脈前下行枝(LAD)の閉塞では，前壁や前壁中隔梗塞が起こります．LADが大きく心尖部から下壁まで回り込んでいると，閉塞によって下壁梗塞も生じ，左冠動脈回旋枝(LCX)の閉塞では，側壁梗塞や後壁または下壁梗塞が起こります．

図1 フォレスター分類

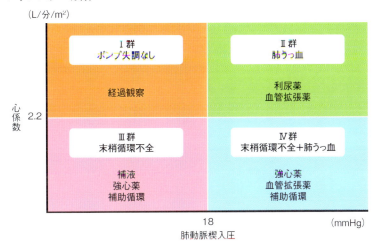

表1 造影剤の副作用

副作用の程度	症状
軽度	紅潮や悪心，腕痛，瘙痒，嘔吐，頭痛，軽度蕁麻疹 など
中等度	軽度の症状の重症化，血圧低下，気管支けいれん など
重度	けいれん，意識消失，咽頭浮腫，気管支けいれん，肺水腫，不整脈，心停止，心血管虚脱，肺虚脱 など

なります．そのため，今の患者の状態では脱水傾向で循環血流量を保てないと判断されれば，輸液を多めに入れるように指示が出ることもあるのです．

② 輸液管理量の計算

一般的に，初回の心筋梗塞で再灌流療法が成功し，血行動態が落ち着いており，心不全徴候もない場合の患者の維持輸液量は，1.2〜1.5mL/kg/時程度といわれています（経口からの水分摂取をしていない場合）．

また，心筋梗塞は水分バランスが非常に重要ですので，側管から投与する薬剤の輸液量も水分量に含めるなど，適切な水分管理が必要です．

心筋梗塞患者の輸液管理量を決めるためには，患者の心機能や心負荷（心臓にかかる負荷が大きいほど心臓の仕事量が多くなり，心臓の負担が大きくなること）の状態を評価する必要があります．

その評価ツールとして用いられるのが，スワン・ガンツカテーテルです．スワン・ガンツカテーテルは心不全の評価でも用いますが，心筋梗塞患者に

も有用です．スワン・ガンツカテーテルより得ることができる心係数（CI），肺動脈楔入圧（PCWP）をもとに，フォレスター分類を用いて治療方針を決定します（図1）．

③ 輸液量が増える可能性のあるケース

心筋梗塞の治療では，再灌流療法として冠動脈造影，経皮的カテーテルインターベンションが行われます．早期に再灌流療法を施行し，成功した患者の心機能は比較的良好です．そのため，水分やナトリウムの負荷に対して耐えることができるため，ある程度の輸液負荷は可能となります．

文献によっては，右室梗塞は大量輸液をすると書かれているものがあります．その根拠は，大量に輸液を行うことで左心系への流入を増加させ，心拍出量の増加を期待するためです．

しかし，大量輸液をしたことで右室拡大が増強し，心室中隔が左室側へ圧排され，左室の拡張障害が増強して心拍出量増加につながらない可能性もあります．やはり患者の状態に応じた輸

液量を算出し，投与することが大切になります．

医師指示に対する看護のポイント

再灌流療法を行った患者の治療後の観察として大切なのは，患者の全身状態とともに造影剤の排泄です．近年，造影剤は改良されて副作用の発生率が低下していますが，まれに起こるので注意が必要です．

造影剤投与後60分以内に現れる有害事象は「急性副作用」，1時間から数日後に現れるものを「遅発性副作用」といいます．副作用は，大半が軽度で，経過観察で改善します（表1）．しかし，症状によっては薬剤を投与して治療を行うことがあり，重症化することもありますので注意しましょう．

（笠原真弓）

引用・参考文献
1）飯野靖彦：一目でわかる輸液 第2版．メディカル・サイエンス・インターナショナル，2005.
2）鶴田良介編：「なんで？」が「なるほど！」にかわる 急性期ケアに必要な輸液の知識これだけBOOK．メディカ出版，2012.

part 1 ● 輸液・薬剤投与指示の根拠 ❷

K値は徐々に改善(上昇)しているのに，今日もKCL混注の指示が出ているのは，なぜ？

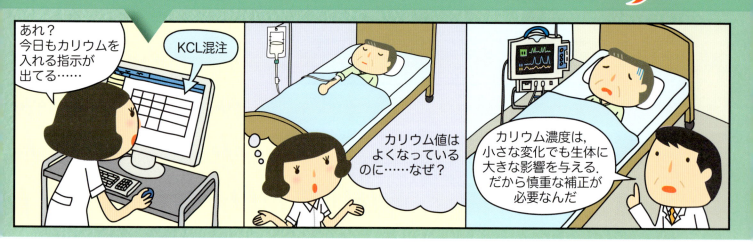

おさえておこう 医師指示の根拠はこれ！

1 数値が安定するまではカリウム補正を継続する必要があるため

　体内に含まれるカリウムの大部分は細胞内に存在しています．細胞外液（血漿，組織間液）に含まれるカリウムはわずか2％で，濃度勾配によりカリウムは常に細胞外に流れ出し，その一方で細胞膜にあるポンプにより常に細胞内に汲み戻されています．

　カリウムは，8～9割が尿から排出されるのですが，細胞内液の浸透圧，pHの調整を行い，神経伝達や心筋細胞の収縮など，細胞の重要な過程に影響しています．

　したがって，カリウム濃度は小さな変化であっても，生体には大きな影響を与えます．カリウムのバランスが崩れることで高カリウム血症，低カリウム血症が生じるおそれがあり，その数値の変化には注意が必要となります（表1）．

　このため，カリウムは急速投与や大量投与ができません．カリウム値が徐々に改善していたとしても，全身状態をふまえ，数値が安定したと判断できるまでは，カリウム補正を継続する必要があるのです．

2 KCL注の効果

　KCL注は塩化カリウムを含み，低カリウム血症の際にカリウムを補正する目的で使用する代表的な薬剤です．

　低カリウム血症は，体内の総カリウム貯蔵量の不足またはカリウムの細胞内への異常な移動によって血清カリウム濃度が3.5mEq/Lを下回ることをいいます．

　低カリウム血症が起こる原因は，①カリウムの摂取量が少ない，②体外に出ていくカリウムの量が多い，③血液中から細胞の中にカリウムが取り込まれてしまう，の3つが挙げられます（表2）．

　KCL注は，電解質補液の補正用として，体内の水分，電解質の不足に応じて電解質補液に添加して点滴静脈内注射するか，腹膜透析液に添加して腹腔内投与します．また，使用する際は注意が必要です（表3）．

表1　高カリウム血症，低カリウム血症の代表的症状

高カリウム血症	低カリウム血症
・筋の脱分極障害 ・筋緊張低下：意識障害のほか，筋力低下，脱力 ・心機能異常：不整脈，伝導障害，心停止	・神経系：感覚鈍麻，傾眠傾向，無関心 ・心血管系：心筋壊死，心筋線維症，末梢血管収縮 ・消化器系：食欲不振，悪心・嘔吐，イレウス ・筋骨格：筋力低下，呼吸筋麻痺 ・泌尿器：多尿，腎濃縮力低下，糸球体濾過量・腎血漿流量低下，尿細管間質性腎炎，慢性腎盂腎炎 ・内分泌：糖忍容力低下（インスリンとともにカリウムが細胞に入っていかない），代謝性アルカローシス など

表2　低カリウム血症の原因

1	カリウムの摂取量が少ない
2	体外に出ていくカリウムの量が多い
3	血液中から細胞の中にカリウムが取り込まれてしまう

表3　KCL注使用時の注意事項

1	本薬は，電解質の補正用製剤であるため，必ず希釈して使用する（カリウムイオン濃度として40mEq/L以下に必ず希釈し，十分に混和した後に投与すること）
2	ゆっくり静脈内に投与し，投与速度はカリウムイオンとして20mEq/時を超えない
3	カリウムイオンとしての投与量は100mEq/日を超えない

医師指示に対する看護のポイント

1 カリウム補正では高カリウム血症にも注意

カリウムの補正は，全身状態や心電図によるモニタリングを施行しながら，十分な観察のもと行いましょう．急激なカリウムの補正は，高カリウム血症を引き起こす危険があります．そのため，原液のままのKCL投与は推奨されておらず，希釈して使用するか，輸液の側管からポンプを使って投与します．

そして，KCLを投与するときは，カリウム濃度，投与速度，1日投与量をしっかり順守して投与する必要があります．もし，これらを逸脱して投与するような場合は，心電図モニターを装着し，高カリウム血症の早期発見に努めましょう．また，KCL投与は血管痛を伴うため，末梢静脈路からではなく，中心静脈ラインからの投与をお勧めします．

2 尿量に着目する

カリウムの補正を行った場合，通常，カリウム値は徐々に上昇します．その際は，「尿量」にも着目しましょう．心不全や肺水腫など，体内に余分な水分が貯留している場合は，その水分を体外に排泄する必要があります．その際に利尿薬を用いますが，利尿薬を投与することで尿とともにカリウムも排泄されます．

また，利尿薬を用いていなくても尿量が増加しているときはカリウムが排泄されてしまうため，カリウムの補正をしても十分な補正ができていない場合があります．

なお，正常の尿量であってもカリウムは尿として排泄されています．血中のカリウム濃度だけではなく，尿として排泄されるカリウムの量を意識して，患者を観察することが重要です．

（笠原真弓）

引用・参考文献
1) 飯野靖彦：一目でわかる輸液　第2版．メディカル・サイエンス・インターナショナル，2005．
2) 飛田美穂ほか監：看護のための水・電解質　病態生理と輸液療法に強くなる．学習研究社，2004．

part 1 ● 輸液・薬剤投与指示の根拠 ❸

昨日は輸液が**乳酸リンゲル液**だったのに，今日は**維持輸液**に変更されたのは，なぜ？

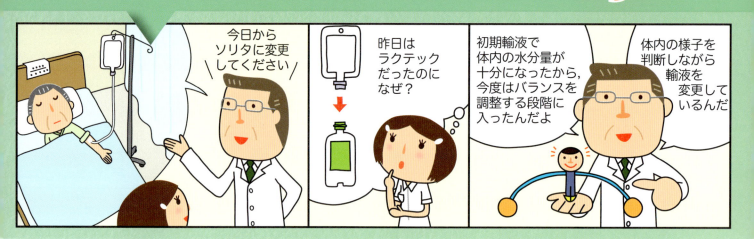

　ショック状態にある患者の初期輸液は，乳酸リンゲル液（ラクテック®など）のような細胞外液*1を指示されることが多いと思います．そして，患者の状態が安定してくると，医師は「患者の状態はずいぶん安定してきたから，そろそろ輸液を変えようか」と，維持輸液に変更するよう指示を出すことが多いのではないでしょうか．

おさえておこう 医師指示の根拠はこれ！

1 血行動態の安定から変更指示

　"たかが輸液，されど輸液"．輸液は，なんでもいいから，ただ投与されているわけではありません．「輸液療法」は「体液恒常性を維持するための治療」[1]といわれ，臨床においては非常に重要な位置づけを持っています．そのため，医師は臨床症状をみながら，体液恒常性*2が維持できるような輸液を過不足がないよう指示を出しています．

　初期輸液は細胞外液を投与するのが基本です．そして，状態が安定（組織灌流量が安定，すなわち血管内液量が安定）したころをみはからって，自由水を含む維持液へと変更していきます．

　乳酸リンゲル液は細胞外液ですので，医師は患者の血行動態が安定してきた，あるいは血管内には水分が充足してきたと判断したことから変更指示を出しているのです．

2 適切な輸液とは？

　初期輸液で重要なのは，血行動態を安定させることです．体液分布（図1）でいえば，細胞外液の血管内液量を増やすことです．この点をふまえて輸液を選ぶことになります．血行動態が安定した後も同様に考えて選択します．

　つまり，輸液は患者の状態に最も適したものを選ぶ必要があり，体液分布の特徴と，各輸液の特徴を理解することが不可欠です（図2）．なお，維持液の選び方は別途説明します．

3 輸液は血行動態の安定化を優先

　前述のとおり，初期輸液では細胞外液を第一選択にします．その理由は簡単です．すべての輸液は血管内に入りますが，体液分布に応じて細胞内に水分が流出しないよう細胞外にとどまる輸液を選択すればいいからです．

　具体的には，体液の細胞外液と輸液の浸透圧（Na濃度によって規定されます）が等しいもの＝同等な浸透圧にあ

*1 細胞外液：0.9％生理食塩液が基本である．通常，電解質も同時に補正する必要があり，生理食塩液にカリウムやカルシウムを加えたのがリンゲル液でバイタルサインには最も有効な輸液．しかし，リンゲル液ばかり投与するとClイオンが過剰になるので，乳酸を添加することで過剰抑制する．これが乳酸リンゲル液（ラクテック®など）である．

る輸液である0.9％生理食塩液ということになります．生理食塩液に電解質を加えたものが乳酸リンゲル液です．

4 輸液に過不足はないか？ 臨床症状は安定してきているか？

では、ずっと細胞外液を投与すればいいかというと、そういうわけにもいきません．輸液療法の主な目的は、体液バランスの是正のため過不足なく投与することです．したがって、血行動態が安定したら（輸液に反応を示すようになってきたら）、その後は==体液バランスを維持できるような輸液を選択していきます==．それが維持輸液です．

実際の臨床では、全身状態を鑑みながら、ナトリウムやカリウム以外の電解質、エネルギー量やビタミンの調整も行う必要があり、維持液や栄養輸液など、さまざまな種類の輸液を患者状態に合わせて医師は指示を出しています．

医師指示に対する看護のポイント

輸液が変更になるということは、患者の状態も変化していることを意味します．そのため、看護師も患者の状態がよくなっているのか、悪くなっているのかを、臨床症状と治療経過を統合しながらアセスメントしていきます．

また、輸液の投与開始、あるいは変更時には、必ず治療の反応性もみなければなりません．反応性をみるには、血行動態（意識レベル、脈拍、平均血圧、皮膚の血色など）や尿量などを参考にしていきます．それ以外にも、中心静脈圧（CVP）、混合静脈血酸素飽和度（$Sc\bar{v}O_2/S\bar{v}O_2$）なども侵襲的ではあり

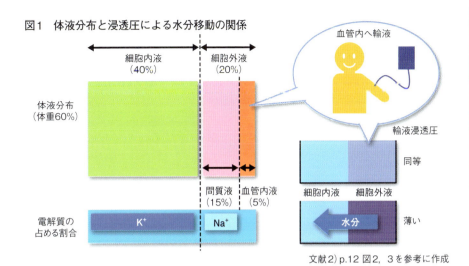

図1 体液分布と浸透圧による水分移動の関係

文献2）p.12 図2, 3を参考に作成

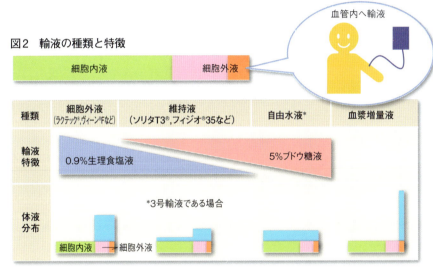

図2 輸液の種類と特徴

＊自由水：0.9％生理食塩液（生食）と5％ブドウ糖液（糖液）は、ボトル内にある場合、細胞外液と浸透圧は同等．しかし、糖液は体内に入ると二酸化炭素と代謝水に分解されるので、結果、細胞外液の浸透圧を下げ、細胞内外の浸透圧比較差を戻そうとする働き（薄いほうから濃いほうへ水分が移動する）により細胞内へ水分が流出する（図1）．糖液では、その分布が体液コンパートメントに等しくなるので、自由水とよばれる．

ますが指標[3]になります．

治療方針を決定するのは医師かもしれませんが、異常の早期発見と治療の反応性を経時的に観察できるのは看護師です．そのためにも、輸液の基本を理解することは重要です．

（齋藤大輔）

引用・参考文献

1) 小松康宏編：輸液にトライ！．レジデントノート，14(2)，2012．
2) 岡田隆夫編：カラーイラストで学ぶ 集中講義 生理学．メジカルビュー社，2008．
3) Rivers E, et al.: Early Goal-Directed Therapy in the Treatment of Severe Sepsis and Septic Shock. N Engl J Med, 345(19): 1368-1377, 2001.
4) 遠藤正之 ケーススタディ輸液ガイダンス．中外医学社，2006．
5) 宮地良樹編：輸液をマスターする．臨床研修プラクティス，3(9)，2006．

＊2 体液恒常性：急激な異変や過大侵襲により体液が大幅に失われるなどの変化が起こったとき、それに対応しようとする生体に備えられた力．

part 1 ● 輸液・薬剤投与指示の根拠　4

輸血の開始指示があったと同時に負荷輸液の流量を減らす指示があったのは、なぜ？

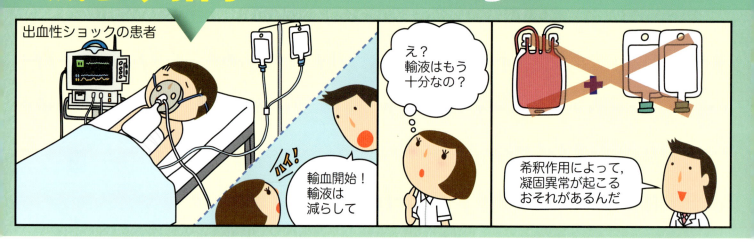

おさえておこう 医師指示の根拠はこれ！

出血性ショックには，まず酸素投与と輸液療法が行われます．その後，医師が輸血の必要性を判断し，輸血を開始する際には，大量輸液による希釈作用が及ぼす合併症を防ぐなどの理由から，負荷輸液の流量を減らすことが検討されます．その根拠を以下で示します．

1 出血性ショックには，まず酸素投与と輸液療法

負荷輸液と輸血が必要な主な状態としては，急性出血による出血性ショックがあてはまります．

出血性ショックに対して，最も早期に開始できる治療は酸素投与と輸液です．

輸液製剤は細胞外液（酢酸リンゲル液や生理食塩液）が用いられます．細胞外液は投与量の約1/4（2,000mLの細胞外液を輸液した場合，血管内分布は約500mL）しか血管内に分布されないため，出血性ショックに陥った患者の循環動態安定を図るためには，急速な大量輸液が必要となります．

2 出血性ショックにおける輸液の選択

❶初回投与はリンゲル液

外傷における初期輸液療法は，温めた乳酸もしくは酢酸リンゲル液を，成人では1〜2L急速投与します．それに対して循環が安定してくるか，そうでないかを経時的に評価していきます．

❷膠質液やブドウ糖液は適さない

血管内のみに分布される膠質液（アルブミン製剤など）は，出血によって失われた血管内の循環を保つための積極的な投与は現時点では推奨されていません．

ブドウ糖液は血管外に移動してしまい，急激な血糖上昇は利尿を引き起こします．よってブドウ糖液は循環血液量の補充には適していません．

3 輸液による合併症を防ぐため輸血の必要性を早期に判断

❶大量出血では，輸液だけでなく輸血療法を考慮する

大量出血例に対して，どのタイミングで輸血療法を開始すべきか明確な答えはありません．

急性出血に対する濃厚赤血球（RBC）の適応は，ヘモグロビン6g/dL以下ではほぼ必須とされています．ただし臨

表1　酸素運搬量の式

組織酸素運搬量(DO_2)	＝動脈血酸素含量(CaO_2)×心拍出量(CO)
動脈血酸素含量(CaO_2)	＝[動脈血中のヘモグロビン結合酸素量]＋[動脈血中の溶存酸素量]
	＝[Hb×1.34×SaO_2]＋[0.0031 PaO_2]
心拍出量(CO)	＝一回拍出量(SV)×心拍数(HR)

床の場においては，輸血の必要性の判断はヘモグロビン値やヘマトクリット，バイタルサイン，CVP(中心静脈圧)のみではなく，個々の症例の年齢や出血部位，止血処置の状況などを鑑みて判断しなければなりません．

外傷初期診療ガイドライン日本版(JATEC™)では，平均的な体格の成人外傷患者の場合，2Lの輸液に反応しなければ，輸血療法を考慮することが推奨されています．重要なことは，出血によって失われた循環血液量を輸液だけで補おうとしないことです．

❷"大量輸液だけ"の問題は
　合併症リスク

大量出血によってショックに陥った場合，できる限り早期に輸血の必要性を判断し，輸血を開始することが重要です．

その理由として，大量輸液のみでは血液が希釈されて，凝固異常や腹部コンパートメント症候群＊などの重篤な合併症を引き起こすリスクが高くなることが挙げられます．

❹輸血は組織酸素運搬量(DO_2)を整える役割も

出血性ショックでは組織循環不全によって，乳酸アシドーシスが起こります．乳酸アシドーシスの治療には，臓器循環不全の回復が必要であり，DO_2を適正に保つことが重要です(表1)．

DO_2を最適にするためには，酸素を組織へ運搬するヘモグロビンの血中濃度を保つ必要があります．

大量輸液によって心室への前負荷(容量負荷)を供給することで，一回拍出量(SV)と心拍出量(CO)を保つことはできます．

しかし，大量輸液ではヘモグロビンの補充はできないだけでなく，血液の希釈作用による相対的なヘモグロビン量低下も引き起こします．

DO_2を適正にするため動脈血酸素含量(CaO_2)を補正するには，ヘモグロビンを補充するために，RBC輸血が重要です．

❺そして，輸液を減らしたのは？

重症外傷例などにおいては大量輸液，赤血球輸血による希釈作用によって凝固異常を引き起こすおそれがあることは先述したとおりです．

そのため，不要な大量輸液は避けなければなりません．凝固異常に対しては，新鮮凍結血漿(FFP)や血小板製剤(PLT)による積極的な補正も必要です．

これらが「輸血の開始指示があったと同時に負荷輸液の流量を減らす」という医師の指示の根拠です．そして，どのタイミングでどのように変更されるかのバランスは，患者状態によって変わってくるといえます．

(伊藤敬介)

引用・参考文献
1) 日本外傷学会・日本救急医学会監：外傷初期診療ガイドライン．改訂第4版，へるす出版，2012．
2) Kollef MKほか，田中竜馬監訳：ワシントン集中治療マニュアル．メディカル・サイエンス・インターナショナル，2010．
3) 三宅康史編：症例から学ぶERの輸液－まず何を選び，どう変更するか．レジデントノート別冊救急・ERノート3．羊土社，2011．
4) 箕輪良行ほか編：Primary-care Trauma Life Support－元気になる外傷ケア．シービーアール，2012．
5) 松浦謙二ほか編：外傷．Intensivist，2(3)，2010．

＊腹部コンパートメント症候群
　持続的な腹腔内圧の上昇(＞20mmHg)に新たな臓器障害や臓器不全を合併し，減圧処置によりこれらの臓器機能が改善するものをいう．
　出血性ショックに対する大量輸液は，全身の虚血再灌流障害をもたらし，炎症性細胞や各種メディエータが放出される．これらは大量輸液に伴う血液希釈，血管内浸透圧の低下，血管透過性の亢進と相まって，間質の浮腫を助長させる．これにより腸管浮腫による腹腔内容物の増加や，後腹膜浮腫からの圧迫による腹腔容量の減少，腹壁の浮腫などが起こり，腹腔内圧の上昇を引き起こす．

part 1 ● 輸液・薬剤投与指示の根拠 ❺

発熱があって患者はつらそうなのに，医師から解熱薬投与や，クーリングの指示が出ないのは，なぜ？

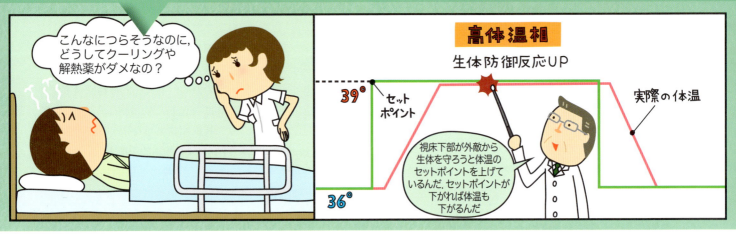

おさえておこう 医師指示の根拠はこれ！

発熱は大切な患者の情報源であり**生体防御反応**を意味しています．やみくもに解熱することではなく，患者の体内で何が起こっているかをアセスメントすることが必要です．

1 生体防御反応に期待している

身体にとって発熱は生体防御反応です．そのため，身体に外的発熱物質が侵入した場合，セットポイントを上げ，体温を上昇させます．高体温の39℃前後では，免疫を担当するTリンパ球や好中球，マクロファージなどが活性化します．さらに細菌やウイルスなどの病原菌は熱に弱いため，高体温により増殖が抑えられます．

こうして視床下部は体温のセットポイントを上げて生体を守ろうとしており，そのはたらきを妨げないことは重要になります（図1）．

2 クーリングや解熱薬による 余計なエネルギーの消耗を 抑えたい

発熱の管理は，セットポイントを考慮して行う必要があります．たとえば感染などでセットポイントが39℃に設定されると，体温が38℃でも視床下部は高体温とは判断しません．

足りない1℃を上げるために末梢血管を収縮させ，熱産生を行うためにシバリングを起こし，患者の多くは悪寒を訴えます（**悪寒期**）．この悪寒期には，クーリングは有効ではありません．身体はクーリングによって冷めた皮膚温の分をどうにかしてセットポイントまで体温を上昇させようとします．熱産生のために余計なエネルギーが必要になり，体力消耗につながるのです．

3 解熱を行う場合は方法を 考慮し，そのタイミングを 見逃さない（図2）

セットポイントの高体温に達すると，末梢の冷感やシバリングは消失します（**高体温相**）．この時期は，生体防御として免疫細胞が活性化しています．

高体温のため解熱目的にクーリングしたくなりますが，クーリングのみではあまり効果がありません．解熱するのであれば，体表温だけでなくセットポイントも下げる必要があります．

解熱を検討する場面は発熱が全身状態に悪影響を及ぼすときや，高体温が

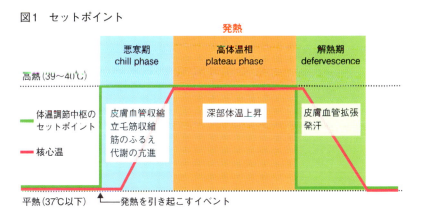

図1　セットポイント

図2　発熱時期の看護・ケアのポイント

持続し体力の消耗が激しいときなどで，解熱薬を使用します．解熱薬の効果はセットポイントを下げることで，これにより生体の体温調節機構がはたらき解熱を促します．ただし解熱薬は一過性の場合もあるため，発熱の原因究明やそれに対する治療も必要です．

医師指示に対する看護のポイント

❶クーリングについて

発熱に伴い患者がつらそうなとき，"発熱＝クーリング，解熱薬"ではなく，体内で何が起こっているかイメージすることが重要です．どのような状態になったら，どういう対処を行うかを医師と共有しておく必要があるでしょう．そもそもクーリングの目的は発熱による不快感を緩和することであるため，

医師の指示を待つ必要のない場面がほとんどです．患者が心地よいと感じる部位に施行し，やみくもに背部，頸部，腋下，鼠径部などに施行する必要はないでしょう．クーリングによって「熱が下がった」と思ったら，実は体表温が下がっているだけかもしれません．

❷時期に応じた対応

悪寒を訴えたときやシバリングがあるときは，布団をかけ体を温め体力の消耗を抑えるケアが必要です．一方，解熱期は，熱を放散しようと発汗が著しくなります．熱放散を阻害しないように掛け布団を減らすなどの介助を行います．
発汗や末梢血管拡張により血圧が低下することがあるので，水分摂取を促すなどのケアも必要です．

❸患者・家族への説明も重要

発熱した患者と家族が「つらいのにクーリングすらしてくれない，薬も使

用してくれない」と看護師に不満を訴えることも懸念されます．"社会が考える常識（クーリングは熱を下げる）"との調和も不可欠であるため，頭部クーリング施行や患者・家族へのケア内容の説明なども重要な看護・ケアの1つであると考えます．

（山中源治）

引用・参考文献

1) Schortgen F: Fever in sepsis. Minerva Anestesiol, 78(11): 1254-1264, 2012.
2) 小田式子：発熱患者に対するトリアージと看護の対応．感染防止，22(2)：13-19，2012．
3) 坂本美賀子：エキスパートナースが答える！超急性期の体温管理Q&A──Q17効果的なクーリング法について教えてください．重症集中ケア，9(7)：42-43，2010．
4) 藤本悦子：見てナットク！　解剖を知って見直す看護手技──解剖で見直す！　熱のクーリング．Smart Nurse，12(8)：878-879，2010．
5) 粕谷恵美子：クーリングのエビデンス─科学的根拠のあるケアとは─．臨牀看護，33(13)：2072-2076，2007．

• 根拠を知るために必須な知識はこれ！ •

発熱とは，なんらかの病的原因によって体温が平常より高まり，平熱より上昇した状態が続き，環境条件等の外的因子を除いても平熱に戻らない状態をいいます．日本人の平熱は平均36.89℃とされています．

体温調節中枢は脳幹の視床下部にあり，体温の設定温度（セットポイント）をコントロールしています．視床下部の指令により熱産生や熱放散という体温調節機構が管理され，ふだんの体温は一定に維持されています．しかし体内に病原体などの外的発熱物質が侵入すると，生体防御反応として視床下部はセットポイントを上昇させ，「熱を上げろ！」と指令を出します．これが発熱です．

part 1 ● 輸液・薬剤投与指示の根拠 ６

腹痛の患者に対して，痛みをなんとかとってあげたいのに，すぐに鎮痛薬の指示が出ないのは，なぜ？

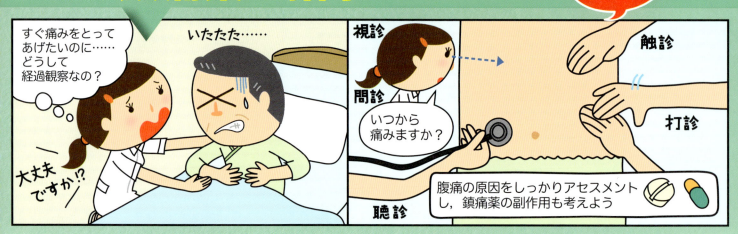

おさえておこう 医師指示の根拠はこれ！

　根拠を理解するには，鎮痛薬が及ぼす副作用について知っておくことが必要です．

　鎮痛薬には上部消化管粘膜障害を起こすものがあり，胃潰瘍の既往がある患者や高齢者では，腹痛が悪化することもあります．また，腹部にはたくさんの臓器があるので，腹痛の原因を評価するために，どこで何が起こっているかアセスメントし対処する必要があります．

１ まずは腹痛の原因を探る

　腹部にある臓器をイメージしてください．各部位ごとに腹痛の原因もさまざまであることがわかるでしょう（図1）．患者が腹痛を訴えたときには，できるだけ早くその原因を探る必要があります．

❶問診

　まず問診から始め，その後，視診，聴診，打診，触診を行い，腹痛に対してアセスメントを行う必要があります．診療記録などから腹部に関する既往歴の情報を収集することを忘れてはいけません．

　問診では，どのあたりが，いつごろから，どのように痛むのか聞きます．また，胃潰瘍などの既往やいちばん最後の食事はいつごろ，何を食べたか，消化性潰瘍の副作用がある薬の内服の有無などを確認します．

❷視診

　視診では腹部膨満や陥没，腹部の傷跡や発疹などを確認します．

❸聴診

　聴診では腸蠕動音やイレウスを確認します．さらに血管性雑音が聴取，触診できれば腹部大動脈瘤を早期発見することも可能です．腹部大動脈瘤は緊急手術が必要な場合があります．

❹打診

　打診では胃腸のガス貯留の有無，臓器の境界線を知ることができます．

❺触診

　触診では腹部にやさしく圧をかけて触ったり，筋緊張をみます．圧痛（軽い圧力で感じる疼痛），筋性防御（腹部の筋緊張が硬く触れる），反跳痛（圧迫した手を放すと増悪する痛み）の有無も確認します．筋性防御と反跳痛は腹膜刺激症状といわれ，虫垂炎や腹膜炎，子宮外妊娠など急性腹症でみられる症状で外科手術が必要になる場合もあり

図1 腹痛を伴う疾患

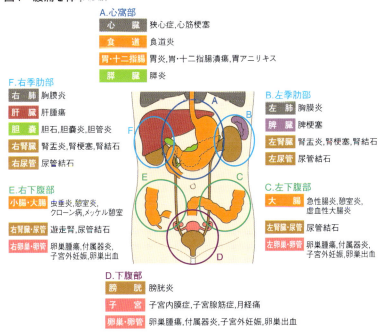

A. 心窩部
- 心臓：狭心症, 心筋梗塞
- 食道：食道炎
- 胃・十二指腸：胃炎, 胃・十二指腸潰瘍, 胃アニサキス
- 膵臓：膵炎

F. 右季肋部
- 右肺：胸膜炎
- 肝臓：肝腫瘍
- 胆嚢：胆石, 胆嚢炎, 胆管炎
- 右腎臓：腎盂炎, 腎梗塞, 腎結石
- 右尿管：尿管結石

B. 左季肋部
- 左肺：胸膜炎
- 脾臓：脾梗塞
- 左腎臓：腎盂炎, 腎梗塞, 腎結石
- 左尿管：尿管結石

E. 右下腹部
- 小腸・大腸：虫垂炎, 憩室炎, クローン病, メッケル憩室
- 右腎臓・尿管：遊走腎, 尿管結石
- 右卵巣・卵管：卵巣腫瘍, 付属器炎, 子宮外妊娠, 卵巣出血

C. 左下腹部
- 大腸：急性腸炎, 憩室炎, 虚血性大腸炎
- 左腎臓・尿管：尿管結石
- 左卵巣・卵管：卵巣腫瘍, 付属器炎, 子宮外妊娠, 卵巣出血

D. 下腹部
- 膀胱：膀胱炎
- 子宮：子宮内膜症, 子宮腺筋症, 月経痛
- 卵巣・卵管：卵巣腫瘍, 付属器炎, 子宮外妊娠, 卵巣出血

表1 NSAIDs内服に伴う消化性潰瘍発症の危険因子

確実な危険因子	高齢（年齢とともに増加） 潰瘍の既往 糖質コルチコイドの併用 高用量あるいは複数のNSAIDs内服 抗凝固療法の併用 全身疾患の合併
可能性のある危険因子	H. pylori 感染 喫煙 アルコール摂取

文献1）より引用

ます．

これら5つの観察を怠ると，患者の体内で起こっている変化の予兆を見逃し，重大なことが起こる場合もあります．

そして，鎮痛薬がこれらの症状のいくつかを隠してしまう可能性があり，鎮痛薬を投与しない背景には，「原因を早めに突きとめたい」という医師の考えがあるといえるでしょう．

2 原因への早急な対処を優先する

腹痛の原因は，鎮痛薬で疼痛が緩和できるものから，緊急手術が必要になるものまでさまざまです．

腹痛を訴える患者を目の前にして，腹痛の原因を究明し，対処することは非常に重要です．早急な対処ができると判断される場合は，安易に鎮痛薬投与を選択するよりも，原因への治療・処置が優先されることもあるでしょう．

3 副作用の影響の大きさを考慮

鎮痛薬を使用する際は，いったん立ち止まり，副作用も含めてその薬剤が患者に及ぼす影響を考慮することも重要です．胃潰瘍などの既往があれば，早急な鎮痛薬の使用は慎重に行うことになります．

患者がなんらかの疼痛を訴えたとき，ロキソニン®をはじめとする非ステロイド性抗炎症薬（NSAIDs）が鎮痛薬としてしばしば用いられます．NSAIDsが必要と判断されたときには，予防薬も検討します．NSAIDsによる潰瘍予防にはPG製剤，プロトンポンプ阻害薬（PPI），高用量H₂受容体拮抗薬を併用することがガイドラインで推奨されています．日本では2010年にPPIがNSAIDs潰瘍の再発抑制薬として保険適用となりました．NSAIDs投与後は消化管粘膜障害のほかにも腎障害や肝障害，アレルギー反応に注意が必要で，アスピリンでは喘息も重要な副作用に挙げられます．

医師指示に対する看護のポイント

❶ 腹痛を経過観察する場合

疼痛が増悪しないか，ほかに拡散してこないか，きめ細やかな観察を継続する必要があります．腹痛の増強や痛みに伴う末梢冷感や発汗，悪心の出現，バイタルサインの変化があれば医師に報告し対応します．

そもそも鎮痛薬が投与されない理由を確認し，医師とは事前にどのようなとき，どのように対応するか指示を共有しておくと早期対処が行えます．循環器疾患，呼吸器疾患を持つ患者は痛み刺激によって循環，呼吸の状態も悪

化することがあるため要注意です．

❷腹痛がある患者への看護師の役割

また，患者・家族に安心感を与えられるよう，腹痛に対し鎮痛薬を使用しない理由やどうなったら鎮痛薬を使用するかを説明することも重要です．

❸鎮痛薬使用の指示が出た場合

NSAIDsを投与後，痛みが治まるだろうと安心してはいけません．副作用の早期発見に努めることが重要です．副作用出現は内服開始から発症までの期間は数時間から数日，ときに数年と幅広く，軽度の胃腸炎から潰瘍性病変による大量出血で血便や下血をきたす症例まであります．

また，既往に消化性潰瘍がなくても，今回の痛みの訴えは潰瘍が原因かもしれません．最近では，心筋梗塞や脳梗塞の2次予防，ときには1次予防のため，抗血栓・抗血小板治療として低用量（80～300mg/日程度）のアスピリンが広く使われるようになっており，副作用として上部消化管粘膜障害を起こしている患者も少なくありません．そのような患者は，慢性・持続性の出血による全身倦怠感や心悸亢進などの貧血症状や，便潜血反応陽性，小球性貧血を認めることが多いので，鎮痛薬の使用前・中・後の変化に注意します．

また，加齢により胃粘膜の抵抗性が低下しやすくなるため，高齢者はとくに注意する必要があるでしょう．

（山中源治）

引用・参考文献
1) Wolfe MM, et al. : Gastrointestinal Toxicity of Nonsteroidal Antiinflammatory Drugs. N Engl J Med, 340(24) : 1888-1899, 1999.
2) 胃潰瘍ガイドラインの適用と評価に関する研究班編：EBMに基づく胃潰瘍診療ガイドライン．第2版，じほう，2007．
3) 日本消化器病学会編：消化性潰瘍診療ガイドライン．南江堂，2009．

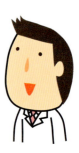

腹痛に対し鎮痛薬を使用しない理由や，どのような状態になったら鎮痛薬を使用するかについて患者や家族に説明し，安心してもらおう

● **根拠を知るために必須な知識はこれ！** ●

鎮痛薬はロキソプロフェンやアスピリン，アセトアミノフェン，インドメタシン，イブプロフェンなど，そのほとんどは非ステロイド性抗炎症薬（NSAIDs）とよばれるものです．NSAIDsは疼痛があるさまざまな患者に処方される一般的な薬剤で，ステロイドではないすべての抗炎症薬のことをいい，疼痛，発熱，炎症の治療に効果を発揮します．NSAIDsには副作用があり，なかでも上部消化管粘膜障害，消化性潰瘍（胃潰瘍，十二指腸潰瘍など）を引き起こすことがしばしば問題となります（p.21 表1）．

NSAIDsによる上部消化管粘膜障害の発生機序は大きく分けて，①プロスタグランジン（PG）の合成阻害作用によるものと，②胃粘膜細胞への直接刺激によるものとがあります．

PGは生体内で炎症などが起こると分泌が増加する炎症メディエーターとよばれるものの一種で，発痛物質として知られています．腹痛もPGなどの炎症メディエーターが関与しています．NSAIDsは発痛物質であるPGの合成酵素シクロオキシゲナーゼを阻害することにより疼痛を緩和します．

一方，PGは胃粘膜細胞で胃粘膜保護作用，胃酸分泌抑制作用などさまざまな生理作用も同時に有しています．疼痛緩和の一方でPGの生成が抑制されることで上部消化管粘膜が障害されるのです．つまり，NSAIDsによってPG合成阻害が起こり，胃におけるPG量が低下したことで，胃粘膜保護作用の抑制，胃酸分泌の亢進などが起こり，消化性潰瘍の原因となるのです．

part 1 ● 輸液・薬剤投与指示の根拠　7

DICの患者で出血傾向にあるはずなのに，ヘパリンの投与指示が出るのは，なぜ？

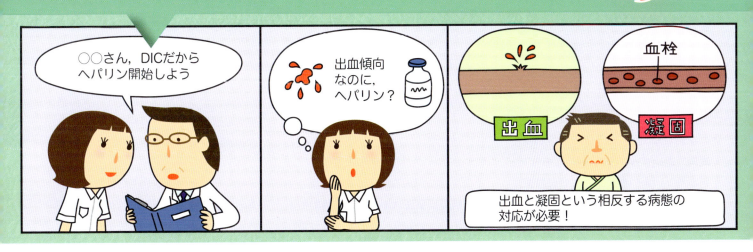

　播種性血管内凝固症候群（DIC）とは，出血時に起こった凝固反応が，血管内のあちこちにばらまかれた状態のことをいいます．

　臨床において，カテーテル刺入部からの出血，口腔内清拭における出血，持続する鼻出血，黒色便などの下血，胃液に混入する黒色残渣，多発性皮下出血など，出血を認めて止血処置が必要なときに，医師から「DICだからヘパリン開始しましょう」という指示が出ました．出血傾向なのにヘパリン投与？，この指示の根拠は何でしょうか．

おさえておこう 医師指示の根拠はこれ！

　DICは生体内における著しい凝固活性化が起こった状態です．それを阻止するために血を固まりにくくする血液凝固阻止薬（ヘパリン）を使用します．ただし，DICの治療には血栓傾向を改善することに加え，出血傾向を改善することも重要となり，2種類の相反した対応が必要となります．このバランスを知ることが，根拠を知ることにつながります．

1 根拠を知るための必須知識

　まずはそのための基礎知識をおさえてみましょう（図1，p.25表）．

　DICとは感染症などの基礎疾患によって，過剰に産生された炎症性サイトカインの作用により，血管内皮から大量の組織因子（TF）が産生され，著しい凝固活性化を生じます．血管内皮上に存在する抗凝固性タンパクであるトロンボモジュリン（TM）の発現が抑制されるため，凝固活性化に拍車がかかります．さらに，血管内皮から産生される線溶阻止因子であるプラスミノゲンアクチベータインヒビター（PAI）が過剰に産生されるため生じた血栓は溶解されにくくなります．

　血管内に微小血栓が多数形成されることにより，それが臓器の血流障害を生じ，また凝固因子が欠乏することにより出血性の合併症を呈するのです．DICは相反する病態が共存している点がむずかしいところなのです．

2 医師はこのように考える

❶ DICは発生機序によって分類され，型により出てくる症状が違う

　DICは，血液を固める凝固作用と固まった血液を溶かす作用（線溶）が同時に無秩序に起こる病態です．その病態

図1　DICの病態

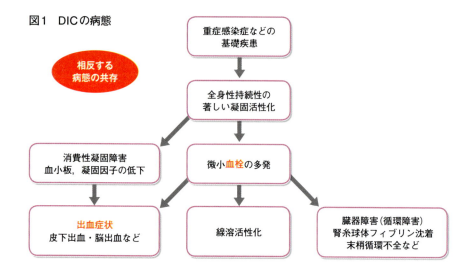

のなかでも，以下のように線溶抑制と線溶亢進，さらにその中間(混合)の型があり，いまの患者がどちらの状態かを把握することが重要です．

①線溶抑制型は，敗血症や外傷，術後など全身性炎症反応症候群(SIRS)に合併し，臓器症状を呈することが多く，出血症状は軽度です．

②線溶亢進型は，腹部大動脈瘤や急性前骨髄球性白血病(APL)などの白血病，前立腺がんなど出血症状が高度になりやすいですが，臓器障害はほとんどみられません．

肺がんなどの固形がんに合併し，中間の病態を示すものを③線溶均衡型といい，出血症状や臓器症状は意外とみられにくいです．

当然，出血傾向が比較的軽度であれば，出血を許容しつつヘパリンの量が調節されるでしょう．

❷DICの治療

DICの治療は，①原疾患の治療，②血小板・血漿の補充療法，③抗凝固療法の3本柱からなります．

この中で重要なのは①原疾患の治療であり，これなしに救命はありえません．補充療法は，凝固因子や血小板の減少があって，進行性の出血もしくはそのリスクがある場合の適応となります．抗凝固療法はあくまでも補助的治療であるといわれています．未分画ヘパリン，低分子ヘパリン(ダルテパリン：フラグミン®)，ヘパリノイド(ダナパロイド：オルガラン®)，タンパク質合成酵素阻害薬(ガベキサートメシル酸塩：エフオーワイ®，ナファモスタットメシル酸塩：フサン®)が用いられています．

ちなみに，ヘパリン類の抗凝固作用はアンチトロンビン(AT)活性に依存して発揮されるため，炎症の強いSIRS病態でAT活性が低下している場合にはヘパリン類の効果が減じ，抗凝固が十分に行われない可能性があります．

医師指示に対する看護のポイント

まずは，入院してくる患者の急性期すべてにDICを引き起こす可能性があることを念頭におき，早い段階でDICを疑い，診断・治療へとつながるようにしていく必要があります．

DICを引き起こす基礎疾患の把握は重要なので，既往や経過など情報収集時には注意します．

次に，出血症状と臓器症状の観察です．出血は目で見てわかる出血(皮下出血，口腔内の出血，血尿，カテーテル刺入部からの出血など)，目で見てわからない出血(脳出血，消化管出血など)があります．

バイタルサインや意識レベルの確認に加え，全身の観察や検査データの把握も必要です．薬剤の使用時は副作用の出現にも注意します．ケアは，特別なことはありませんが，ストレスを与えないように苦痛を和らげ，出血に留意して日常生活の援助を行います．患者がベッド柵にぶつかって出血しないよう，また口腔内から出血しないよう，歯磨きの際の歯ブラシもやわらかめのものを選ぶなど注意を払いましょう．

また，スタンダードプリコーションを徹底し感染症などの合併症を予防し，全身状態がよい方向へ向かうよう援助をすることが必要です．

(溝江亜紀子)

引用・参考文献
1) 讃井將満：7. Sepsisと凝固異常．抗凝固療法を中心に．INTENSIVIST，1(2)：291-302，2009．
2) 丸藤哲：7. 救急領域におけるDICの診断と治療．日本血栓止血学会誌，19(3)：353-357，2008．
3) 松田直之：DICの疑わしい症状―観察上の注意点―．http://blog.goo.ne.jp/matsubomb/e/d6244c819a65c4903b3e48c8d5663a4b
4) 日本止血学会学術標準化委員会DIC部会：科学的根拠に基づいた感染症に伴うDIC治療のエキスパートコンセンサス．日本血栓止血学会誌，20(1)：77-113，2009．
5) 丸藤哲：第二次多施設共同前向き試験結果報告．日本救急医学会雑誌，18(6)：237-272，2007．

● 急性期DIC診断基準 ●

表1 基礎疾患

すべての生体侵襲はDICを引き起こしうることを念頭におく

1.	感染症（すべての微生物による）	5.	悪性腫瘍（骨髄抑制症例を除く）
2.	組織損傷：外傷、熱傷、手術	6.	産科疾患
3.	血管性病変：大動脈瘤、巨大血管腫、血管炎	7.	上記以外にSIRSを引き起こす病態 急性膵炎、劇症肝炎（急性肝不全、劇症肝不全）、ショック/低酸素、熱中症/悪性症候群、脂肪塞栓、横紋筋融解 ほか
4.	トキシン/免疫学的反応：蛇毒、薬物、輸血反応（溶血性輸血反応、大量輸血）、移植拒絶反応	8.	そのほか

表3 SIRS診断基準

体温	＞38℃あるいは＜36℃
心拍数	＞90/分
呼吸数	＞20回/分あるいはPaCO$_2$＜32 mmHg
白血球	＞12,000/μLあるいは＜4,000/μL、あるいは幼若球＞10%

表4 急性期DIC診断基準

スコア	SIRS	血小板(/μL)	PT比	FDP(μg/mL)
0	0-2	≧12万	＜1.2	＜10
1	＞3	≧8万、12万＞あるいは24時間以内に30%以上の減少	≧1.2	≧10、25＞
2				
3		8万＞ あるいは24時間以内に50%以上の減少		≧25

DIC　4点以上

注意
1) 血小板数減少はスコア算定の前後いずれの24時間以内でも可能.
2) PT比（検体PT秒/正常対照値）ISI＝1.0の場合はINRに等しい.
各施設においてPT比1.2に相当する秒数の延長または活性値の低下を使用してもよい.
3) FDPの代替としてD-ダイマーを使用してよい.

表5 D-ダイマー/FDP換算表

測定キット名	FDP10μg/mL D-ダイマー(μg/mL)	FDP25μg/mL D-ダイマー(μg/mL)
シスメックス	5.4	13.2
日水	10.4	27.0
バイオビュー	6.5	8.82
ヤトロン	6.63	16.31
ロッシュ	4.1	10.1
第一化学	6.18	13.26

表2 鑑別すべき疾患および病態

診断に際してDICに似た検査所見・症状を呈する以下の疾患および病態を注意深く鑑別する

1.血小板減少

イ) 希釈・分布異常
　1) 大量出血、大量輸血・輸液　ほか

ロ) 血小板破壊の亢進
　1) ITP
　2) TTP/HUS
　3) 薬剤性（ヘパリン、バルプロ酸等）
　4) 感染（CMV, EBV, HIV等）
　5) 自己免疫による破壊（輸血後、移植後等）
　6) 抗リン脂質抗体症候群
　7) HELLP症候群
　8) SLE
　9) 体外循環　ほか

ハ) 骨髄抑制、トロンボポイエチン産生低下による血小板産生低下
　1) ウイルス感染症
　2) 薬物など（アルコール、化学療法、放射線療法等）
　3) 低栄養（Vit B$_{12}$、葉酸）
　4) 先天性/後天性造血障害
　5) 肝疾患
　6) 血球貪食症候群（HPS）　ほか

ニ) 偽性血小板減少
　1) EDTAによるもの
　2) 検体中抗凝固薬不足　ほか

ホ) そのほか
　1) 血管内人工物
　2) 低体温　ほか

2.PT延長

1) 抗凝固療法、抗凝固薬混入
2) Vit K欠乏
3) 肝不全、肝硬変
4) 大量出血、大量輸血　ほか

3.FDP上昇

1) 各種血栓症
2) 創傷治癒過程
3) 胸水、腹水、血腫
4) 抗凝固薬混入
5) 線溶療法　ほか

4.そのほか

1) 異常フィブリノゲン血症　ほか

文献5) p.238-239より引用

part 1 ● 輸液・薬剤投与指示の根拠 ❽

慢性腎不全患者が透析中に血圧低下し，「輸液による負荷」の指示．水分を引いているのに，輸液を足すのは，なぜ？

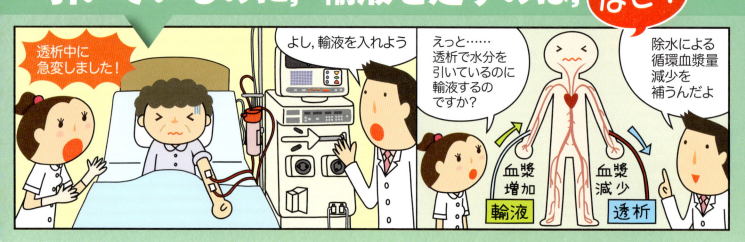

おさえておこう 医師指示の根拠はこれ！

1 透析中の血圧低下の理由と危険

　透析中の血圧低下の最大要因として，循環血漿量の減少が挙げられます（表1）．そのため，透析中であっても，血圧低下を改善させるためには，輸液で循環血漿量を補います．

　透析で除水を行うと，水分は血管内から引かれ，循環血漿量が急激に減少します．これを補おうとして細胞内の水分が間質へ，さらに間質から血管内に移動してきます[1]．この現象を血漿リフィリング（plasma refilling）とよびます（図1）．血漿リフィリング速度と除水の速度のバランスが保持できていれば，血圧は低下することなく除水できます[1]．しかし，血漿リフィリングの低下や急激な除水などで，血漿リフィリング速度が循環血漿量減少に追いつかず，循環血漿量が減るとき，血圧は低下してしまいます（図2）．

　血圧低下は，冠血流や脳血流の低下につながり，患者の予後に影響します．透析中の急激な血圧低下や透析終了後の起立性低血圧は，予後不良と相関していることも報告されています[2)3)]．血圧低下を防ぐことは，一時的な状態悪化を予防するだけではなく，長期的な視点でみても大切です．

2 輸液投与の実際

　血圧低下時には，主に以下のような輸液投与が行われます．
①生理食塩液を投与し，直接的に循環血漿量を増加させて血圧を上げます．
②高張液（10％・20％塩化ナトリウム，50％ブドウ糖液）を投与し，血液の浸透圧を高め，血管外から血管内へ水分を引き寄せます．それにより血液量が増え，血圧を上げます．
③血管内から組織へ移行しにくいマンニトール，グリセオール，アルブミン製剤や低分子デキストランを投与し，血管内へ水分を保持することで血圧を上げます．

医師指示に対する看護のポイント

1 塩分と血糖に注意

　高張の食塩液を投与した際には，その後の患者の体重増加に注意しなければなりません．透析中に高張の食塩液として投与された塩分（NaCl）は透析中にはほとんど除去されず，体内にとど

表1 透析関連低血圧の発生因子

原因	
循環血漿量の減少	血漿リフィリングの低下 ・血漿浸透圧の低下（低ナトリウム透析液・過大な透析効率など） ・膠質浸透圧の低下（低アルブミン血漿・ネフローゼ症候群など） ・毛細血管内静脈水圧上昇（うっ血性心不全・静脈血栓症など） 過剰な除水量・急速な除水／ドライウエイトを低く設定している （除水量が血漿リフィリングによる循環血漿量や代謝性反応を上回る）
末梢血管抵抗の低下ないしは、代償機能の抑制	自律神経障害および刺激伝導系の異常 動脈硬化 代謝性アシドーシス 低Ca透析液・低Mg透析液 血管作動性物質の影響（アデノシン，窒素）
心機能の低下	心不全，虚血性心疾患，不整脈，心肥大など
その他	逆説的反射性血管収縮障害 降圧薬 貧血 透析中の食事摂取（食事による腹部内臓への血液の再分布など） ダイアライザーに対するアレルギー反応

文献4）より引用

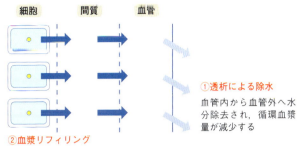

図1 除水による水分移動

①透析による除水
血管内から血管外へ水分除去され，循環血漿量が減少する

②血漿リフィリング
循環血漿量減少を補おうと，水分が細胞内から間質へ，間質から血管内に移動する

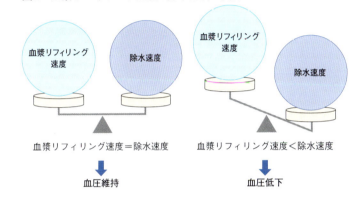

図2 血漿リフィリング速度と除水速度の関係

血漿リフィリング速度＝除水速度 → 血圧維持
血漿リフィリング速度＜除水速度 → 血圧低下

まります．体内に貯留した塩分は，口渇を増強して飲水量を増やし，次の透析までの体重増加につながります．

またブドウ糖を投与した場合，高血糖になることがあるので，透析終了時には血糖測定を行いましょう．

2 糖尿病患者や高齢者は血圧低下をきたしやすい

通常，循環血漿量が減少すると，血圧低下を防止する代償性の自律神経反射が生じます．これにより末梢血管が収縮するため，血圧は維持されます．しかし，糖尿病患者や高齢者では，自律神経障害や動脈硬化から，この代償機能が低く，循環血漿量が減少しても末梢血管が十分に収縮せず，血圧が低下しやすくなります．とくに注意して観察しましょう．

3 血圧低下のサインを事前に察知する

急激な血圧低下をきたす前に，血圧低下の徴候が現れることがよくあります．あくび，冷汗，倦怠感，悪心などの症状を察知したら血圧低下を疑い，バイタルサインを測定しましょう．

実際に血圧低下をきたしている場合は，前述のように循環血漿量減少が考えられるので，医師に報告し，いったん除水を停止するか減速し，輸液投与を行います．

循環血漿量減少のほかにも，血圧低下をきたす要因はいくつかあります（表1）．除水中止や輸液投与でも血圧が回復しない場合は，必要に応じて下肢挙上や酸素投与，昇圧薬投与なども行いながら，原因検索を行いましょう．

血圧回復後は，除水量や除水速度の変更，その日の透析継続の有無などの検討を行うとともに，今後の透析による血圧低下の予防策を考えていく必要があります．

（石塚紀美）

引用・参考文献

1) 松山誠，友雅司：ギモン4 循環血液量が減るとなぜ血圧が下がるの？．透析ケア, 14(12)：18-19, 2008.
2) Shoji T, Tsubakihara Y, Fujii M, Imai E：Hemodialysis-associated hypotension as an independent risk factor for two-year mortality in hemodialysis patients. Kidney Int, 66(3)：1212-1220, 2004.
3) 血液透析患者における心血管合併症の評価と治療に関するガイドライン．日本透析医学会雑誌, 44(5)：337-425, 2011.
4) 戸谷義幸：低血圧．Mebio, 27(11)：24-31, 2010.

part 1 ● 輸液・薬剤投与指示の根拠 ❾

昇圧薬のドパミン，ドブタミンが投与されていた患者で血圧が落ち着いたとき，ドパミンは投与中止なのに，ドブタミンは持続投与の指示が出たのは，なぜ？

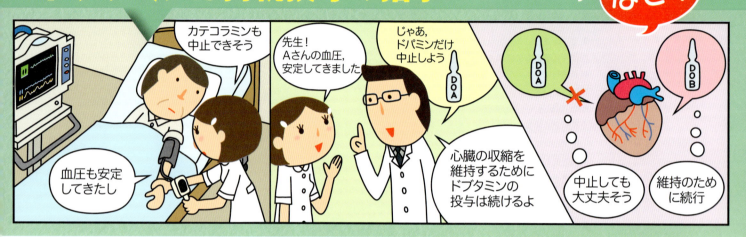

今回の疑問を，以下の事例をベースに考えてみましょう．

事例

心不全の患者を受け持っていたのですが，血圧も徐々に安定してきたので「カテコラミンは中止できるのではないか」と思っていました．でも，主治医の指示は「ドパミンのみ投与中止」でした．

同じカテコラミンなのに，なぜドパミンのみ中止で，ドブタミンは継続投与なのでしょうか？

病態に応じてカテコラミンは選択している！

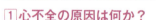

一概に心不全といっても，その原因や病態はさまざまです．心臓そのものへのダメージや，前負荷あるいは後負荷のミスマッチ＊によって生じるなどで，またこれらは多くの場合で血行動態が不安定な状態にあります．

血行動態を維持・安定化させる目的でよく用いられるのが，カテコラミンとよばれる心血管系の薬剤です．カテコラミンには，ドパミン（DOA），ドブタミン（DOB），ノルアドレナリン（NAD）が含まれ，それぞれに特徴があります．医師は病態に応じてこれらの薬剤を選択しています．

おさえておこう 医師指示の根拠はこれ！

1 心不全の原因は何か？

心不全の原因はさまざまであるため，1つひとつを列挙するときりがないのですが，医師はまず，「なぜ，この患者は心不全に陥ったのか＝原因」の把握に努めます．なぜなら，原因によって治療法の選択が変わってくるからです．

これは一見，むずかしそうに思えますが，心不全の病態をとらえるのに重要なのは，やはり血行動態の「仕組み（解剖生理学）」という基本であり，医師も常にそうした基本に立ち返って判断を繰り返しているといえます（図1）．

＊その循環経路において，なんらかの障害（たとえば大動脈弁狭窄症，腎不全による溢水など）によって心臓にかかる負荷が大きくなった状態を「前負荷あるいは後負荷ミスマッチ」とよぶ．

図1 血圧の基礎とカテコラミンの特徴

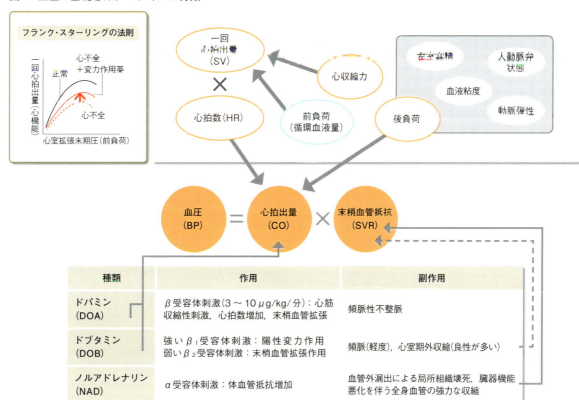

2 心不全の病態に応じてカテコラミンを調整していく

次に、原因・病態を見きわめたら、心不全状態から離脱させるために治療を行っていきます。図1にも示したように、カテコラミンにはそれぞれ薬理作用に特徴があり、医師は病態に応じて薬剤を増減しています。

今回のケースでは、治療により心不全は改善傾向にありました。ですが、心不全の病態は、「血圧を維持するためには心収縮力を薬剤により調整していく必要がある」と医師は判断していました。そのため、今回、「患者の病態は徐々に改善傾向にあるから、ドパミンは中止して大丈夫だろう。もう少し心臓の収縮力を維持できるようにド

ブタミンは継続しよう」と医師は判断したと考えられます。

医師指示に対する看護のポイント

カテコラミンは、患者が重症になればなるほど使用頻度の高い薬剤です。重症患者では病態も治療も複雑なケースがほとんどで、治療では、患者の回復状態や異常の早期発見が重要であることはいうまでもありません。

そのため看護師にとっても、カテコラミンを投与している患者にかかわるうえで、==血行動態が破綻している原因を把握==し、さらに==使用する薬剤の薬理作用も理解==しておくことは非常に重要

です。

最近では、患者の治療において"予測指示"や"包括指示"も増えてきており、場合によっては、ドパミン、ドブタミン、ノルアドレナリンなどもその対象になっています。こうした場合、医師の指示に基づき適切に血行動態を管理できるようになるといったことも看護師には求められている、というのが最近の動向なのかもしれません。

(齋藤大輔)

引用・参考文献

1) Marino PL, 稲田英一監訳:ICUブック 第3版, メディカル サイエンス・インターナショナル, 2008.
2) 岡田隆夫編:生理学[カラーイラストで学ぶ集中講義]. メジカルビュー社, 2008.

part 1 ● 輸液・薬剤投与指示の根拠 ⑩

心疾患患者に，降圧作用のあるβ遮断薬やACE阻害薬の投与指示が出たのは，なぜ？

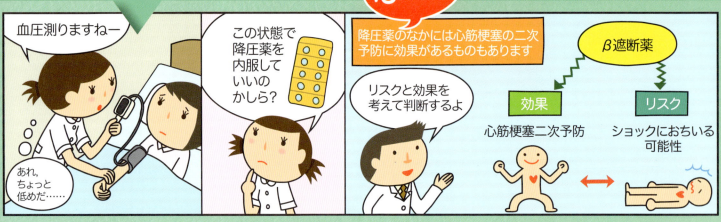

ここでは，心疾患の例として心筋梗塞の患者を想定して考えていきましょう．

事例

ST上昇型の心筋梗塞で経皮的冠動脈形成術（PCI）を行った患者．いつもどおり起床時に検温を行ったところ，血圧が90/58mmHgと低めでした．

医師からは食後に降圧薬の内服指示が出ていましたが，「血圧が若干低めですが，内服はどうしましょうか？」と確認しました．しかし医師からは「いつもどおり」との指示でした．

「昨日と比べると少し血圧が低いのに，さらに薬で血圧を下げるなんて」と，看護師は心配になったのでしょう．

おさえておこう 医師指示の根拠はこれ！

このケースで看護師は，測定したバイタルサインを適切に把握して，医師へ報告しました．これは間違った判断・行動ではないと考えられます．

しかし投与される薬には，主に知られている作用のほかに，諸研究から得られている効果，効能（エビデンス）があることも知っておくと，よりよい治療につながることがあります．

ここでは，「血圧が低めなときに，降圧薬であるβ遮断薬やアンジオテンシン変換酵素（ACE）阻害薬を内服させるべきか」ということでしたが，β遮断薬やACE阻害薬は，実は心筋梗塞後の予後を改善させるために大きな役割を果たす薬剤でもあることが広く知られています．心筋梗塞二次予防に関するガイドライン（2011年改訂版）[1]にも，これらの薬が2次的合併症を防ぐための薬物療法の1つとして，高いエビデンスレベルで記載されています．β遮断薬やACE阻害薬の目的は，降圧だけではないのですね．

根拠を知るために 必須な知識はこれ！

心筋梗塞は，冠動脈の血流が途絶え，心筋（細胞）そのものに酸素が供給されないことでダメージが起こり，心収縮力が低下する病態です．一度このようなダメージを受けると，心筋細胞は不可逆的な反応を示す特徴があるため，可及的すみやかに再灌流治療（PCIなど）を行うことが求められます．

30

図1 心不全と心臓リモデリング

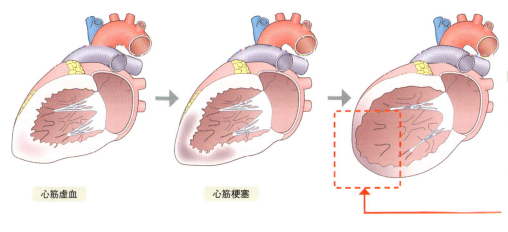

心筋虚血 → 心筋梗塞 →

心臓リモデリングについて
- 心筋梗塞により血流が途絶えた部分の心筋細胞に壊死が起こる．
- その範囲が広ければ広いほど，心筋は壊死により脱落した心筋細胞を埋めようと心臓を肥大させていく（求心性心肥大）．
- しかしその結果，心収縮力を低下させてしまうことになり，さらに心臓は肥大してしまう（遠心性心肥大）．しかも，そのときに，心筋梗塞によりダメージが大きかった部分の一部は薄くなってしまうことがある．
- このようにして，心臓は，いわゆる「心不全」という病態へと慢性化してしまう．

しかし，早期に適切な治療的介入がなされた後も，==心筋のダメージによる2次的合併症に注意==していく必要があります．2次的合併症予防はさまざまですが，今回のケースでは，医師は心筋梗塞の合併症としての心不全の予防（心臓リモデリングの予防，図1）を考えていたのかもしれません．

医師の考えを知っておこう！

1 心筋梗塞後の血行動態はどうか？

❶検査所見による評価

今回，医師はまず，心筋梗塞の術後経過をみていました．たとえば広範囲の心筋梗塞であれば，血液データにおける心筋逸脱酵素は高値を示し，それに比例して心収縮は低下し，血行動態も悪化するという関係性が成り立ちます．

しかし，この患者の場合，ST上昇型の急性心筋梗塞ではあるものの梗塞範囲は狭く，さらに早期に治療的介入が行えたこともあり，それほど重症ではないことが諸検査（血液データや心エコー所見など）によりわかっていました．

❷「起床時の血圧値」に着目

医師はまた，「起床時の血圧値」であったことも考慮したと考えられます．

たとえば心収縮力の低下があれば，安静時であろうと，血圧を維持しようと心拍数を増加させる代償機能がはたらくはずです．しかし，この患者は心拍数も血圧も安定していました．つまり，睡眠，安静により副交感神経が優位になっており，それに伴って血行動態もふだんより低い，ある意味安定した状態と判断したのでしょう．

2 内服することのリスクとベネフィットは？

血行動態があまりにも不良（血圧や尿量を維持できないほどに低い，ショック状態にあるなど）な場合，医師はもちろん降圧薬の内服中止の指示を出すでしょう．

しかし，医師は治療方針を考えるとき，薬の作用／副作用も考慮し，患者にとって内服したほうがいい（ベネフィットが確実にある）か，悪い（リスクのほうが大きい）かを十分に吟味していきます．

今回のケースでいえば，β遮断薬やACE阻害薬の内服がどちらの作用をもたらすかを，ガイドラインのエビデンスなどを根拠に判断したと考えられます．

看護師にとってもまた，よりよい患者アウトカム（結果）へとつなげられるようなケアを提供していくために，治療の背景や根拠を適切に理解することは重要な責務といえるでしょう．

（齋藤大輔）

引用・参考文献
1) 日本循環器学会ほか：【ダイジェスト版】心筋梗塞二次予防に関するガイドライン（2011年改訂版）．
http://www.j-circ.or.jp/guideline/pdf/JCS2011_ogawah_h.pdf（2018年4月閲覧）

part 1 ● 輸液・薬剤投与指示の根拠 ⑪

鎮痛薬の投与で、前投与から時間を空けるように指示が出るのは、なぜ？

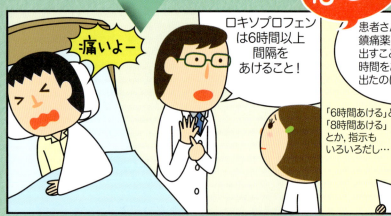

疼痛には、原因をできる限り除去し、非薬物療法と薬物療法を組み合わせて検討する必要がありますが、主に薬物療法が使用されることが多いでしょう。

たとえば、以下のような例で考えてみましょう。

事例
担当した整形外科手術後の患者が疼痛を訴えていますが、4時間前にロキソプロフェン60mgを1錠内服していました。
医師の指示を確認すると、「疼痛時はロキソプロフェン60mgを1錠内服。ただし、6時間以上の間隔を空けること。6時間以内の場合は担当医に確認」となっています。患者には、腎機能障害があります。

おさえておこう 医師指示の根拠はこれ！

ロキソプロフェンなどの非ステロイド性抗炎症薬（NSAIDs）は鎮痛薬として広く使われています。ロキソプロフェンは通常、疼痛時に60〜120mgを頓用しますが、疼痛が持続する場合は60mgを1日3回、定時で使用します。1日最大量は180mgとされています。NSAIDsは一般的に、消化管障害、腎障害、心血管障害、出血傾向などの副作用があるため、それらを把握しておく必要があります。

とくに<mark>腎機能障害がある場合は、腎機能障害をさらに悪化させる可能性があり、内服の際に注意</mark>を要します。そのため、腎機能障害のある患者では、投与間隔6時間は最低限でも守る必要があり、鎮痛効果や腎臓への負担を考慮して、ほかの鎮痛薬への変更を検討する必要があるかもしれません。

根拠を知るために必須な知識はこれ！

NSAIDsの薬理作用は、シクロオキシゲナーゼ（COX）阻害によるプロスタグランジン（PG）合成阻害が、その主な作用機序として考えられています（図1）。

局所における炎症で産生されるPGは、ブラジキニン、ヒスタミンなどの血管透過性亢進作用や痛覚誘発作用を増強させます。これに対し、NSAIDsは、PGの合成を阻害することによって、抗炎症作用、鎮痛作用を発揮します。

NSAIDsには、ほかにも解熱作用と血小板凝集抑制作用があります。

図1　NSAIDsの薬理作用

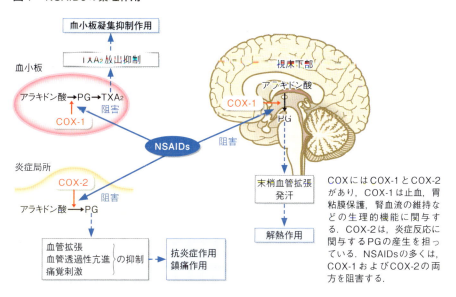

COXにはCOX-1とCOX-2があり，COX-1は止血，胃粘膜保護，腎血流の維持などの生理的機能に関与する．COX-2は，炎症反応に関与するPGの産生を担っている．NSAIDsの多くは，COX-1およびCOX-2の両方を阻害する．

医師の考えを知っておこう！

　術後の疼痛管理は，患者の苦痛緩和，早期離床の促進，入院期間の短縮，医療費の削減，患者満足度の向上などに関連するため，非常に重要です[1]．

　しかしながら，疼痛管理は，==標準化してすべての患者に同様に行えるものではなく，個々の患者に合った管理が必要==になります．つまり，禁忌や副作用に注意し，非薬物療法も組み合わせながら，患者にとって最も適切な鎮痛薬を選択する必要があります．

　鎮痛薬には，NSAIDsやアセトアミノフェンのような非オピオイド性鎮痛薬のほかにも，拮抗性鎮痛薬，麻薬があります．また，局所麻酔薬や麻薬の硬膜外鎮痛法は，体幹部の手術に対する全身麻酔中に併用して用いられており，術後の疼痛管理に有用です．これらの薬剤や投与方法の選択，また投与間隔の制限は患者状態によっても変化します．2013年のCKD診療ガイドライン[2]では，鎮痛薬の選択において一定した見解は得られていないとしていますが，今回の例に挙げたように腎障害がある場合は，鎮痛薬としてNSAIDsよりもアセトアミノフェンが安全面では有用なようです[3]．

　なお，NSAIDsの内服は腎臓への影響のほかに，前述のようなNSAIDsの作用機序により，胃粘膜保護機能の低下を招きます．そのため，消化性潰瘍のある患者ではNSAIDsは禁忌となっています．といっても，単に内服から点滴に変えればいいということではありません．なぜなら前述のとおり，NSAIDsの薬理作用として，胃粘膜保護作用のあるCOX-1も阻害するからです．

医師指示に対する看護のポイント

　鎮痛薬の選択や投与経路に関しては，患者の既往歴や状況を十分理解しなければなりません．薬剤によっては投与間隔を定時に加え，頓用として使用できる場合もありますが，看護師は，薬剤による鎮痛を図る前に，患者の抱えている疼痛について詳しく評価する必要があります．評価によっては，薬物療法ではなく，非薬物療法で対応できるかもしれません．

　また，不安が疼痛を増強することもあります．患者の置かれている状況を説明し，不安を解消することも疼痛緩和の1つの方法でしょう．

　鎮痛薬を使った後でも評価が必要です．疼痛がどのようにして始まり，部位はどこで，どれくらいの強度があるかということです．疼痛の強度に関しては鎮痛薬使用前後の評価をする必要があり，ものさしを用いて自己評価するVASや，整数値で表現するNRSなどがあります．

　鎮痛薬の効果がどの程度維持されるのかといった点を知る必要があります．

　一度疼痛を感じると，その痛みに対しての恐怖が強くなり，体を動かすことにも消極的になってしまいます．患者が疼痛を感じることなく療養生活が送れ，早期にリハビリテーションができるように，薬剤投与の間隔を検討していくとともに，投与できる薬剤の種類や併用も検討していきます．

（山田 亨）

引用・参考文献

1) Watcha MF, et al.：Costs and effectiveness of rofecoxib, celecoxib, and acetaminophen for preventing pain after ambulatory otolaryngologic surgery. Anesth Analg, 96(4)：987-94, table of contents. 2003.
2) 日本腎臓学会編：エビデンスに基づくCKD診療ガイドライン 2013．東京医学社，2013．
3) 柴田佳菜子，安田宜成．CKD診療ガイド2012を読み解く CKD患者への薬剤投与のポイント．血圧, 20(5)：481-486, 2013．

part 1 ● 輸液・薬剤投与指示の根拠 ⑫

急変時，輸液を行って**反応がない**のに，「**さらに量を増やそう**」という指示が出たのは，なぜ？

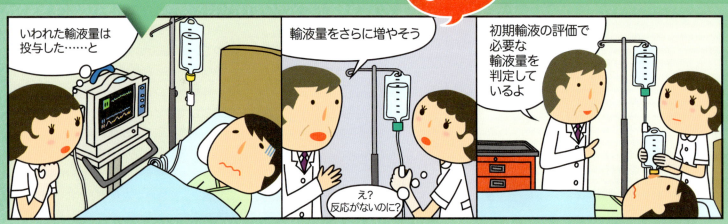

おさえておこう　医師指示の根拠はこれ！

1 初期輸液では，循環動態を安定させ，輸液反応性を評価する

急変時における初期輸液の目的は2つあります．1つは，有効循環血漿量を補い，全身臓器への十分な組織灌流量を確保することにより，循環動態を安定させること．もう1つは，初期輸液投与に対する輸液反応性を評価し，重症度やその後の輸液量を推定することです．

そのため，急変時には，適正な初期輸液量（成人の場合，細胞外液1～2L）をすみやかに投与する必要があります．投与した輸液の反応を評価することにより，昇圧薬の使用や輸血が必要かどうか，侵襲的な処置の必要性，さらに必要な輸液の量を判定すると同時に全身状態の安定化を図ります．

今回のケースでは，初期輸液として，まず失われてしまった体液を輸液で補ったものの，まだ足りないと評価した結果，「さらに輸液を増やそう」という指示が出たのでしょう．

2 ショック時の循環障害は，初期輸液蘇生で早期改善

急変時は，なんらかの原因により急性の全身循環障害から血圧低下を生じ，一般的にショックの症状を示す場合が多くなります．

ショックの原因として，循環血液量の減少，血管拡張，心拍出量の減少，またはこれらの併発があります．原因となる病態の改善とともに，初期に適切な輸液蘇生を行い，全身の循環障害を早期に改善させることが重要です．

以下に，ショック時に対する初期輸液の例として「出血性ショック」と「敗血症性ショック」を挙げます．

❶循環血液量減少性ショックに対する初期輸液

循環血液量減少性ショックを生じる病態のうち，出血性ショックでは，出血に伴い，短時間で急激に病態が変化します．そのため，初期輸液による迅速な蘇生を開始し，全身状態の安定化を図るとともに，初期輸液の反応をみながら出血量を推定し，並行して輸血投与量と追加輸液の必要性を検討します．

また，出血源が断定できない場合には，出血量の推定と治療も同時に進めなければなりません．初期急速輸液テストはこの一例で，1～2Lの細胞外液

表1 循環管理のためのモニター

血圧，脈圧	尿量
脈拍数	酸塩基平衡（BE）
呼吸数	血清乳酸値
心電図	中心静脈圧
意識レベル（GCS）	循環動態検査【心臓超音波検査，肺動脈カテーテルなど】

文献1）p.53より引用

を10～15分で急速輸液する方法です．血圧，脈拍数，呼吸数，皮膚温，意識レベルなどがどの程度改善されるかという反応によって，「安定しない」「一過性の安定が得られる」「安定が得られ，かつ持続する」のいずれであるかを評価し，出血量・重症度をみきわめ，次の治療対応を考慮していきます（表1）．

❷敗血症性ショックに対する初期輸液

敗血症初期のショックは，血管拡張物質の産生により，体血管抵抗が減少した血液分布異常性ショックを特徴とします．敗血症性ショックの定義は「敗血症の部分集合で，高い死亡率と関連する循環・細胞・代謝の障害を呈するもの」とされています．また，診断基準は「適切な輸液負荷にもかかわらず，平均血圧≧65mmHgを維持するために循環作動薬を必要とし，かつ血清乳酸値＞2mmol/L（18mg/dL）を認める」とされています．

敗血症性ショックの患者に対する初期蘇生における輸液量については，旧ガイドラインで推奨されていた早期目標指向型治療（EGDT）が否定され，「血管内容量減少のある患者の初期輸液は，細胞外液補充液を30mL/kg以上投与することを推奨する」とされています．また，細胞外液補充液の過剰輸液で，心機能低下（心不全）や肺機能低下（肺水腫）を引き起こす可能性があるため，循環動態の評価を頻回に行う必要があると示されています．さらに，初期蘇生の反応性は，必要に応じて複数のモニタリングを組み合わせて輸液反応性を評価することが推奨されています．治療に反応しない場合，心エコーなどにより前負荷，心収縮力などを評価してから適切な循環作動薬を投与していきます．

医師指示に対する看護のポイント

急変時における初期輸液において大切なのは，その治療に対する反応を把握することです．とくに，急変直後の患者のバイタルサイン，皮膚所見，CRT（毛細血管再充満時間），そのほかのモニタリング所見［動脈圧測定，肺動脈カテーテル，中心静脈圧（CVP）など］と初期輸液への反応性について経時的評価を行い，全身状態の安定化を図るまでの看護師の観察は非常に重要です．

（牧野晃子）

引用・参考文献

1) 日本外傷学会ほか監，日本外傷学会外傷初期診療ガイドライン改訂第5版編集委員会：循環管理のためのモニター：外傷初期診療ガイドライン改訂第5版JATLC，p.53，2016．
2) 岡元和文ほか編：重症患者に必要な輸液管理と体液ケア，急性・重症患者ケア，(2)1，2013．
3) 飯野靖彦編：輸液療法パーフェクト［レジデントノート増刊Vol.11 Suppl.］．羊土社，2009．
4) Marino PL，稲田英一監訳：ICUブック 第3版．メディカル・サイエンス・インターナショナル，2008．
5) 日本集中治療医学会：日本版敗血症診療ガイドライン．日本集中治療医学会雑誌，20(1)：124-173，2013．
http://www.jsicm.org/pdf/SepsisJapan2012.pdf（2018年4月閲覧）

part 1 ● 輸液・薬剤投与指示の根拠　13

グリセオールの投与時間が，患者によって異なる指示が出るのは，なぜ？

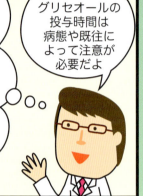

事例

脳梗塞で入院中の患者には，「グリセオール®200mLを1時間で投与という指示．一方，救急外来で緊急手術前の脳内出血患者にグリセオール®200mLを投与したときには，医師から30分以内の急速投与をする指示がありました．

おさえておこう 医師指示の根拠はこれ！

10％高張グリセロール（グリセオール®）は，浸透圧利尿作用によって脳浮腫改善と脳代謝を改善する作用を期待して投与される薬剤ですが，病態や既往によって投与に注意が必要です．目的によって投与時間が異なる場合もあります．

1 脳梗塞で入院の患者の場合

❶脳梗塞の治療

脳梗塞は，脳動脈の閉塞（脳虚血）により脳実質が壊死する疾患で，虚血に陥った部分の脳細胞が浮腫を起こし膨張するため頭蓋内の体積が増加します．

脳梗塞の薬物治療は，主に血栓溶解療法，抗凝固療法，抗血小板療法，脳浮腫対策，脳細胞保護を目的に行われます（表1）．グリセオール®は，脳細胞の浮腫を改善することによって脳循環保護，脳細胞保護を期待して1回量を1〜2時間かけて，2〜3回/日を投与するという指示が出ます．脳梗塞後の脳浮腫は，2〜5日がピークとなり2週間ほどで改善する経過をたどるので，重症度によって1〜2週間投与が続きます．

❷グリセオール®の急速投与

病巣が大きい脳梗塞の場合は，障害される細胞も多く頭蓋内圧亢進や重症例では脳ヘルニアに陥ります．さらに脳梗塞は緩徐に悪化する場合もあります．意識レベルの低下，麻痺の進行，瞳孔所見の変化，異常呼吸や徐脈などバイタルサインの変動など脳ヘルニア徴候がある場合には，医師への報告とともに迅速な対処を要します．その際には，グリセオール®の急速投与が必要となります．

心原性脳梗塞では，梗塞病巣が大きい場合がありますが，低心機能患者の場合，短時間で輸液を投与すると循環血液量が増え心負荷となるため，とくに呼吸，経皮的動脈血酸素飽和度（SpO_2），脈拍数などを観察し，投与速度に注意していく必要があります．

表1 脳梗塞急性期の薬物治療

治療開始時期	心原性脳梗塞	アテローム血栓性梗塞	ラクナ梗塞
超急性期 （4.5時間以内）		血栓溶解療法　t-PA（アクチバシン®）発症後4.5h以内	
		脳保護療法　エダラボン　発症後14日以内	
超急性期～急性期		脳浮腫対策　グリセオール®　D-マンニトール（高度な脳梗塞）	
	抗血栓療法		
	ヘパリン （抗凝固薬）	アルガトロバン （抗凝固薬） 発症後5h以内～約7日間 オザグレル 発症後5h以内～約2週間	オザグレル （抗血小板薬） 発症後5h以内～約2週間

文献1）を参考に作成

②脳内出血の患者の場合

❶脳内出血の原因と薬物治療

脳内出血は，慢性的な高血圧による動脈壊死や微小動脈瘤の破綻による原因が最も多くあります．血管から脳内に漏れ出た血液（血腫）自体で急激に頭蓋内の体積を増加させるとともに，出血し破壊された脳組織の浮腫で頭蓋内圧亢進や脳ヘルニアをきたします．

脳内出血の薬物治療は，降圧，止血を行い血腫の増大を防ぐ，脳浮腫による頭蓋内圧亢進を防ぐ，けいれん管理を目的に行われます．適応がある場合には血腫除去を目的とした手術を行います．

❷脳内出血でのグリセオール®投与の目的

脳内出血は，脳梗塞に比べて急激に頭蓋内の体積が増していることや，手術に備え脳容積を縮小する目的でグリセオール®を投与します．

その際には手術までの待機時間を加味して，1回量500mLや1回量200mLを複数回投与しますが，施設によって違いがあるようです．進行する脳ヘルニア徴候がある患者に即効性を求めるときには，マンニトール投与が行われます．

急性の硬膜下・硬膜外血腫が疑われる患者にグリセオール®を投与するときには，出血源を処理し，再出血のおそれのないことを確認してから投与しないと，頭蓋内圧の下降により一時止血していたものが再び出血することがあるので注意が必要です．

根拠を知るために必須な知識はこれ！

グリセオール®200mL中には，グリセリンと果糖が含まれています．

グリセリンは中性脂肪であるトリグリセリドの一部です．グリセリンと果糖の高い浸透圧を利用して細胞内の水分を引きますが，そのまま血液に投与すると溶血を起こすため，塩化ナトリウム（生理食塩液）を添加することで防止しています．

グリセオール®は，頭蓋内圧を平均15～20mmHg低下させるといわれ，投与後2時間後に頭蓋内圧は最低となり，持続時間は約6時間です．約8～9割が肝臓で代謝され，残りが腎排泄となります．浸透圧利尿が少ないため，脳浮腫に対する効果がD-マンニトールより持続し，リバウンド現象*が少な

い特徴があります．

医師指示に対する看護のポイント

①投与速度や投与量の注意点

グリセオール®200mLに含有される塩化ナトリウムは1.8gあり，循環器疾患や腎機能障害がある患者に投与すると塩化ナトリウムと水分が過剰となり，循環血液量を増加させ心負荷がかかってしまうため注意が必要です．

しかし，長時間かけて投与すればいいわけではありません．グリセオール®は約8～9割が肝臓でエネルギーとして代謝されるので，時間をかけすぎると十分な浸透圧が得られず，糖と中性脂肪，生理食塩液を投与しただけとなってしまいます．

グリセオール®200mLのエネルギー量は126kcalあり，これがエネルギー源となり，脳代謝を改善する作用も期待できます．しかし糖尿病患者では投与量の増加に伴い，高血糖をきたすことになるので注意が必要です．また投与時間と血糖測定時間，静脈路側での血糖測定では影響が出る可能性があります．

②医師と病状を共有しよう

急激に脳浮腫を起こす可能性が高い脳内出血や意識レベルの悪い脳梗塞に対しては，速度を早めて投与することが臨床では多くあります．添付文書上は2時間と記載されていますが「脳のため」にはかなり早く投与することが経験的に許容されているので急速投与という指示もあります．

もちろん「脳のため」であって，心臓や他組織にとっては負担がかかる可能

---

*リバウンド現象：脳組織に拡散した投与物質の排泄・代謝障害がある場合に，血中濃度が低下すると浸透圧差の逆転が起こり，水分は血中より脳へ逆行し脳浮腫の増悪をきたすこと．

性が十分にあるので，低心機能などの患者に対しては適宜減量，減速する必要があります．

患者の病状や治療方針を医師と共有し，投与速度の確認，投与中のバイタルサイン，循環動態や症状，意識レベルの評価や瞳孔所見などの継続的な観察が必要となります．

（前田智香）

引用・参考文献
1) 岩本俊彦：脳血管障害．MEDICAMENT NEWS，1678：3-4，2001．
2) 日本救急医学会監：標準救急医学 第4版，p.543-551，医学書院，2009．
3) 日本脳卒中学会脳卒中ガイドライン委員会編：脳卒中治療ガイドライン2015．協和企画，2015．www.jsts.gr.jp/jss08.html（2018年4月閲覧）
4) Leach MRほか，益子邦洋監訳：一目でわかるクリティカルケア．p.74, 86-87，メディカル・サイエンス・インターナショナル，2006．

---

part 1 ● 輸液・薬剤投与指示の根拠 ⑭

糖尿病で入院中のAさんとBさん．同じ糖尿病であるのに，異なるインスリン製剤が処方されているのは，なぜ？

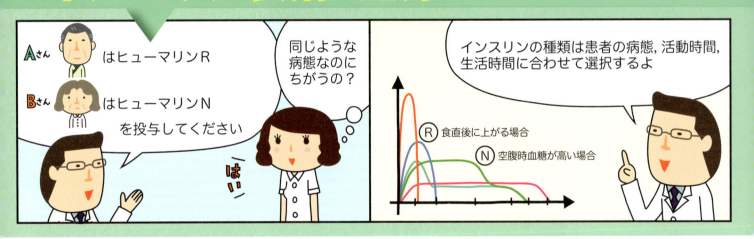

食事から摂取したブドウ糖が血流に乗り全身に運ばれることでエネルギーとしてはたらき，生命が維持されています．この血液中のブドウ糖が血糖であり，食事をすると増加し，1～2時間をピークに減少します．血糖値は健康な人の場合ではコントロールされ，いつも一定の幅で保たれています．その一定に保つためにはたらいているのがインスリンであることは周知であると思います．

糖尿病は，このインスリンが不足したり，分泌されていても上手に作用せず血糖値が上昇するために起こります．

糖尿病は，インスリンを分泌する機能がない，または膵臓の損傷により分泌できなくなってしまった1型糖尿病と，通常のインスリン分泌では対応しきれないような摂取カロリーが多い食事や，運動不足などが原因の2型糖尿病があります．このような

図1 インスリンの種類

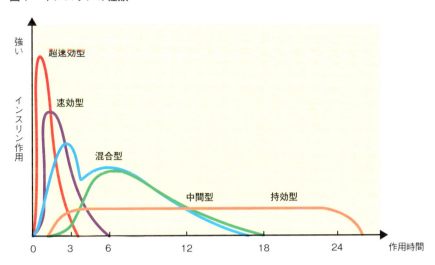

患者には，インスリン製剤を体外から投与することで血糖値を一定に保つ必要があります．

おさえておこう 医師指示の根拠はこれ！

1 インスリン製剤の種類

インスリン製剤にはさまざまなタイプがあります(図1)．これらは患者の病態や活動時間，生活などに合わせて選択しなければなりません．

❶超速効型，速効型

患者自身のインスリン分泌はあるものの，追加でインスリンが必要な病態の患者に適しています．食直前の投与で血糖値の上昇を抑えます．

❷中間型

注射後1〜3時間程度で効果が現れ，18〜20時間程度持続します．空腹時血糖の上昇を抑えます．

❸混合型

速効型と中間型を合わせたようなタイプのインスリンで，インスリンの追加と空腹時血糖値の上昇抑制に適しています．

❹持続型

インスリンの効果はほぼ1日作用しているため，1日の血糖値を全体的に下げることができます．

❺ヒトインスリン製剤と インスリンアナログ製剤

また，インスリン製剤には，ヒトインスリン製剤とインスリンアナログ製剤の2種類があります．ヒトインスリン製剤は通常，人から分泌されるインスリンと同じアミノ酸配列で作成されたインスリンです．インスリンアナログ製剤は，インスリンの構造を人工的に作成した製剤です．

2 インスリン選択の ポイントと注意点

このようにさまざまなインスリン製剤があるなかで，患者の血糖値は時間とともに変化しています．糖尿病の患者でも，血糖値が高い時間帯もあれば，それほどではない時間帯もあります．

また，インスリン以外に内服薬を併用している患者もいます．

そのため，インスリンを選択し投与量を決める際には，確実な日内変動を知り，患者の活動量や体重の変化も確認しておく必要があります．

インスリンを投与するタイミングがずれたり，体調が悪く食事量が減ってしまっている状態で，通常のインスリン量を投与した場合には，血糖値が急激に変化し危険な状態を招く結果になりかねません．そのため，看護師は患者の血糖値だけではなく，食事量，運動量，体重を含めた日々の生活状況を把握する必要があります．

（後藤順一）

memo

part 2
酸素投与と変更指示
の根拠

part 2 ● 酸素投与と変更指示の根拠 ①

COPD患者で，呼吸が苦しそうなのに酸素投与量を上げる指示が出ず，むしろ流量を下げる指示が出るのは，なぜ？

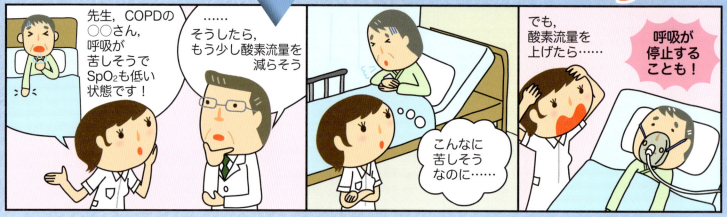

　慢性閉塞性肺疾患（COPD）の患者で呼吸が苦しそうな場合，酸素投与を行い症状の改善を図るのは重要なことです．経皮的動脈血酸素飽和度（SpO_2）も低く，頻呼吸などの症状がある場合，看護師は，なんとかして早く楽に呼吸をさせてあげたい，SpO_2を上げなくては，という気持ちになるでしょう．酸素投与を増量しようと思い，医師に状態を報告した際，「もう少し酸素を減量しましょう」と指示がありました．

おさえておこう 医師指示の根拠はこれ！

1 酸素投与が生体へ与える影響を考えている

　呼吸は換気だけではなく，生体の恒常性を維持するという重要な役割があ

ります．酸素投与は治療に必要ですが，COPD患者への酸素投与が生体へのように影響するのかアセスメントすることが必要です．

2 根拠を知るための必須知識

　COPDは，長期にわたる喫煙が最も大きな原因の1つといわれている疾患です．末梢気道の狭窄変化と肺胞破壊がみられ，不可逆的な気道閉塞がみられる病態です．COPD患者は，動脈血酸素分圧（PaO_2）低下によって呼吸中枢へ刺激を与えることで呼吸が維持されています．いわば，身体は低酸素血症に慣れている状態にあり，PaO_2の低下に対しては許容があるといえます．
　しかし，高濃度の酸素を吸入するとPaO_2が急激に上昇するため，換気刺激が解除され呼吸運動が急激に停止

し，意識障害を招くことになります．これをCO_2ナルコーシス（図1）といいます．

3 医師はこのように考える
❶COPDでは，生体の恒常性維持が指標

　COPD患者は長期にわたる経過により，低酸素血症には慣れている状態にあります．気道狭窄や肺胞破壊により，ガス交換障害をきたしているため，基準値よりPaO_2は低く，動脈血二酸化炭素分圧（$PaCO_2$）は高い状態にあります．SpO_2が低いこともある程度許容されているはずです．ただSpO_2が低いだけで，酸素増量とはなりません．許容された範囲なら，酸素投与量を下げることもあるでしょう．
　この状態では，生体の恒常性維持を

図1 CO_2ナルコーシス

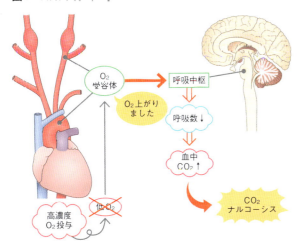

表1 COPD患者の酸素投与時の観察ポイント

酸素投与量が適切か評価	呼吸の観察と誘導	酸素投与の限界を考える
●Point 微量の酸素投与から開始．pHが維持されるように．	●Point 呼吸パターン，補助呼吸筋，SpO_2などを観察．口すぼめ呼吸を誘導する．精神的なケアも重要．	●Point CO_2ナルコーシスをおそれず，NPPVや気管挿管の選択を検討する．

考え，pHの維持に重きが置かれます．基準値よりPaO_2が低く$PaCO_2$が高いことよりも，pHが基準値内にあるかを指標に呼吸管理を行うことになるでしょう．

❷低酸素血症により換気刺激があることを忘れない

COPD患者は，PaO_2低下により，換気刺激があります．$PaO_2$60Torr以上になると，換気刺激が減弱するともいわれており，安易に酸素投与量を増量すると，PaO_2低下が解除され換気刺激がなくなり，CO_2ナルコーシスを発症するリスクが高くなります．そのため，酸素を23～25％程度の低濃度で開始し，換気が減弱しないよう注意する必要があります．

COPDであれば，酸素の増量に対して慎重になるのは基本的な考え方になります．

❸自発呼吸の停止を頭に入れて管理

低濃度から酸素を開始することは，COPDにおいて換気を減弱させないために重要です．しかし，低濃度の酸素投与でも低酸素血症の改善が見込めず，二酸化炭素（CO_2）の蓄積による意識レベルの低下や呼吸停止が起こることも想定し，次に行うべきことを考えておかなくてはなりません．

自発呼吸が停止した場合は，迅速に気管挿管や人工呼吸器による換気を行い，蓄積されたCO_2を排出する治療も考える必要があります．

医師指示に対する看護のポイント

❶呼吸状態の評価が重要

呼吸が苦しそうだからといって，安易に酸素投与量を上げるのではなく，酸素投与量が適切かを評価していくことが重要です．高濃度酸素投与は，CO_2ナルコーシスを招くおそれがあるため，十分な注意が必要です．しかし，低酸素血症が持続することにより，細胞への酸素不足を招き生命の危機的状態に陥ることも考えられます．この事態は，最も避けなければならないことです．

CO_2ナルコーシスを避けるあまりに酸素投与を躊躇するのではなく，「CO_2ナルコーシスになるおそれがある」ことを念頭に，酸素投与量に注意しながら観察していきます．高濃度酸素を一気に投与するのではなく，微量の酸素投与を開始し，医師の指示が同様に微量の増減かも確認していく必要があるでしょう．

❷呼吸状態悪化時のサポート

呼吸が思うようにできず苦しい状態では，死への恐怖を連想させ精神的にパニックに陥ることもあります．看護師は，声かけや説明に対する反応を確認しながら，呼吸を誘導し精神的な安定を図ることも重要です．ゆっくりと呼気を延長させた呼吸をすることで，気道内圧を高め気道狭窄を緩和する口すぼめ呼吸を行うのが効果的です．

治療においては，近年ではCOPDの急性増悪に対し，非侵襲的陽圧換気（NPPV）がエビデンスレベルAと推奨されています．看護師は，疾患の持つ特殊性に目を向け，日々進歩する治療への関心とチーム内での情報共有，連携がなされるよう努める必要があるといえるでしょう．

（河村葉子）

引用・参考文献
1) 池松裕子編著：クリティカルケア看護の基礎―生命危機状態へのアプローチ．メヂカルフレンド社，p.236-240，2003．
2) 医療情報科学研究所編：病気がみえる Vol.4呼吸器．メディックメディア，p.42-43，2007．
3) 道又元裕編著：人工呼吸ケア「なぜ・何」大百科．照林社，p.160-165，2005．

part 2 ● 酸素投与と変更指示の根拠 ❷

呼吸状態がよくなく，SpO_2 も改善していないのに，酸素投与量を下げる指示が出るのは，なぜ？

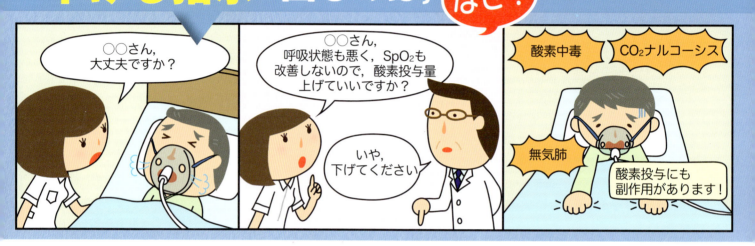

呼吸状態がよくない，経皮的動脈血酸素飽和度（SpO_2）の改善がない状態を確認したため，看護師は呼吸状態の安定と SpO_2 の改善を考え，酸素投与量を増やそうとしました．しかし，医師からは反対に「酸素投与量を下げてください」という指示がありました．

おさえておこう 医師指示の根拠はこれ！

1 酸素投与の副作用にも注意が必要

酸素投与は，低酸素血症の予防や組織の低酸素状態の改善を目的に行います．しかし，高濃度酸素を投与することで，酸素中毒，無気肺，CO_2 ナルコーシス（p.43参照）などを引き起こす可能性もあります．

呼吸が障害されると，血液中の酸素が減少し，二酸化炭素が増加した状態に陥ります．

呼吸状態がよくない，SpO_2 の改善がないということで，組織が低酸素になっているのではないかと不安に思うことは理解できます．しかし，酸素自

● 根拠を知るために必須な知識はこれ！

酸素投与の副作用

高濃度の酸素投与により活性酸素が生成されることで，組織や細胞が障害を受けた状態に陥ります．これを酸素中毒といい，肺胞上皮の障害や気管・気管支の炎症を起こすといわれています．このような状態に陥ると，肺コンプライアンスが低下し，酸素化が障害されます．

また，酸素投与により，肺内のガスが毛細血管に移動し，すべてなくなってしまうと，肺胞内の窒素の割合が少ないた

めに肺胞が虚脱し，無気肺を生じます．これを吸収性無気肺といい，肺胞でのガス交換が障害されるため酸素化が障害されます．

呼吸状態がよくない場合，換気そのものが障害され肺胞低換気となり，CO_2 が貯留しやすくなっていることも考えなくてはなりません．そのため，CO_2 ナルコーシスにも注意が必要となるのです．

図1　酸素運搬のしくみ

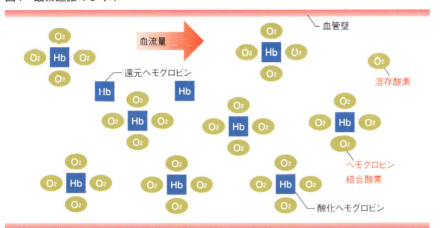

血液中に存在する酸素は，溶存酸素より結合酸素の割合のほうが多いため，いくら酸素投与量を増量しても，血液中に含まれる酸素の量には制限がある

体が強力な毒性を発揮する可能性があることも知っておきましょう．とくに重症患者では，むやみに，また無制限に酸素を投与することは控える必要があります．

2 医師はこのように考える

❶酸素の毒性をふまえている

吸入気酸素濃度（F_1O_2）が0.6を超えた状態で48時間以上酸素を吸入すると，その毒性が増すといわれています．そのため，F_1O_2 0.6以下での投与を目指すことが多いです．医師は酸素投与による酸素中毒や無気肺，CO_2ナルコーシスなどの毒性をふまえたうえで，酸素投与を開始するか中止するか，または増量すべきか，減量すべきかを判断しています．

❷酸素運搬について知る

組織に酸素が供給されるためには，酸素が血液によって運ばれることが重要です．

血液中に存在する酸素は酸素含量として表され，溶存酸素と結合酸素から成り立っています．溶存酸素は血液に溶解している酸素，結合酸素はヘモグロビンと結合している酸素のことです．血液中に存在する酸素は，溶存酸素より結合酸素の割合のほうが多いため，いくら酸素投与量を増量しても，血液中に含まれる酸素の量には制限があるといえます（図1）．

❸酸素投与における組織への運搬を考える

通常，組織の酸素化能の指標として，SpO_2や動脈血酸素分圧（PaO_2）の上昇が目標とされていることが多く，低酸素血症を評価するのに簡便に用いられています．しかし，組織における酸素利用が改善したとはいいきれず，PaO_2や動脈血酸素分圧（SaO_2）を組織酸素化能の指標として用いるべきではないともいわれています．

ICUでは，混合静脈血酸素飽和度（$S\bar{v}O_2$）やSaO_2を用いて評価することもあります．組織への酸素化能の指標としてどのようなものがあるかも知り，チーム内での評価を共有することも大切です．

医師指示に対する看護のポイント

呼吸状態がよくない，SpO_2の改善がないからといってルーチンに酸素投与量を上げることは避けましょう．SpO_2の改善だけにとらわれるのではなく，生体の恒常性が維持されているのか評価していくことが重要です．

pHや$PaCO_2$，PaO_2の値にも目を向け，確認すること，酸素投与量をF_1O_2に変換し評価することも必要です．F_1O_2 0.6以上で酸素中毒のリスクが高まり，F_1O_2 0.4以下では比較的安全とされていますが，酸素に毒性があることに変わりはありません．酸素投与量と投与時間についても観察し，対処していきましょう．

（河村葉子）

引用・参考文献

1) 道又元裕編著：人工呼吸ケア「なぜ・何」大百科，昭林社．p.50-51，2005．
2) Marino PL，稲田英一監訳：ICUブック 第3版．メディカル・サイエンス・インターナショナル，p.348-360，2008．

part 2 ● 酸素投与と変更指示の根拠 ③

酸素状態が回復しているようにみえたり，SpO₂も安定しているのに，酸素投与量を上げる指示が出るのは，なぜ？

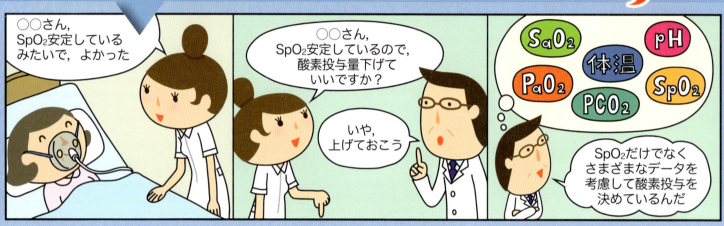

経皮的動脈血酸素飽和度（SpO₂）が安定しているため，酸素の状態も回復していると考え，看護師は酸素投与量を下げようとしました．しかし，医師からは，「酸素投与量を上げてください」と指示がありました．

おさえておこう 医師指示の根拠はこれ！

1 SpO₂だけでの判断は危険

酸素療法の絶対適応は動脈血酸素分圧（PaO₂）＜55Torr，相対適応は＜60Torr（SpO₂＜90％）といわれています．SpO₂は経皮的に酸素飽和度を測定できるため，簡便かつ呼吸のモニターとして優れています．しかし，SpO₂とPaO₂の関係を知らずにいると，その対処には問題が生じてしまいます．

一般的に，pH7.4，動脈血二酸化炭素分圧（PaCO₂）40Torr，体温37.0℃のとき，酸素解離曲線（図1）では，PaO₂ 100Torr＝SpO₂ 98％，PaO₂ 60Torr＝SpO₂ 90％を示します．しかし，酸素解離曲線は，さまざまな因子により左右へシフトします．

2 医師はこのように考える
❶酸素解離曲線を理解しよう

体温37.0℃，pH7.34，PaCO₂40Torrの場合，酸素解離曲線は動脈血酸素飽和度（SaO₂）90％，PaO₂60Torrを下回ると急降下します．このポイントが呼吸不全の指標とされており，酸素投与を開始する基準となっています．

SaO₂75％ではPaO₂40Torrとなり，心筋虚血性変化をきたします．また，SaO₂ 50％ではPaO₂ 27Torrとなり，組織破壊をきたします．

● 根拠を知るために必須な知識はこれ！ ●

SpO₂からPaO₂を推定することはできますが，体温やpHが変化すると，酸素解離曲線は左右にシフトします．これを，右方移動，左方移動といいます．右方移動や左方移動が起こると，SpO₂とPO₂の値が変化します．体温やpHなどから，体内で酸素が組織に活用されているのかについても評価する必要があります．

図1 酸素解離曲線

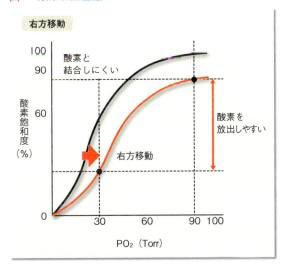
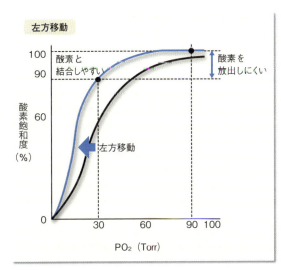

❷右方移動，左方移動について知っておく

血液中では，酸素はヘモグロビンと結合しており，肺など酸素が豊富な組織では酸素を手放しにくく，酸素が少ない組織には酸素を手放しやすくなっています．そのため，酸素を効率よく組織に運搬することができます．

低酸素の状態になると，酸素とヘモグロビンの親和性は低下し，酸素を手放しやすくなります．このとき，酸素解離曲線は右側に移動します(図1)．

影響を与える因子として，pH低下，体温上昇，CO_2上昇が挙げられます．この場合，ヘモグロビンは通常よりも多くの酸素を手放していることになります．つまり，組織では代謝が亢進し，酸素を欲している状態といえます．

一方，酸素解離曲線の左方移動では，酸素とヘモグロビンの親和性が増し，酸素を手放しにくくなります．影響する因子として，pH上昇，体温低下，

$PaCO_2$低下などが挙げられます．この場合，ヘモグロビンは酸素を手放さないため，SpO_2が98％を示していてもPaO_2は低くなっています．

❸SpO_2だけにとらわれない

SpO_2が安定しているのに，医師から酸素投与量を増量する指示があるのは，体温やpH，$PaCO_2$をふまえた組織への酸素供給を考慮した指示といえるでしょう．酸素解離曲線は左右にシフトすることを理解し，体温やpHなども合わせた全身状態のアセスメントを行う必要があります．

医師指示に対する看護のポイント

SpO_2だけでなく，体温や$PaCO_2$，pHによりPaO_2が変化すること，組織への酸素供給をふまえた体温や血液ガス，呼吸状態の観察を行います．

酸素解離曲線はベッドサイドで非常に重要な意味を持ちます．安易に酸素を投与するのではなく，現在の状態が意味することを読み解き，必要なケアを導き出していきましょう．

（河村葉子）

引用・参考文献
1) 医療情報科学研究所編：病気がみえる Vol.4 呼吸器．メディックメディア，p.22-23，2007
2) 尾野敏明：フィジカルアセスメントの落とし穴とQ＆A．重症集中ケア，8(7)：6-7，2009．

part 2 ● 酸素投与と変更指示の根拠 ❹

SpO₂が同様で，流量指示もほとんど変わらないのに，患者によって酸素マスク，経鼻カニューラと異なる指示が出るのは，なぜ？

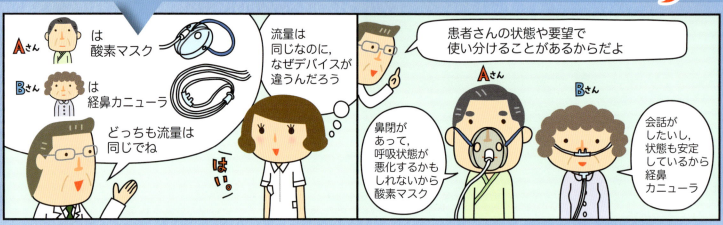

臨床で使用する酸素器具にはさまざまなものがあり，治療には欠かすことのできないものです．経皮的動脈血酸素飽和度（SpO₂）や流量指示にほとんど変わりはないですが，医師より「Aさんには酸素マスク，Bさんには経鼻カニューラでお願いします」と指示がありました．

おさえておこう 医師指示の根拠はこれ！

① 「この酸素投与は，何を目標にしているか」でデバイスは変わる

酸素投与は，低酸素血症の治療や予防，組織の低酸素状態の改善を目的に行われます．酸素を投与することで，血中の酸素濃度を正常に保ち，組織に酸素が供給されるようにします．その

ため，酸素投与の目的を理解し，酸素濃度や流量を考え，さらにさまざまな条件が患者に適しているかを評価し，選択をする必要があるのです．

② 医師はこのように考える

❶ 両者のメリット・デメリットを考慮

経鼻カニューラは簡便なため，低濃度の酸素投与でも酸素化が維持される場合に適応となり，食事や会話が可能なことが特徴です．

一方，鼻閉や口呼吸の場合，酸素吸入が効果的に行われません．高流量では鼻粘膜への刺激があるため，6L/分以上の投与も推奨されていません．

酸素マスクも簡便ではありますが，呼気ガスがマスク内にたまってしまうと，二酸化炭素を再呼吸し，血中の二酸化炭素が上昇する危険があります．

そのため，5L/分以上の酸素流量が必要です．

同じ呼吸状態に思える患者で酸素療法の装置が異なる場合，上記の特徴をふまえ，両者のメリット・デメリットを考慮して選択がなされているはずです．

❷ 患者状態や要望

まずは，呼吸以外の患者状態が考慮されている可能性があります．鼻閉があれば酸素マスクが選択されます．食事をしたい，会話がしたいという希望が考慮されることもあるでしょう．

❸ 患者の呼吸状態の成り行きを予測

また，患者の呼吸様式などから，呼吸状態が悪化するおそれがある場合に，酸素濃度をこれから上げる可能性もふまえ，経鼻カニューラではなく酸素マスクが選ばれることもあります．

医師指示に対する看護のポイント

酸素投与の指示が出たら，医師から指示された酸素投与が何を意図しているかを考え，患者の状態を評価していく必要があります．

❶看護サイドでも再評価

経鼻カニューラも酸素マスクも低流量システムであり，適用流量に重なりもあります．そのため，ときに「どちらでもよい」という選択がされていることも考えられます．この場合は，患者状態や要望も含め，どちらのデバイスがよりふさわしいかを評価することが重要でしょう．

❷高流量システムへの変更も視野に

リザーバーマスクの違いと適応，さらに高流量システムであるベンチュリーマスクやベンチュリーネブライザーとの違いについても理解しておきます．低酸素血症が悪化したり，呼吸状態の悪化がみられる場合は，すぐに医師に報告し，このとき酸素濃度を上げる指示があった場合は，デバイスの変更が必要です．

看護師は，SpO_2だけにとらわれるのではなく，患者の呼吸様式や吸入気酸素濃度，換気量を考えるとともに酸素の弊害も考え，患者に適した酸素投与の方法を選択することが必要です．酸素が効果的に体内に取り込まれ，組織に供給されることが酸素投与の目的であることを忘れてはいけません．

（河村葉子）

引用・参考文献
1) 露木菜緒：酸素療法．重症集中ケア，10(2)：42-50，2011．
2) 道又元裕編著：人工呼吸ケア「なぜ・何」大百科．照林社，p.160-165，2005．
3) 柴優子：酸素投与の実際は？．月刊ナーシング，31(6)：18-26，2011．
4) Marino PL，稲田英一監訳：ICUブック 第3版．酸素吸入療法．メディカル・サイエンス・インターナショナル，p.348-360，2008．

● 根拠を知るために必須な知識はこれ！ ●

まず，酸素投与には「低流量システム」や「高流量システム」があることを知っておく必要があります．成人の一回換気量は約500mLといわれており，吸気時間は1秒です．1秒間に500mLの空気を吸入するため，1分間では500mL×60秒で30L/分の吸気流量があるといえます．これが目安となり，酸素投与時に吸気流量が30L/分より少ないものが「低流量システム」，多いものが「高流量システム」に分けられます．吸気流量や酸素濃度を理解し評価することが必要となります（高流量システムはp.50参照）．

低流量システムの特徴

酸素流量を設定するシステムであり，患者の呼吸様式で酸素濃度が変化します．そのため，比較的規則正しい呼吸パターンの患者に用いられます．たとえば，酸素マスク5L/分の指示が出たとすると，酸素流量を5Lに合わせ，酸素投与を行います．このとき，中央配管より100％酸素が5L/分で流れます．通常，吸気流量は30L/分のため，25L/分はマスクの周りから吸い込むことになります．実際に吸う酸素は，空気と混ざった濃度となり，患者の一回換気量や呼吸パターンによっても変化するというわけです．このように，低流量システムでは100％酸素を○L/分で流しますが，体内に吸入する酸素濃度は低くなるといえます．

低流量システムには，経鼻カニューラ，酸素マスク，リザーバーマスクなどがあり，吸入気酸素濃度も変わります．経鼻カニューラは24〜40％，酸素マスクは40〜60％，リザーバーマスクは60％以上の酸素投与が必要な場合に使用されます．

図　低流量システムの仕組み

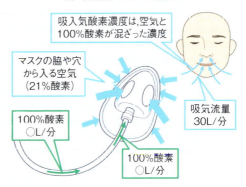

part 2 ● 酸素投与と変更指示の根拠 ５

呼吸不全の患者にベンチュリーネブライザーで6L35%の酸素投与中，SpO₂が低下．8L40%へ変更の指示が出たが，濃度だけでなく流量変更の指示も出たのは，なぜ？

酸素療法中の患者にかかわる医療者は，どのような原理で患者に酸素が提供されているのかを理解している必要があります．

ベンチュリーマスクやベンチュリーネブライザーは，ベンチュリー効果を利用した酸素投与方法です．この事例では，SpO₂が低下した患者に対して，ベンチュリーネブライザーの酸素濃度

● 根拠を知るために必須な知識はこれ！●

高流量システムの考え方

　高流量システムとは，酸素療法ガイドラインによれば，①患者の一回換気量以上の混合ガスを供給することができること，②患者の呼吸パターンに関係なく設定した濃度の酸素を吸入させることができることの2点が条件として挙げられています．

　そこで，これらの条件を満たすために，混合ガスの総流量が，成人の平均的な吸気流速である30L/分以上であることが目安となっています．

　この30L/分はどのように決められているかというと，成人の一回換気量を500mL（0.5L），吸気時間を1秒とすると，0.5L/秒となりますので，単位をL/分にすると，

　　0.5（L/秒）×60＝30L/分

となります．よって，30L/分以上の混合ガスの総流量があれば，一回換気量500mL，吸気時間1秒の患者に対して，一定濃度の混合ガスを提供できます．

ベンチュリー効果とは

　多くの酸素流量計は，約15L/分が限界になっていると思います．では，成人で平均的といわれる30L/分以上の高流量をどのように得たらよいのでしょうか．そこで活用されているのがベンチュリー効果です．

　ベンチュリー効果とは，空気や水といった流体が流れる途中に，断面積の狭い部分を作ると，その部分で流速が速くなり，さらにその部分の圧力が下がるというものです．純酸素を狭い口径の筒状の部分を通過させて流速を上げ，噴出口から噴出させることで，まわりの空気を引き込んだ高流量の混合ガスを発生させることができます（図1）．

　このようにベンチュリー効果を利用して，噴出口から吹き出す純酸素と外気の空気を混合させることで，高流量の混合ガスを作り出しています．

図1 ベンチュリー効果

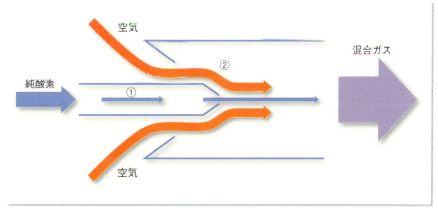

①狭い口径の管を通ることで流速が速くなる
②速い気流により，気流の外側の圧が低下し，外気が引き込まれる

図2 純酸素の流量と混合ガスの流量の関係

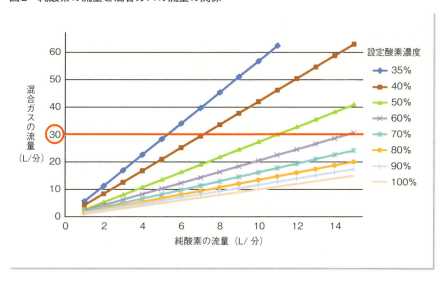

および流量を変更するように指示がありました．

おさえておこう 医師指示の根拠はこれ！

ベンチュリーマスクやベンチュリーネブライザーは，高流量システムとよばれます．高流量システムは，ベンチュリー効果を利用しており，一回換気量以上の空気と純酸素の混合ガスを患者の口元に提供することができます．しかし，酸素濃度を変更したい場合には，酸素濃度の変更だけでは，設定された酸素濃度の混合ガスを一回換気量以上提供することはできず，純酸素の流量を適切な値に変更する必要があります．

2 医師はこのように考える

ベンチュリー効果を利用した高流量システムでは，室内気の酸素濃度を21％とし，混合ガスの流量をY L/分，純酸素の流量をX L/分，設定酸素濃度をP％とすると，以下の式が成り立ちます．

$$Y = (100 - 21) \times X / (P - 21)$$

この式のPに値を入れることで，そ

51

表1 酸素濃度と流量の関係

純酸素流量(L/分)	設定酸素濃度							
	35%	40%	50%	60%	70%	80%	90%	100%
4	22.6	16.6	10.9	8.1	6.4	5.4	4.6	4.0
5	28.2	20.8	13.6	10.2	8.1	6.7	5.7	5.0
6	33.8	25.0	16.3	12.2	9.7	8.0	6.8	6.0
7	39.5	29.1	19.0	14.2	11.3	9.4	8.0	7.0
8	45.1	33.3	21.8	16.2	12.9	10.7	9.1	8.0
9	50.8	37.4	24.5	18.3	14.5	12.1	10.3	9.0
10	56.4	41.6	27.2	20.3	16.1	13.4	11.4	10.0
11	62.0	45.8	29.9	22.3	17.7	14.7	12.5	11.0
12	67.7	49.9	32.6	24.4	19.3	16.1	13.7	12.0
13	73.3	54.1	35.4	26.4	20.9	17.4	14.8	13.0
14	79.0	58.2	38.1	28.4	22.5	18.8	16.0	14.0
15	84.6	62.4	40.8	30.5	24.2	20.1	17.1	15.0

・表の中の数値は,混合ガス流量(L/分)
・黄色い部分が30L/分以上の混合ガス流量の部分.酸素濃度だけでなく,酸素流量も併せて設定しなければ,十分な酸素投与はできない.

図3 デバイスに記載されている推奨される酸素流量

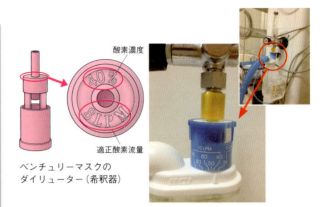

ベンチュリーマスクの
ダイリューター(希釈器)

れぞれの酸素濃度における混合ガスの流量(Y L/分)と純酸素の流量(X L/分)の関係を示す図2が得られます.赤線で示した30L/分よりも混合ガスの流量が多くなるように設定酸素濃度を増やしたのであれば,純酸素の流量も増やさなくてはなりません.

したがって,酸素濃度40%の混合ガスを流量30L/分以上で提供したいときには,8L/分以上の純酸素が必要となり,酸素濃度のみならず,流量も上げる必要があります.

表1に図2のグラフを一覧にしたものを示します.こういった一覧表をベッドサイドに常備しておくと,現在の設定が患者の一回換気量に必要な流量に達しているのかどうか容易に確認することができます.

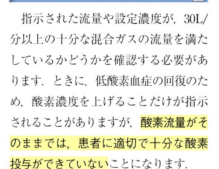

医師指示に対する看護のポイント

指示された流量や設定濃度が,30L/分以上の十分な混合ガスの流量を満たしているかどうかを確認する必要があります.ときに,低酸素血症の回復のため,酸素濃度を上げることだけが指示されることがありますが,酸素流量がそのままでは,患者に適切で十分な酸素投与ができていないことになります.

また,酸素濃度とともに流量を上げる指示が出た場合でも,30L/分を確保できているか確認は必要です.なかには,6L 60%,8L 80%,というように,数字を合わせればよいと理解しているスタッフもいるかもしれませんが,両者はともに30L/分を確保できていません.ですから,濃度と流量の関係を把握したうえで,必ず自分で確認をしましょう.図3のように,デバイスに記載されている適正酸素流量を目安にしてもよいでしょう.

また,適宜患者の呼吸状態を確認しながら,加湿により白いミストが吸気時にもマスクの脇から漏れているかを確認します.ミストがマスクの脇から漏れていることが確認できれば,患者の吸気流速以上に混合ガスが投与されているということがわかります.

流れがない場合は,純酸素の流量を上げる必要があります.

(山田 亨)

引用・参考文献
1) 日本呼吸器学会肺生理専門委員会,日本呼吸管理学会酸素療法ガイドライン作成委員会 編:酸素療法ガイドライン.メディカルレビュー社,2006.

part 3
ドレーン・ルート管理指示
の根拠

part 3 ● ドレーン・ルート管理指示の根拠 ①

術後，胸腔ドレーンが挿入された患者で，自然開放だったり，陰圧だったりと指示が異なるのは，なぜ？

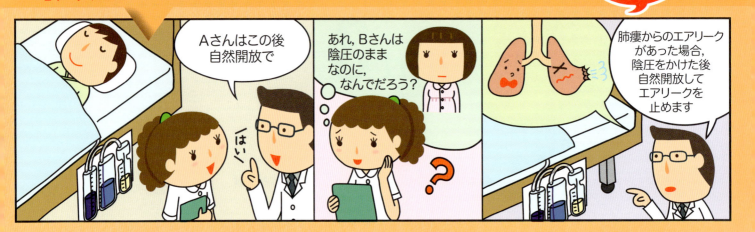

術後のドレナージとして，今回は「肺切除後」を例に考えてみましょう．

肺切除後のドレナージには，以下の3つの目的があります．
① 肺切除術後の胸腔内に貯留する血液や滲出液（胸水）を排出する
② 手術により開胸していったん虚脱した肺を，胸腔内本来の生理的陰圧（-3～-10cmH₂O）に戻し再膨張させる
③ 術後出血や排液の性状から感染徴候をモニタリングする

このように，胸腔ドレナージは術後の「命綱」であり，ドレーン管理はきわめて重要といえます．

根拠を知るために必須な知識はこれ！

肺の手術は，肺切除量の少ない順に，肺部分切除，肺区域切除，肺葉切除，肺全摘があります．肺全摘(注1)を除く肺区域切除や肺葉切除などでは，肺切除術直後より，まずは肺切除量によってその施設ごとに値が決められた低圧持続吸引法で吸引が開始されます．

おさえておこう 医師指示の根拠はこれ！

1 医師がみているのは「エアリーク」

虚脱した肺を再膨張するため陰圧にすると，胸腔内に貯留していた空気が3バックシステムの水封部に排出されます．これをエアリークとよびます．

通常，エアリークで排出されるのは胸腔内に貯留している空気のみなので，そのエアリークが急激に増えるということは，なんらかのトラブルが起きたことが考えられます．たとえば，ドレーンの接続が外れたり，ドレーンの皮膚挿入部のゆるみから空気が入り込んでいる場合などです．

しかし，ドレーンそのものにエアリークの原因がないのであれば，肺瘻(肺切除縫合部や剥離面からの空気漏れ)，あるいは気管支断端瘻(注2)が考えられます(図1)．

2 肺瘻からのエアリークの場合，持続吸引から自然開放へ

肺瘻からのエアリークがある場合に持続的に吸引をかけると，肺の再膨張を促すことができる反面，肺瘻からのエアリークを助長してしまいます．つまり，その孔を通過して空気が随時流れているのでは，なかなか安静が保た

図1　エアリークの原因の例：緊張性気胸

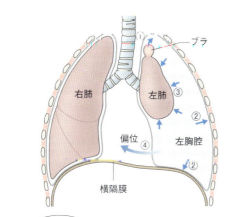
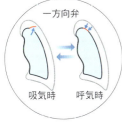

① 左ブラ破裂部にone-way valve機能が働き、肺から空気漏れ遷延.
② 胸腔内圧が上昇. 胸郭, 横隔膜に向かって圧がかかる.
③ 胸腔が陽圧になったため、肺はその弾性により萎縮する.
④ 縦隔が健側に偏位する.

図2　胸腔ドレーンの3バックシステムと水封部

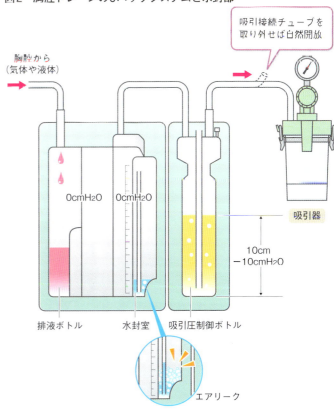

れず、孔が閉鎖することができない状態を作ってしまうことになります.

そのため、肺瘻からのエアリークを認める場合は、**まず持続吸引を続行して肺を再膨張させ、その後、自然開放（図2）にして肺瘻からのエアリークの停止を待ちます**. それは肺瘻を安静に保ち、自然治癒力を期待するためです. しかし途中で、肺虚脱や皮下気腫増悪があれば、陰圧をかけ直す必要があります.

つまり、患者の状態により、そのつど陰圧と自然開放とを切り替えることが必要になるのです.

医師指示に対する看護のポイント

今回のケースにあてはめてみると、肺切除術後という同じ状況の患者であっても、エアリークの段階などさまざまな要因により、陰圧だったり、自然開放だったりという違いが生じることになります.

術後は低圧で持続吸引するもの、または自然開放にする、と決めつけて覚えるのではなく、現在この患者がどのような状態で陰圧をかけているのか、また、なぜ自然開放に切り替えたのかなどを知ることが重要であり、患者の体内で何が起こっているのかをフィジカルイグザミネーションを通してアセスメントしていくことが大切です.

(柚木さよ)

引用・参考文献
1) 露木菜緒編：インシデント事例から学ぶ重症患者のドレーン管理. 急性・重症患者ケア, 2(4), 2013.
2) 小谷透監：ICUナースのための循環&呼吸管理と術前・術後ケア. ハートノーシング・呼吸器ケア2012年合同臨時増刊, メディカ出版, 2012.
3) 窪田敬一編：最新ナースのための全科ドレーン管理マニュアル. 照林社, 2005.
4) 佐藤憲明編：ドレナージ管理&ケアガイド（ベストプラクティスコレクション）. 中山書店, 2008.

注1) 肺全摘
肺全摘の場合は、片側の胸腔は空洞になるため再膨張させる肺が残っていません. よってドレーンは挿入しますが、通常はクランプしたまま、滲出液が胸腔をすべて満たすまで経過観察する必要があります. そのため、肺全摘以外のドレーン管理と異なります.

注2) 気管支断端瘻
肺葉切除・肺全摘後の気管支断端閉鎖部の縫合不全による空気漏れのことで、気管支内容物が胸腔内に漏出し膿胸を併発するおそれがあり、再手術など早急に対応が必要となる状態です.

part 3 ● ドレーン・ルート管理指示の根拠 ②

気胸患者の胸腔ドレナージ時に陰圧をかけようとしたところ，ウォーターシールでよいと指示が出たのは，なぜ？

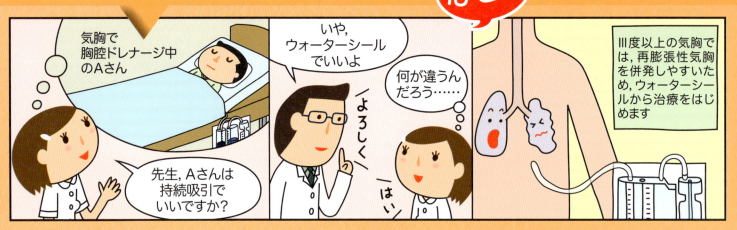

気胸とは，肺の表面の一部の病変の破裂や交通事故などの外傷により，壁側胸膜または臓側胸膜が破れることによって胸腔内に空気が貯留した状態をいいます（図1）．

正常な状態では，胸腔の内圧は肺の内部よりも低く，$-3\sim-5cmH_2O$の陰圧になっています．そのため，空気が胸腔内に入ると胸腔の内圧が肺の内部よりも高くなり，肺が広げられず，肺の一部または全体がつぶれます．

肺虚脱の程度はさまざまで，気胸の虚脱度はⅠ度からⅢ度に分類されています（表1）．

おさえておこう 医師指示の根拠はこれ！

気胸の患者に対しては，まず胸腔内に貯留した空気を抜いて肺の再膨張を促す必要があるため，胸腔ドレナージを行います．これは，胸腔内にドレーンチューブを留置することで貯留した空気を体外に誘導し，肺の虚脱を改善する治療法です．

通常，ドレーンチューブ挿入後は陰圧をかけてドレナージを行います．胸腔内は平均して$-5cmH_2O$の陰圧がかかっているため，それよりも陰圧が高くないと空気を吸引できません．そのため，$-10\sim-15cmH_2O$の陰圧をかけてドレナージを行います．

➡すぐに陰圧吸引は危険？

しかし，Ⅲ度以上の気胸および長時間虚脱していた場合は，ただちに持続吸引を行うと再膨張性気胸（虚脱した肺が再膨張する際に一気に血流が増え血管透過性が亢進し，肺水腫を生じること）を併発しやすいため，吸引圧をかけない水封式（ウォーターシール）で治療を始めます（図2）．今回のケースのように，気胸患者の胸腔ドレナージ時に陰圧をかけるのではなく，ウォーターシールでよいと指示が出たのは，こうした理由が考えられるでしょう．一概に「気胸だから陰圧吸引」ではなく，患者の状態を把握して脱気の方法を検討する必要があるということです．

その後は24時間経過観察し，肺の再膨張が不十分であれば，持続吸引に変更します．

肺が再膨張すれば，まずドレーンをクランプし，24時間後に再虚脱がないことを確認できれば胸腔ドレーンを抜去します．また，胸腔ドレナージを行っても肺の再膨張が認められない場合

図1　肺の正常と気胸

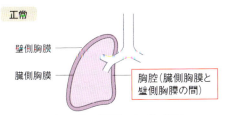

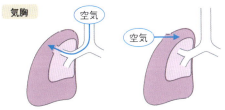

表1　気胸の虚脱度

虚脱度	定義
I度（軽度）	虚脱した肺の頂部が鎖骨より上にある状態 （外来通院が可能で、数日間の安静でよくなることがある）
II度（中等度）	虚脱した肺の頂部が鎖骨より下にあり、虚脱した肺の容積が一側肺全体の50％以上ある状態
III度（高度）	虚脱した肺の容積が一側肺全体の50％以下までしぼんでいる状態

図2　気胸患者への胸腔ドレナージとウォーターシール

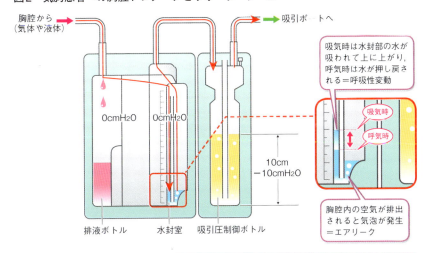

は，胸腔鏡下手術の適応となります．

医師指示に対する看護のポイント

　胸腔ドレーン管理の看護ポイントとして，ウォーターシールは，常に水封室の基準ラインに水面がくるように水の量を調整します．水の量が多すぎると空気が外に出にくくなり，逆に少ないと水封の役割が果たせず，外部の空気が胸腔内に逆流してしまいます．水封の水は時間とともに減少してくるので，定期的に水面が基準ラインにあるかどうかを確認する必要があります．

　また，胸腔ドレナージ中はバイタルサイン（体温，血圧，脈拍，意識，呼吸，皮膚の色，疼痛の程度など）に加え，以下の点などを観察します．

- ドレーン挿入部の固定はされているか
- 吸引バッグは胸腔よりも低い位置にあるか，固定されているか（移動などで一時的に高い位置にするときは逆行性感染防止のため一時的にクランプする）
- 挿入部の出血，発赤，腫脹の有無
- 皮下気腫の有無（皮下気腫が多くなると縦隔にある気管を圧迫し，気道狭窄につながる可能性がある）
- 呼吸性変動の有無（吸気時は胸腔内の陰圧が上がり水封部の水が吸われて上に上がり，呼気時は胸腔内の陰圧が下がるので水が押しもどされる．変動がない場合，チューブが閉塞している可能性がある）
- エアリークの有無（気胸では排気が目的なので，エアリークがみられる）

　これらを確実に評価し，患者が安全に治療を受けられるよう援助をしていく必要があります．

（石渡真弓）

ウォーターシールとは
- ウォーターシール（水封式）は，吸引圧をかけずに水封室の機能を利用して，胸腔内の空気は外に出し，外部の空気がチューブを伝って胸腔内に逆流するのを水で栓をして防ぐ方法です．
- 気胸の場合，ドレナージにより胸腔内の空気が外に排出されると，この水封室に空気が通るので，気泡が発生します．この空気が漏れている状態を「エアリーク」といいますが，胸腔孔が塞がるにつれて水封部のエアリークがみられなくなります．
- そのため持続吸引を行っている場合も，回復に伴い持続吸引からウォーターシールに切り替え，肺の再虚脱がないことを確認するためにしばらく様子をみます．

引用・参考文献
1) 医学情報科学研究所編：病気がみえるvol.4 呼吸器．メディックメディア，2007．
2) 笹井知子：見逃してはいけない！腹腔・胸腔ドレーンの管理．エキスパートナース，27(12)：27-31，2011．
3) 貫和敏博：呼吸器疾患 第2版（看護のための最新医学講座第2巻）．中山書店，2005．
4) 安倍紀一郎，森田敏子：関連図で理解する呼吸機能学と呼吸器疾患のしくみ．日総研出版，2009．

part 3 ● ドレーン・ルート管理指示の根拠 ❸

ドレーン管理では，詰まりに注意するように指示が出ているのに，ときどき，「ミルキングをしてはならない」と指示が出るのは，なぜ？

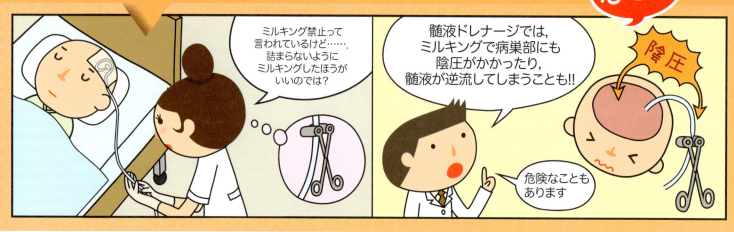

まずおさえておこう ドレーン管理の基礎知識

①ドレーン管理で把握しておくべきことは

ドレーン管理では，解剖生理と術式を理解し，ドレーンが体部のどの位置にどのように，何の目的（表1）で挿入されているのかを把握することが求められます．

さらに，ドレーンからの排液の正常な量と性状を正しく把握しておくとともに，その排液量や性状はこの患者にとって正常か異常か，また異常ならば何が起きてこのような状態となっているのかなど，常にアセスメントしていくことが，ドレーンを管理するうえで重要なポイントとなってきます．

②ミルキングとは

ミルキングとは，本来「乳しぼり」という意味です．ドレーンの閉塞を予防する目的で，ドレーン自体を手や専用のローラー（図1）などを使って揉むことで，ドレーン内腔の復元力を利用して排出を促す行為です．

ドレーン内の停滞や粘稠度が強い場合，または血液成分が多い場合は閉塞を生じやすく，ミルキングを行う必要があります．

おさえておこう 医師指示の根拠はこれ！

①ミルキングによる陰圧の影響

ミルキングをするということは，ドレーン自体に圧力をかけることで，それは病巣部に余計な陰圧がかかる，また ドレーン内の排液が逆流するおそれがある，ということでもあります．つまり，その病巣部が，余計な陰圧がかかることが許される部位か，また排液の逆流が許される部位かによって医師の指示が異なってきます．

②感染予防も考慮

よく「ミルキングをしてはならない」と指示がある部位として，髄液ドレナージ（脳室・スパイナル・脳槽ドレーン）があります（図2）．

髄液ドレナージの目的は，髄液を排出し頭蓋内圧のコントロールを行うことです．つまり，髄液の排液量が多すぎたり少なすぎたりしないように，頭蓋内圧を一定にコントロールすることが求められているのが特徴です．ミルキングで余計な陰圧をかけることで髄

表1　ドレナージの目的

①情報ドレナージ

体内に貯留した出血や感染，縫合不全などの異常事態が発生した場合，それをすみやかに知らせてくれるためのドレナージ．治癒状況を推測するなどの情報収集に使用する．

②治療的ドレナージ

体腔に貯留した血液，滲出液，膿汁，空気などを体外に誘導，または洗浄や薬液を注入することを目的としたドレナージ．疾患の改善をみるまでは貯留されることが多い．

③予防的ドレナージ

死腔形成の回避や除圧による合併症の予防，滲出液などの貯留による周辺臓器への悪影響を予防するためのドレナージ．術後など，合併症が予測される一定期間留置される．

図1　ミルキングローラー

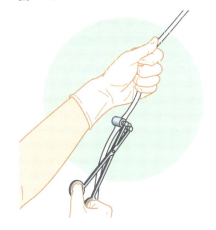

注意！
シリコン製のドレーンは柔軟で傷つきやすいため，ローラーを用いたミルキングは避ける．

図2　髄液ドレナージ

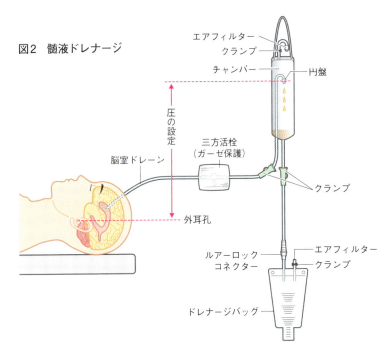

液の排液量が過剰になり，オーバードレナージが起きると，低髄圧や頭蓋内出血といった致命的な合併症を引き起こす可能性があります．

また，髄液には糖分が多く，髄膜炎や脳室炎などの感染症を起こしやすい状況にあるため，髄液の逆流は絶対に避けなければなりません．

この2つの理由により，髄液ドレナージの場合は「ミルキングはしてはならない」と指示が出るのです．

医師指示に対する看護のポイント

髄液ドレナージは，積極的な脱気や排液を目的としたドレナージ（胸腔や腹腔など）とは，ドレーン管理方法が大きく異なります．

前述のように，ドレーン管理に重要なことは，ドレーンが体部のどの位置にどのように，何の目的で挿入されているのかを把握することです．医師の指示をただ単に遂行するのではなく，医師がなぜそのような指示を出したのかを考えることは，処置の意味をより深く理解することにつながり，ドレーン管理において重要なポイントとなります．

（柚木さよ）

引用・参考文献
1) 露木菜緒編：インシデント事例から学ぶ重症患者のドレーン管理．急性・重症患者ケア，2(4)，総合医学社，2013．
2) 小谷透監：ICUナースのための循環&呼吸管理と術前・術後ケア．ハートナーシング・呼吸器ケア2012年合同臨時増刊，メディカ出版，2012．
3) 窪田敬一編：最新ナースのための全科ドレーン管理マニュアル．照林社，2006．
4) 佐藤憲明編：ドレナージ管理&ケアガイド（ベスト・プラクティスコレクション）．中山書店，2008．

part 3 ● ドレーン・ルート管理指示の根拠 ❹

排液もないので胃管は抜けると判断していても，医師からはいまだに留置継続の指示が出ているのは，なぜ？

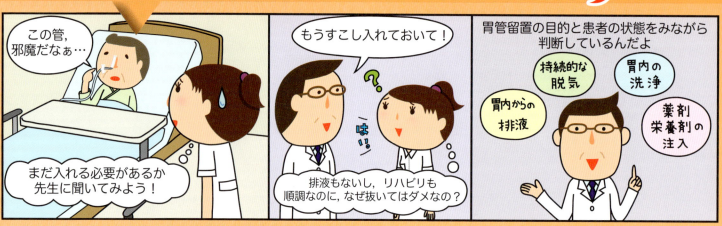

「術後の経過もよいし，リハビリも順調で端坐位までできるようになった．患者自身も胃管を気にしている様子があるし，ADLを拡大していくなら邪魔にもなるなぁ．そろそろ抜けるんじゃないかな？」と思い，医師へ聞いてみることにしました．

しかし，医師は「もう少し入れておいて！」と言っただけでした……．

おさえておこう 医師指示の根拠はこれ！

1 胃管を留置している目的は何か？

胃管を留置している患者は，臨床でよく見かけるのではないでしょうか．たとえば，消化器系に問題(嘔吐，術後など)がある患者，人工呼吸器装着中の患者，あるいは，経口摂取ができないために経腸栄養を投与している患者などです．

しかし，単に"胃管を留置している"といっても，その目的や用途は患者個々の病態や治療状況によっても大きく異なってきます．

そのため，"何のため"に"胃管"を"留置"しているのか，要するに「なぜ胃管を留置しているのか？」ということを考える必要があります．

1 医師の考えを知っておこう

❶胃管挿入の目的

胃管を挿入する目的は，大きく3つに分けられます(表1)．それは，①胃内からの排液，あるいは減圧などドレナージをする目的，②胃内を洗浄する目的，③胃内へ薬剤や栄養剤を注入する目的，です．

実際の臨床では，これらが混合されて考えられている場合が多いので，1つずつ整理していきます．なお，③は胃管ではなく，経腸栄養用チューブと別に考えることも必要です．

❷ドレナージ：排液を促し，モニタリング

「排液の確認」というのが臨床でよくある目的かと思います．たとえば，全身麻酔や消化管の術後の患者，消化管になんらかの病変がある患者などです(これ以外にも臨床状況や治療状況によってさまざまです)．

全身麻酔の術後の場合は，消化管の動きも悪く，合併症の1つとして術後腸閉塞などが起こりやすい状況になります．胃内容物が停滞してしまうと嘔吐などを招いたりするおそれがあり，

表1　胃管挿入の目的

胃内からの排液，減圧などドレナージをする	胃内を洗浄する	胃内へ薬剤や栄養剤を注入する
・全身麻酔や消化管の術後の患者 ・上部消化管出血や腸閉塞など消化管に問題がある場合，など	・上部消化管からの出血の有無を確認するとき ・過剰に服用した内服薬を体外に出すとき，など	・経口摂取ができない場合に，胃管を通じて胃内へ薬剤や栄養剤を注入する

胃管を留置して体外へ排液を促す必要があります．

また，消化管の術後（とくに胃の手術）では，胃の過膨張や消化液の貯留などを予防したり，術後出血の有無などを確認する必要があります．

そのため，胃内容物の排液を促してモニタリングしながら，消化管の回復度合いや胃内の異常（術後合併症：出血など）を確認するために胃管を留置します．

一方，上部消化管出血（胃出血など）や，腸閉塞など消化管に問題がある場合は，胃内容物の量や性状などをモニタリングする必要がありますので，同様に胃管を留置します．

❸ドレナージ：持続的な減圧

気管挿管下で人工呼吸管理を行う場合などには，胃内へ空気が迷入してしまう場合があります．胃内が空気で目一杯になる（フルストマックなどといいます）と，横隔膜の動きを阻害して換気が不十分になったり，嘔吐を誘発してしまったりなどがあるため，胃管を挿入して持続的に減圧する必要があります．

❹胃内の洗浄

まれではありますが，胃内を洗浄する際に使用する場合もあります．洗浄のみであれば，留置は一時的になりますが，その後も排液の確認などが必要になる場合がほとんどですので，そのまま留置ということが多いと思います．

具体的な臨床場面では，上部消化管からの出血の有無を確認するときや，過剰に服用した内服薬を体外に出したりするときに，生理食塩液や水道水を用いて洗浄するなどがその一例です．

❺薬剤や栄養剤の注入

これはいたってシンプルです．経口摂取が不可能な場合に，胃管を通じて胃内へ薬剤や栄養剤を注入する目的で使用します．

昨今では，可能な限り腸管を使用したほうが全身管理においてはよいことから，グルタミン酸を含む補助栄養剤を早期から注入することもあります．

なお，注入時に用いる際の胃管については注意点があります．それは，"目的・用途別に見合った方法でチューブを選択する"ということです．

過去に，注入時に排液用のチューブを用いたことで，チューブが変形，もしくは硬化して，消化管穿孔が発生したなど，重大な事故が起きています．使用しているチューブの添付文書を確認してみましょう．

医師指示に対する看護のポイント

経鼻（顔面外傷や頭蓋底骨折時には経口）から胃管を挿入して管理することは，患者の覚醒度が高くなればなるほど苦痛が生じ，あるいは，活動量が多くなればなるほど不要にも感じるものです．不穏行動などが顕著にある患者では，誤抜去リスクなどもあり安全管理上でも気になるところです．

ですが，胃管を留置している目的は，これまで述べたとおり，さまざまです．医師が必要と判断するかもしれませんが，上記の内容をふまえて，留置の経緯を把握しながら異常の早期発見，適切な観察方法につなげ，患者にも的確な説明を行い，安全管理面にも配慮・工夫していくことは看護では非常に重要だといえます．

（齋藤大輔）

memo

part **4**

術後ケア・早期離床指示
の根拠

part 4 ● 術後ケア・早期離床指示の根拠 ①

早期離床を進めたいのに，同じ手術で同じ状態でも，離床時期の指示が医師によって前後するのは，なぜ？

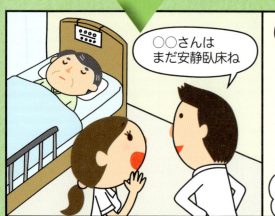
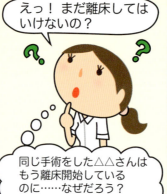
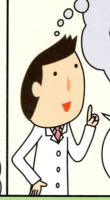

先週も同じような手術をした患者を看たので「早期離床は患者にとってもよいし，今週の患者とも同じ術後だし，よし！ 離床を進めてみよう！」と思い，医師へ相談に行くと……．「だめだめ，あと数日は安静だよ」といわれ意気消沈……．こんな経験はないでしょうか．

おさえておこう 医師指示の根拠はこれ！

1 患者は1人ひとり違う！ だからこそ個別性がケアでも重要！

同じ病名・術式であっても，患者個々の「背景」は大きく異なるものです．この「背景」とは，年齢，性別などをはじめ，現病歴，既往歴，生活歴などが含まれます．わかりやすくたとえれば，運動が得意な人，苦手な人，あるいは，過度な運動ができない人など，基礎疾患や心肺能力などの「背景」によって人それぞれ，ということがあります．

離床を進めるということは，少なからず"心肺機能に負荷"をかけることになります．そのため，基礎疾患に心疾患や呼吸器疾患がある場合には，ときに安静期間を長くする必要もあるかもしれません．

したがって，このように同じ手術をした患者であっても，患者個々の「背景」を包括的にとらえ，治療や看護ケアの方向性を決めることが重要です．

2 根拠を知るための必須知識
"離床を進める"ことは，"運動負荷"を与えること

手術の有無に限らず，入院しなければならないということは，その患者の身体に「なんらかの侵襲が存在している状態」といっても過言ではないでしょう．これは「病態」と一言で表せますが，入院して薬物療法（内科的）をしたり，手術療法（外科的）をしたりして治療していきます．

このようななかにいる患者の離床を進めるためには，"離床という負荷"に耐えられるかどうかを見定められる「アセスメント」が重要です．

3 医師の考えを知っておこう
❶術後の経過はよいだろうか？

まず，いちばん気がかりなのが術後経過です．そもそもの入院目的は手術により治療をすることなので，これは当然のことですね．

術後経過がスムーズに行くかどうかは，一概に言えない*かもしれません

図1 （一般的な）術後離床のアセスメント

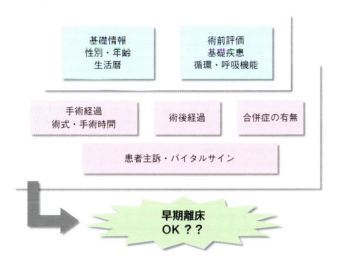
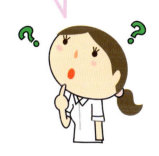

が，手術内容（手術時間，術式などからみる侵襲度合い）で大きく左右されることは確かです．侵襲が高ければ高いほど，術後合併症の出現リスクも高くなります．「同じ手術で同じ状態」でも，実際にどのようなリスクを抱えているのかによって，離床の開始指示は異なることがあるでしょう．

通常，クリニカルパスなどにのっとって標準ケアを提供できる疾患であれば，術後経過はスムーズで，早期離床は術後数日中に開始できると思います（たとえば手術時間の短い腹腔鏡手術・整形外科系手術，脳外科系手術など）．

いずれも，フィジカルに術後経過がよいかどうかをアセスメントすることはいちばん重要です．

❷ 術後の基礎疾患のコントロールはできているか？

次に重要なことは，基礎疾患のコントロールです．これは，手術前にふだん飲んでいる薬を一時中止しなければならない場合もありますし，手術自体の侵襲によって病状が再燃（あるいは悪化）する可能性があります．

たとえば，手術のため抗凝固薬を服用していた患者などが挙げられます．日本の一般外科における深部静脈血栓症（DVT）の発症頻度は1.4〜16.4％ともいわれており，離床時期には確実な評価が必要となってきます．

昨今では，高齢患者が多くなっていますので，上記に加えてもともとの予備機能が低下している状態（脆弱性が高い状況）にある可能性がありますから，これらも考慮しなければなりません．なお，若年層でも基礎疾患を保有している患者は少なくないことは念頭に置きましょう．

術後早期に離床させることに耐えられるか否かの判断によっても，離床のタイミングが変わってくるでしょう．

医師指示に対する看護のポイント

私たち看護師が良かれと思って行うケアも，ときに侵襲的なものになりやすい表裏一体な状況にあることを理解しなければなりません．それを解消するには，常に患者をフィジカルにアセスメントする重要性を念頭に置くことです．

この場面では，医学的に早期に行うことができないと判断されています．したがって，なんらかのフィジカルな問題が存在していたと推測できます．

しかし，気になる点があるようなら，意識・呼吸・循環などを中心に，一度系統的にアセスメントし直してみることが重要です．ここで，再度，患者状態を考慮し，離床を進めたほうがよいと判断できるなら，医師などと多職種で情報を共有して，よりよい早期離床を目指していくことが望ましいでしょう．

（齋藤大輔）

引用・参考文献
1) 立野淳子，山勢博彰：静脈血栓塞栓症予防のエビデンス 静脈血栓塞栓症の領域別の発症状況．EB Nursing，7(3)：284-289，2007．

＊たとえばがん患者では，手術によりがん病変を切除する．しかし，手術前に化学・放射線療法を受けていることもあり，虚弱が著しい場合などは，そうではない患者に比べると術後回復には少々時間がかかる可能性があるので注意が必要．

part 4 ● 術後ケア・早期離床指示の根拠 ②

心筋梗塞の患者で, 状態は良好, 本人も調子がよいと言っているため, 早期離床を進めたいのに, 医師からは絶対安静の指示のままなのは, なぜ？

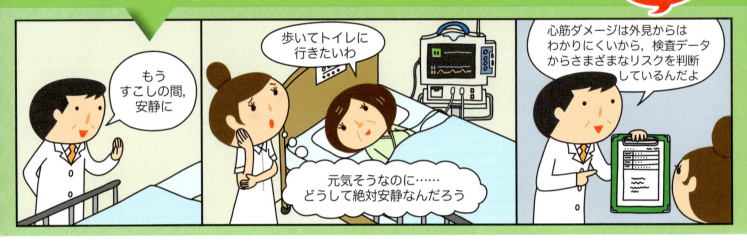

緊急搬送であっても, 経皮的冠動脈形成術(PCI)後に経過良好な急性心筋梗塞患者は元気そうに見えるものです. 入院前は元気だった患者が大半ですから, "胸痛という, この世のものとは思えないほどの苦痛"から解放された治療後では, 食事やトイレなどは普通にしたいと思うのは当然でしょう.

しかし, 安静度は絶対安静にもかかわらず, 患者さんから「ベッドの上でなんかできないよ！ トイレまで歩かせてよ！」と言われ悩んだ経験はないでしょうか.

離床を進めてあげたいと思うものの, 当然医師に相談したところで許可が出るわけでもありません.

おさえておこう 医師指示の根拠はこれ！

1 心筋ダメージ, 合併症リスクを考慮し安静度拡大を判断

心筋梗塞によるダメージは, 外見からはわかりにくいものです. そのため, PCI後では経時的にルーチンで血液や心電図検査, 心エコー評価などが行われます. 医師はこの結果から心筋ダメージの大きさをみて, 合併症リスクも考慮しながら安静度を拡大してよい(つまり心負荷をかけてよい)時期か否かを判断しています.

2 根拠を知るための必須知識
PCI後の各種検査

心筋ダメージがどのくらいか, あるいは, その程度はどれくらいの範囲なのかなど, 心筋梗塞からの回復度合い*は各種検査によってモニタリングすることができます(図1). どのように推移するか, どのような場合に異常ととらえるのかを知ることが重要です.

3 医師はこのように考える
❶検査データは回復徴候を
　示しているか？
　合併症発症リスクはあるか？

心筋梗塞時の指標となるバイオマーカーはいくつかありますが, とくに臨床ではCK(クレアチンキナーゼ)値を用いることが多いと思います(図1).

よく医師は, 「CKのピークは来た？ いくつだった？」とか, 「うわ, すごく高いね……. CK, 合併症に注意だね」などと表現していると思います. これは, 心筋梗塞によって傷害されている

CK(クレアチンキナーゼ)：主に骨格筋・心筋・平滑筋・脳に多く存在している酵素. これらの組織が傷害を受けると血液中に逸脱し高値を示す. とくにCK-MBは心筋に特異的である.

図1　PCI後をモニタリングする検査

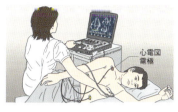

心臓の動きそのものから評価
→収縮状態，悪い場所をみる

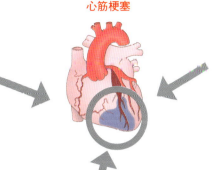

心筋梗塞

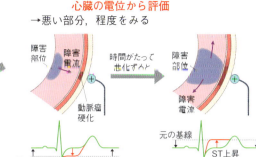

心臓の電位から評価
→悪い部分，程度をみる

バイオマーカーからの評価
→傷害のピーク，範囲の大きさをみる

マーカー種類	感度	特異度	上昇	ピーク	期間
ミオグロビン	○	×	2時間以内	4〜10時間	＜24時間
CK-MB	−	◎	4〜6時間	18〜24時間	2〜3日
トロポニンⅠorT	◎	◎	4〜6時間	18〜24時間	10日or数日

文献1）p.338 表8.3より引用

心筋のダメージはピークに達しているのかどうか，傷害範囲はどのくらいかが示されています．

当然，CK値が高ければ重症度は高いわけですから，合併症のリスクは高くなります．もっといえば，低心機能状態に陥りやすいので，ちょっとした心負荷でも血行動態は不安定に陥りやすくなっています．

そのため，心筋の傷害をできるだけ最小限にするには，薬物治療は当然受けながらも，それ以外に可能な限り心負荷を抑え，酸素消費量を最小限にすること，すなわち酸素投与と安静にしていくことが重要になります．

❷どのくらいの心負荷に耐えられるかをアセスメント

心筋梗塞のガイドライン[2]では，安静解除について次のように述べています．
1) 繰り返す虚血性胸部症状や心不全症状，重篤な不整脈がない場合には，入院早期（12時間以降）よりベッド上の安静解除を考慮する（レベルC）．
2) 血行動態が不安定または虚血が持続する患者でも，12〜24時間後にはベッドサイドでの室内便器の使用を許可してよい（レベルC）．
3) 再灌流療法が成功していないST上昇型心筋梗塞（STEMI）では，発症2〜3日以内に運動負荷試験を実施すべきではない（レベルC）．

しかし，推奨度はレベルC（そうであるといい切れる根拠がない）ですから，臨床症状と❶で示した検査データの推移から判断することが重要です．いくらガイドラインでよいと示されていても，心筋梗塞後の心機能がどのくらい心負荷に耐えられるかを実際にアセスメントするほうが重要となります．

医師指示に対する看護のポイント

実際に臨床では，見た目以上に心機能が悪いとデータ上では推測できる場合があります．患者自身はよくなったと錯誤してしまう場合でも，重症である，あるいは重症化するおそれのある患者は散在しています．ですから，医師が「絶対安静だ！」という指示の背景には，危険であるシグナルがあるわけです．

一方で，数値以外にも，私たちが行う看護ケア場面から患者をモニタリングすることも重要です．たとえば，臥床状態からセミファウラー位，両下肢を挙上させるなどの体位変換，あるいは食事摂取などの日常的な場面です．その前後でどの程度血行動態が変化しているかどうかをみて，些細な心負荷でも耐えることができなければ，当然離床などは到底行えるはずがないと判断できます．

このように，医師指示に加えて，看護ケア場面でも注意深く患者をみることは重要です

（齋藤大輔）

引用・参考文献
1) Carol J, et al.: Cardiovascular Nursing Practice. Cardiovascular Nursing Education Associates. 2007.
2) 日本循環器学会ほか：急性心筋梗塞（ST上昇型）の診療に関するガイドライン．p.1461, 2008. http://www.j-circ.or.jp/guideline/pdf/JCS2008_takano_h.pdf（2018年4月閲覧）
3) 安倍紀一郎，森田敏子：関連図で理解する循環機能学と循環器疾患のしくみ―病態生理，疾患，症状，検査のつながりが見てわかる．第二版，日総研出版，2006.

＊心筋細胞は不可逆的細胞である．心筋梗塞により血流が20分以上途絶えると細胞壊死を起こす．ここではわかりやすいように"回復度合い"と書いたが，厳密にはそのダメージ部位がどの程度で止まったかをみている．

part 4 ● 術後ケア・早期離床指示の根拠 ❸

脳卒中の患者では，重症度にかかわりなく，おおむねどの患者でも早期にリハビリオーダーが出されることが多いのは，なぜ？

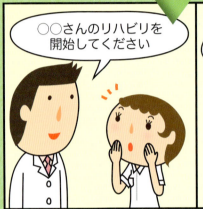
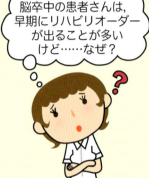
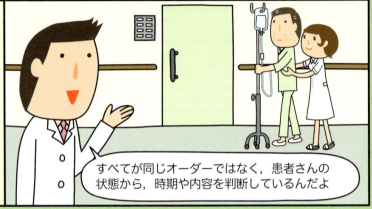

"えっ？ 脳出血の術後なのにもうリハビリ？"などと驚いた経験はないでしょうか．脳出血だけではなく，脳梗塞，くも膜下出血などさまざまな病態を臨床では看ることがありますが，いずれの場合にも，早期からリハビリテーションのオーダーが出ることが多いように感じます．

おさえておこう 医師指示の根拠はこれ！

すべての患者さんに早期リハビリを行っているわけではない

最近は，軽症な脳卒中患者にクリニカルパスを使用することも多いと思います．通常であれば，入院翌日以降にリハビリオーダーが出され，PT，OT，STなどが病態に合わせて早期から介入していることと思います(施設基準で左右されます)．

しかし，これらの早期リハビリの実施は，ルーチンになっているわけでもありません．医師は，疫学的なデータ(回復可能性，合併症発生率，死亡率など)もふまえながら，医学的な病態を評価して，早期からリハビリを行ってよいのか，あるいは，もう少し安静期間を持ったほうがいいのかなどを判断しながら指示をしているのです．

1 根拠を知るための必須知識
脳卒中治療後のケアで重要なこと

最近の脳卒中患者の特徴として，少子高齢社会に相まって高齢患者が多く，一方で，生産年齢にも多くなっていることが挙げられます．

そのため，発症から治療後のケア*で最も重要なのは，脳卒中によりQOLが低下するのを防ぐこと，可能な限り発症前に近い状態で社会復帰ができるようにすること，寝たきり状態となるのを回避することです．そのための介入が重要となります．

多少のリスクはあっても，できるところからリハビリを始めていくことを選択する場合もあります．どの場合においても，2次的な廃用を作らないようにしていくことが重要なのです．

ただし，早期からのリハビリ介入以前に，患者の病態がリハビリを実施可能か否かを判断できるアセスメント力は重要になります．

リハビリは，多少なりとも体にとっては運動負荷となりますので，それに耐えられるかどうかを適切にアセスメントしなければなりません．リスク(患

＊ここでは，脳卒中治療の主眼でもある早期からの治療的介入がなされている，つまり根治的治療が行われている状況を前提として話を進める．具体的な臨床場面でいえば，内科的治療で十分な軽症な脳梗塞患者，あるいはrt-PA治療後，くも膜下出血で外科的介入(開頭クリッピング術，コイル塞栓術など)が行われた後の患者を看ているときなど．

術前の病態・重症度

長期的展望を見すえたADLの改善

周術期から術後の経過

者にとって不利益になること）とベネフィット（患者にとって利益になること）を見定め，リスクをできる限り補いながら早期リハビリへと進めていきます．

2 医師はこのように考える

❶術前の患者の状態を把握する

たとえば，術前の病態が重症と判断されていると，術後に起こる合併症リスクは当然高くなります．とくに，出血量が多い，あるいは広範囲な梗塞部位である場合には，脳浮腫は顕著に出現します．このような場合，早期リハビリ介入以前に，術後管理は救命治療が優先されるべき状況になります．このように，術前の患者の状態を評価，把握することは重要です．

なお，昨今では，基礎疾患を複数持つ患者も多いので，既往歴などにも注意する必要があるでしょう．

❷周術期から術後の経過はどうか？

リハビリのアプローチは，むずかしい場所を治療した場合や，あるいは，治療は成功したもののちょっとした刺激により手術部位が不安定になってしまうリスクなどがある場合など，患者個々で異なってくることと思います．そのため，術前に加えて術後の経過も把握していくことは重要です．

また，術後経過では，脳卒中以外にも身体的な問題がある場合もあります．とくに，発症時に倒れた際の外傷や誤嚥性肺炎などによって，全身的治療が必要になることも多くあります．その点もふまえて術後経過をみていくことは大切だといえます．

❸発症前の患者のADLを鑑みて，回復のゴールを決定する

この部分は非常に重要となります．とくに，患者や家族背景を考えながらケアを行っていく看護師にとっても重要なところといえます．

たとえば，発症前に"要介護度4"程度の患者と"50歳代会社員"の男性患者の場合では，早期にリハビリを行うにしても，回復のゴール地点が異なってきます．そのため，リハビリ戦略も変わっていくことになります．

もっといえば，患者の家族構成，社会的役割の大小，利用可能な（社会的なものも含め）リソースの量などによっても異なってくる可能性もあります．とくに，生産年齢にある患者では，多くの問題が生じることになります．いかにその問題を改善，回復できるようにするかでリハビリ戦略も変わっていきます．

このように，早期リハビリといえども，短期目標より長期目標を視野に入れながら戦略を練っていくことは非常に大切です．

❹リハビリの開始時期の判断

このような流れを統合して，早期リハビリ介入を進めてよいかどうか医学的所見を加えて判断していきます．また，その検討は医師だけではなく，多職種で行う必要があることは前述のとおりです．

医師指示に対する看護のポイント

医師がリハビリオーダーを早期に出す場合，医学的に可能な状況であると判断していると考えてよいでしょう．病態が複雑で，合併症の発生リスクがあるなど，むずかしい症例であっても，医師と今後の予見性はどうであるか，また，リハビリによる負荷をかけることが可能な部位はあるのかをきちんとディスカッションして，看護ケアの方向性を明らかにしていくことが重要であると考えます．

一方で，医師はオーダーを出すかもしれませんが，患者の状態を経時的にみて，生活背景も鑑みながら支援を構築していくのは私たち看護師です．

そのため，リハビリを行っていく過程では，悪化していないか，状態に変化はないかを常にモニタリングして，医師やリハビリスタッフとともにチームアプローチをしていくことも大切です．とりわけ看護師は，そのコーディネーター的な役割を担っているため，ここでの看護展開こそ重要といえます．

（齋藤大輔）

引用・参考文献

1) 日本脳卒中学会ホームページ：脳卒中治療ガイドライン2009．
http://www.jsts.gr.jp/jss08.html（2018年5月閲覧）

part 4 ● 術後ケア・早期離床指示の根拠 ❹

外傷患者に出ていた安静指示が（頸椎保護，ログロール指示など），今日からADLを上げる指示に変わったのは，なぜ？

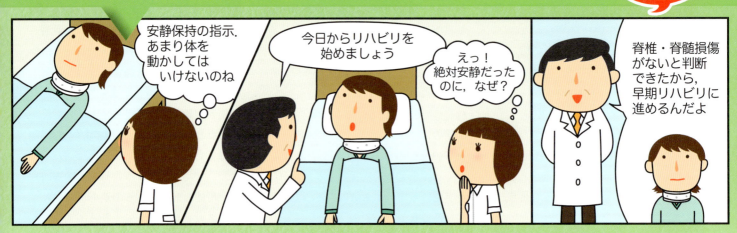

おさえておこう 医師指示の根拠はこれ！

外傷による脊椎・脊髄損傷が疑われる患者に対しては，脊椎・脊髄損傷がないと判明するまでは安静を保持する必要があります．脊椎・脊髄損傷がないとわかったら，早期にADL拡大のためのリハビリテーションを開始します．

脊椎・脊髄損傷があっても身体的運動に耐えられると評価した場合，ADL拡大を図ることもあります．また，脊髄の手術療法を行い，脊髄が安定した後には，積極的にADL拡大や離床を図る必要があります．

1 脊椎・脊髄損傷がないと判明するまでは安静を保持

外傷による脊椎・脊髄損傷が疑われる患者に対しては，意識状態，呼吸麻痺，合併損傷の有無を観察し，X線写真やCT・MRI画像診断による脊椎・脊髄損傷の有無を確認します．

脊椎・脊髄損傷は，自覚症状や神経学的所見がないからといって完全に損傷が否定されるわけではないため，画像診断による損傷の有無の確認や専門医の判断が下るまでは，全例脊椎・脊髄損傷があるものとして脊椎の保護に努めることが必要です．

そのためには不要な体動による脊椎の回旋や側彎を防ぐ目的で，安静を保持しなければなりません．

● 根拠を知るために必須な知識はこれ！

脊椎損傷は外傷患者の6％に発生するといわれ，その半分には脊髄または神経根の損傷を伴います．脊椎の骨折は部位別には，頸椎45％，胸椎40％，腰椎・仙骨15％に発生するといわれ，脊椎骨折の10〜20％に脊髄損傷を合併するといわれています．

外傷患者においては，脊椎・脊髄損傷が疑われる受傷機転（表1）に該当する場合だけでなく，高エネルギー外傷，鈍的外傷ではすべての傷病者に対し，脊椎・脊髄損傷があるという前提で2次損傷を与えないよう対応するのが基本です．

＊1 ログロール：丸太を転がすように患者の脊椎軸を正中位に維持しながら安定させた状態で体位変換を行う方法．

表1 脊椎・脊髄損傷が疑われる受傷機転

- ❶高速度の自動車事故
- ❷身長の3倍以上の高さからの墜落
- ❸軸方向への荷重
- ❹飛び込み事故
- ❺脊椎近傍の損傷(刺創,銃創など)
- ❻スポーツによる頭・頸部損傷
- ❼意識障害を呈している負傷者

表2 頸椎損傷の種類

上位頸椎損傷 (C1.2)	環椎後頭関節脱臼
	環椎骨折:ジェファーソン骨折,後弓骨折,外側塊骨折などがある.
	軸椎骨折:歯突起骨折,ハングマン骨折,軸椎椎体骨折などがある.
中下位頸椎損傷 (C3-7)	圧迫骨折:過屈曲外力にて発生.安定型骨折である.
	破裂骨折:屈曲外力に軸圧が加わって発生.脊柱管内に転位した椎体後壁骨折を認める.
	脱臼骨折:過屈曲脱臼,過伸展圧迫損傷に大別される.多くが不安定骨折である.

表3 フランケル分類(脊髄損傷の重症度評価)

評価	運動(motor)	感覚(sensory)	機能
A:complete	完全麻痺	感覚脱失	運動,感覚とも完全麻痺
B:sensory only	完全麻痺	不全麻痺	運動完全麻痺,感覚はある程度残存
C:motor useless	不全麻痺:有用でない	不全麻痺	運動機能は幾分残存しているが,実用性はない
D:motor useful	不全麻痺:有用である	不全麻痺	運動機能は実用的で,介助歩行ないし独歩可能
E:normal	正常	正常	運動知覚障害等の神経症状はない

　頸椎損傷の可能性(表2)のある患者では,脊椎検査が完了するまで頸椎外固定などの予防的措置を行います.体位変換や移動が必要な場合でもログロール*1などを用いて,脊椎の安静,保護を維持します.

2 ADL拡大,医師はこう考えている

❶脊椎・脊髄損傷がないと判断した場合は,早期にリハビリテーションを開始

　脊椎・脊髄損傷が疑われ,入院を要した患者であっても,できるだけ早期からリハビリテーションを開始する必要があります.早期リハビリテーションは,筋力低下や関節拘縮の防止,心肺機能の改善だけでなく,褥瘡のリスク軽減,障害の受容,モチベーションの向上にも有用です.

　脊椎・脊髄損傷がないと判断された場合,全身状態が安定しており,他部位の身体損傷や疼痛などの障害因子が

なければ,すみやかにADL拡大や離床を図る必要があります.

❷脊椎・脊髄損傷があると判断した場合は,評価結果しだいではADLを拡大

　脊椎・脊髄損傷があると判断された場合,ADLを拡大していくためには,麻痺のレベルや脊髄がそれ以上の損傷を受けることなく,身体的運動に耐えうるかどうかを評価する必要があります.

　外傷性脊髄損傷患者の50%近くは脊髄ショック*2をきたし,弛緩性無反射麻痺およびすべての様式の感覚消失を呈しています.この状態は通常48時間以内に軽快します.

　そのため,脊髄ショック離脱後に脊髄の安定性や麻痺の程度を評価し,ADL拡大に伴う身体運動に耐えうると判断されれば,評価日以降にADL拡大の指示があることが考えられます(表3).

❸脊椎の手術療法を実施した場合は,脊髄が安定すれば,ADL拡大

　身体所見や画像診断所見などにより,脊椎の不安定性が強いと判断された場合は,破壊された脊椎支持機構の再構築と脊髄,神経根に対する圧迫因子の除去を目的に手術療法の適応となります.

　手術療法によって脊椎が安定化されれば,全身状態の安定化,術後の疼痛などの障害因子の除去を図り,すみやかにADL拡大や離床を図る必要があります

(伊藤敬介)

引用・参考文献
1) 芝啓一郎編:脊椎脊髄損傷アドバンス—総合せき損センターの診断と治療の最前線.南江堂,2006.
2) 田中竜馬監訳:ワシントン集中治療マニュアル.メディカル・サイエンス・インターナショナル,2010.
3) 岡元和文編著:救急・集中治療最新ガイドライン2012−'13.総合医学社,2012.
4) 日本救急看護学会監:外傷初期看護ガイドライン—JNTEC.改訂版,へるす出版,2010.

*2 脊髄ショック:脊髄損傷急性期において損傷高位以下の分節に支配されるすべての脊髄反射が消失する状態.出血性ショックや心原性ショックなどによる循環動態の変化とは異なり,頸髄損傷急性期に起こる交感神経遮断による低血圧や徐脈などの神経原性ショックとも異なる.

part 4 ● 術後ケア・早期離床指示の根拠 ⑤

早期にリハビリオーダーが出ると思っていると（術式によって）体を動かしてはいけないという絶対安静，深鎮静指示が出る場合もあるのは，なぜ？

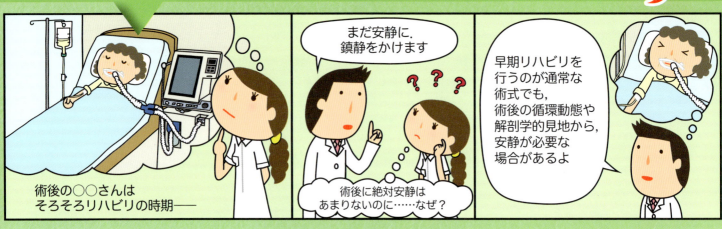

おさえておこう 医師指示の根拠はこれ！

循環動態や解剖学的に安静が必要なケースがある

　早期リハビリテーションを行うことは，患者の予後，社会復帰，医療の効率性に大きな影響を及ぼすことは周知の事実となっています．急性期患者，重症患者においても，廃用症候群といった2次障害と合併症を予防すること，患者の今ある機能を最大限に発揮させること，そして可能な限り患者を早期に自立させていくことを目的として早期リハビリテーションが実施されています．

　開心術後や脳動脈瘤クリッピング術後，いつものように術後の経過をみながら少しずつリハビリテーションを始めようとしたところ，医師からは「まだ安静に．鎮静します」「ヘッドアップ15°で動かさないように」と指示が出ました．

　術後に絶対安静の指示が出るということはまれです．しかし，コントロールができない出血がある，根治手術ができていないため，動かすことで残存病変に影響を与えてしまうなど，リハビリにより循環動態に変調をきたす場合や，解剖学的に安静が必要である場合に，鎮静を深くし，絶対安静の指示が出ることがあります．指示を理解するには，どのような手術をしたのか，術後はどういう状態なのかをアセスメントすることが必要です．

① 根拠を知るための必須知識
体を動かすために必要な仕組み

　体を動かすとき，心ポンプ機能や血流分布をはじめ末梢のエネルギー代謝は図1のような歯車で表されます．

　筋における酸素消費量の増大は，筋の血管を流れている血液から抽出した酸素量の増加，末梢血管床の拡張，心拍出量（一回拍出量と心拍数の積）の増加，肺血管の動員と拡張による肺血流量の増加，および換気量の増加などによって達成されます．

　筋肉を動かす（体を動かす）とは，心臓，肺とすべてが歯車のように連動しているため，プラスにはたらくのかマイナスにはたらくのかを常に考えて，安静が必要か，動かしても問題はないかを考えることが必要なのです．

図1 筋における酸素消費量の増大のしくみ

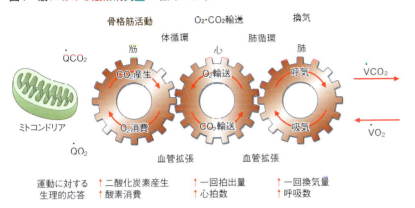

Wasserman K, et al.: Principles of Exercise Testing and Interpretation. Lippincott Williams & Wilkins, 2011. をもとに作成

2 医師はこのように考える

①術式の理解と経過を知る

術式の理解をはじめ，どのような患者が手術を受け，どのような経過をたどっていくのかということを理解することが必要です。

たとえば，開心術後の患者では，いったん鎮静を切り，覚醒を促します。しかし，出血が持続している，抜管できる呼吸状態ではない，心負荷がかかると著明に心機能の低下を招くなど，時期を待つ必要がある場合には，安静や鎮静の指示が出ます。

また弁置換では，治療した箇所が，心負荷にどの程度対応できるかどうか見極め，むずかしい場合にはかなり慎重なリハビリとなるため，安静時期が生じるケースがあります。

さらに，不穏による代謝の亢進や，術後の管理に必要なラインの確保がむずかしい場合にも鎮静が必要となることがあります。また，くも膜下出血に対する手術後に未破裂の瘤が残存している，ネッククリップ術が不十分な可能性がある，広範囲な脳梗塞で拡大の可能性がある場合など，動くこと，もしくは覚醒により脳血流に変化を及ぼし患者の生命や予後に影響を与えることが考えられる場合にも，安静や鎮静が必要となります。

②安静が必要な状態であるか判断

安静を必要とする状態を以下に挙げます。

脳：脳循環を阻害する，脳代謝を上昇させるなど脳機能の維持が困難である。けいれんを起こしている。

循環：血行動態不安定である。活動性の出血がある。心大血管の損傷が強い。

呼吸：酸素消費量の増加が著しい。呼吸数の増加により換気量が保てない。

体動に制限がある場合：固定されていない頭部・頸椎損傷があるため，整形外科的に同一体位が必要。

解剖学的に創部の回復を阻害する場合：ドレーン，カテーテルが挿入されており，チューブの屈曲が効果的なドレナージに支障をきたす。腹圧がかかることにより，創部が開放してしまう。

医師指示に対する看護のポイント

リハビリテーションを行ううえでは，病態の理解や把握はもちろん，以下を考慮することが基本となります。

- どのタイミングで，何のために実施するのか。
- 本当に患者にとって必要なのか，実施後に差がなければ苦痛を与えるだけにならないか。
- 実施することでどんな影響があるのか，また，どのような影響があったのか。

また，医師の指示も刻々と変化するため，患者の変化を見落とさないよう，タイムリーな介入が必要です。

なお，同じ術式でもまったく同じ経過をたどるということはありません。そのため，患者自身の年齢・性別・既往などの情報をもとに，医師とコミュニケーションをとりながら，術式，術経過，術後の経過などを把握していきましょう。

そして，患者自身が持っているリスク，可能性を吟味し，合併症を防ぐとともに，早期に回復過程をたどることができるよう援助していくことが必要です。

（溝江亜紀子）

引用・参考文献

1) 俵祐一：安静と運動(1)．日本看護協会看護研修学校資料．
2) 阿部哲也：ナースならではの早期リハビリテーションの実際．重症集中ケア，6(5)，2007．
3) 阿部哲也：重症患者のケアをリスク管理・ADL向上の視点から見直す．重症集中ケア，6(1)，2007．
4) Guyton AC編，早川弘一監訳：ガイトン臨床生理学．医学書院，1999．

part 4 ● 術後ケア・早期離床指示の根拠 6

術後，呼吸状態があまりよくないと感じていたのに，医師からリハビリを積極的に進めるよう指示が出たのは，なぜ？

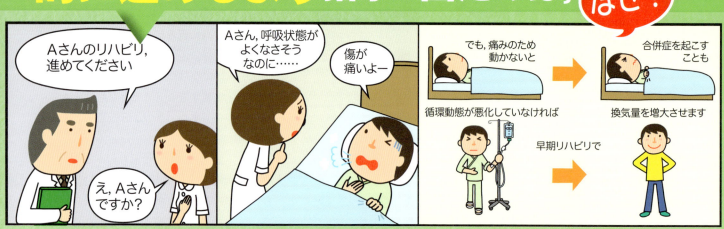

なぜ，医師はリハビリを積極的に進めるよう指示を出したのでしょうか．そこには，「呼吸状態がよくなるように」という意図があるはずです．では，そもそもこの患者は，なぜ術後の呼吸状態があまりよくないのか，その点からアセスメントしていく必要があります．

おさえておこう 医師指示の根拠はこれ！

1 「呼吸状態がよくない」という評価について

なんらかの手術を経験した方はわかるかもしれませんが，手術に伴う創部は，痛いのです．ちょっとした傷とはわけが違うのです．少し動いただけでも痛いため，動くことを自然のうちに制限して，動かなくなっていくのです．しかしそれでは，動かないことによる合併症を起こしてしまいます．

呼吸状態が悪くなる原因はさまざまですが，医師が「動いてよい」と指示を出しているところをみると，手術部位

図1　臥床による呼吸状態への影響

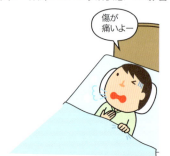
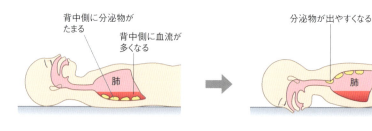

術後の患者は痛くて動けないことが多いが，そのまま臥床が続くと下側肺に分泌物がたまり，呼吸状態が悪化してしまう．

にもよりますが，術後出血による循環動態悪化に伴う呼吸状態の悪化ではなさそうです．また，肺切除後の気胸や血胸によるものでもなさそうです．さらに，まだそれほど動いていないのであれば，肺塞栓症を起こして呼吸状態が悪化しているとも考えにくいです．

ナースは「呼吸状態が悪い」とアセスメントしているものの，医師はさまざまな合併症やリスクをふまえ，「動いたほうが呼吸状態は改善する」と判断していることになります．

2 積極的なリハビリを進める根拠は

「動いて呼吸状態を改善する」ため，医師は具体的には，換気量の増大，痰の喀出促進を目的に指示を出したと考えられます．

術後は，創部の痛みをかばうあまり動きを制限する，ときには呼吸を浅くしたり，起きたりすることを制限し，ベッドの上でひたすら臥床しているという状態になりえます．このような状態が続くと<mark>下側肺へ分泌物が貯留し，呼吸状態が悪くなります</mark>（図1）．そのままでは肺炎を合併し，ますます離床が進まなくなり，寝たきりになってしまうこともあります．

ですから，早期からリハビリテーションを開始して合併症の予防や改善を促すことで，患者の社会復帰を円滑に進めることができるのです．

医師指示に対する看護のポイント

リハビリを実施する際，患者が痛みを伴っている可能性があることを念頭

表1　リハビリテーション中止基準

積極的なリハビリをしない場合
1. 安静時脈拍40回/分以下あるいは120回/分以上
2. 安静時収縮期血圧70mmHg以下または200mmHg以上
3. 安静時拡張期血圧120mmHg以上
4. 労作性狭心症の場合
5. 心房細動のある方で著しい徐脈あるいは頻脈がある場合
6. 心筋梗塞発症直後で循環動態が不良な場合
7. 著しい不整脈がある場合
8. 安静時胸痛がある場合
9. リハビリ実施前にすでに動悸，息切れ，胸痛のある場合
10. 坐位でめまい，冷汗，悪心などがある場合
11. 安静時体温38℃以上
12. 安静時SpO$_2$が90％以下
途中でリハビリを中止する場合
1. 中等度以上の呼吸困難，めまい，悪心，狭心痛，頭痛，強い疲労感などが出現した場合
2. 脈拍が140回/分を超えた場合
3. 運動時収縮期血圧40mmHg以上，または拡張期血圧が20mmHg以上上昇した場合
4. 頻呼吸（30回/分以上），息切れが出現した場合
5. 運動により不整脈が増加した場合
6. 徐脈が出現した場合
7. 意識状態の悪化
いったんリハビリを中止し，回復を待って再開する場合
1. 脈拍が運動前の30％を超えた場合．ただし，2分間の安静で10％以下に戻らないときは以後のリハビリを中止するか，きわめて軽作業のものに切り替える
2. 脈拍が120回/分を超えた場合
3. 1分間10回以上の期外収縮が出現した場合
4. 軽い動悸，息切れが出現した場合
そのほかの注意が必要な場合
1. 血尿の出現
2. 喀痰量が増加している場合
3. 体重が増加している場合
4. 倦怠感のある場合
5. 食欲不振・空腹時
6. 下肢の浮腫が増加している場合

文献1）より引用

に置いておいてください．痛みに対して，必要な疼痛指示薬の調整を医師とともに進める必要があります．

また，リハビリを実施することで，状態が悪化する場合もあります．実施の際は，リハビリの中止基準（表1）を目安に行いましょう．

（星　豪人）

引用・参考文献

1) 前田真治：リハビリテーション医療における安全管理・推進のためのガイドライン．The Japanese Journal of Rehabilitation Medicine, 44(7): 384-390, 2007.
https://www.jstage.jst.go.jp/article/jjrmc/44/7/44_7_384/_pdf
2) 曷川元編著：実践！早期離床完全マニュアル——新しい呼吸ケアの考え方［Early Ambulation Mook 1］．慧文社，2007．

part 4 ● 術後ケア・早期離床指示の根拠 7

術後に状態が安定したため，医師へ安静度の拡大指示を求めたが，「まだ検査が済んでいないから」と，ベッド上安静の指示が出たのは，なぜ？

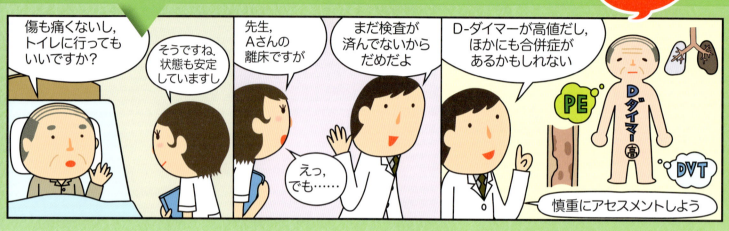

　このような指示が出る場面として，今回は，具体的に以下のような事例から解説していきます．

事例
　下腿骨折の高齢患者（BMI=30，大腸がん治療中）．術後，食事も開始され，状態は安定していました．
　受け持ち開始時，便意を催した患者から，傷も痛くないので歩いてトイレに行ってもいいかと聞かれ，「状態も安定しているし，離床をしてみよう」と思い，主治医に安静度の拡大をしてよいか確認しました．
　しかし，医師からは「まだ検査が済んでないから，トイレは床上で」との指示．患者からは「ベッドの上でなんかできません」と言われ，患者の意に添うことができず困惑しました．

　この患者は一見，順調に回復しており，リハビリテーションも考慮して離床を進めたいところです．
　しかし，術後患者の場合，リハビリテーションの1つでもある離床を進めるにあたっては，いくつか注意しなければならないことがあります．とくに，数日間床上安静を強いられていた場合は，深部静脈血栓症（DVT）や肺血栓塞栓症（PE）が合併している可能性が考えられ，初回離床時には，実施可能かどうかを必ずアセスメントしてから行います（リハビリテーションを開始するときも同様です）．

根拠を知るために必須な知識はこれ！

　2004年に日本のPE/DVT予防ガイドラインが整備され，さらに予防管理料を診療報酬から得られるようになりました．その結果，PEの発生率は減少傾向に転じ[1]，昨今では，これらの取り組みは日々の臨床においても標準化が実感できるほどです．
　しかし実際は，患者の基礎疾患の有病率や重症度は高くなっていることは否めず，長期臥床，また侵襲度の高い手術を受ける患者も増えています．そのため，「DVTやPEの発症リスクは高い」ということを常に念頭に置いておく必要があります．
　臨床では，DVTやPEの発症予測として，線溶現象を調べるD-ダイマーの検査を行うことが多いでしょう．患者の病態や治療中の経過などもふまえ，発症の危険因子と検査の特徴を考慮しながら，安全なケアを目指していくこ

表1 DVTやPEのリスクを判定する簡易チェックリスト

	項目	点数
DVT[2),3)]	・がん（治療中のもの，余命6か月もしくは終末期）	1
	・麻痺，あるいは最近ギプス装着した	1
	・最近に3日以上のベッド安静，あるいは12週以内手術	1
	・深部静脈の触知での疼痛	1
	・下肢全体の腫脹	1
	・下肢直径差が3cm以上	1
	・患肢の凹んだ腫脹	1
	・下肢の表面の静脈の拡張	1
	・DVTではなさそうな診断	−2
	高リスク：3点以上／中等度リスク：1～2点／低リスク：0点	
PE[4),5)]	・PEかDVTの既往歴	1.5
	・心拍数100bpm以上	1.5
	・最近の手術または固定歴	1.5
	・臨床的なDVTの症状がある	3
	・診断がPEらしい	3
	・喀血	1
	・がん	1
	高リスク：7点以上／中等度リスク：2～6点／低リスク：0～1点 もしくは4点以上ならPEの可能性	

	一般的な臨床所見
PE	呼吸困難感，酸素化不良，血痰　など
DVT	下肢疼痛，ホーマンズ徴候（足の背屈で腓腹部に疼痛が生じる），腫脹（末梢までにいたる），発赤，熱　など

表2 D-ダイマーの特徴

D-ダイマーは画像診断と同等以上の価値がある検査であることが知られている．しかし，この検査には特徴があることをふまえておかなければならない．

D-ダイマーが高値
→DVTやPEが存在するときには確実に上昇を示すが，高値だからといって必ずしもPEやDVTが存在するとは断定できない．

D-ダイマーが適正以下
→DVTやPEの存在は限りなく否定できると考えられる（多くは500ng/mL以下）．

文献5）より引用

とが必要です．

おさえておこう 医師指示の根拠はこれ！

1 DVTやPEの事前確率とD-ダイマー

術後の経過にとくに問題はない場合でも，DVTやPEのリスクを判定することができます（表1）．今回のケースの患者では，DVTのリスクは2点，PEは2.5点と，いずれも「中等度リスク」でした．さらに，血液検査でD-ダイマー（表2）が高値であることもわかりました．

こうした結果と，これまでの情報（安静臥床，がんの既往歴，下肢の術後）を総合的に考慮した結果，医師は「DVTを発症する可能性がある」と判断し，慎重にADLを拡大していこうと考えていたと思われます．

2 除外診断のための精密検査

このように臨床所見でリスクが高く，血液検査でもD-ダイマーが高値である場合は通常，引き続き，精密検査が行われます．PEであれば造影CTが，DVTであれば下肢のエコー検査を実施することが多いでしょう．

これらの精密検査において「DVTのリスクはない」と確実に除外診断がなされたあとでなければ，医師としては「離床を進めてよい」とは言えないでしょう．ナースからの提案に，「まだ検査が済んでいないから」と医師が言ったのは，この精密検査のことを指していると思われます．

医師指示に対する看護のポイント

「患者の意向に沿おうと思い行った看護ケアに思わぬ落とし穴があった」ということは，臨床では散在しているのが現状です．そこに陥らないためには，緻密に患者の病態や治療経過を把握したうえで，よりよい予後に結びつけていくための知識や看護技術が求められます．

今回のように早期離床を目指す場合は，離床の可否について根拠をふまえてアセスメントし，医師と連携を図りながら最善のケア計画を立てていくことが重要です．

（齋藤大輔）

引用・参考文献

1) Wells PS, Owen C, Doucette S, et al.: Does this patient have deep vein thrombosis?. JAMA, 295(2): 199-207, 2006.
2) Scarvelis D, Wells PS: Diagnosis and treatment of deep-vein thrombosis. CMAJ, 175(9): 1087-1092, 2006.
3) Wells PS, Anderson DR, Rodger M, et al.: Excluding pulmonary embolism at the bedside without diagnostic imaging: management of patients with suspected pulmonary embolism presenting to the emergency department by using a simple clinical model and d-dimer. Ann Intern Med, 135(2): 98-107, 2001.
4) Wolf SJ, McCubbin TR, Feldhaus KM, et al.: Prospective validation of Wells Criteria in the evaluation of patients with suspected pulmonary embolism. Ann Emerg Med, 44(5): 503-510, 2004.
5) Stein PD, Hull RD, Patel KC, et al.: D-dimer for the exclusion of acute venous thrombosis and pulmonary embolism: a systematic review. Ann Intern Med, 140(8): 589-602, 2004.

part 4 ● 術後ケア・早期離床指示の根拠 8

DVT予防策が，患者によって弾性ストッキング，フットポンプ，両方併用と異なり，また履かせるタイミングも異なるのは，なぜ？

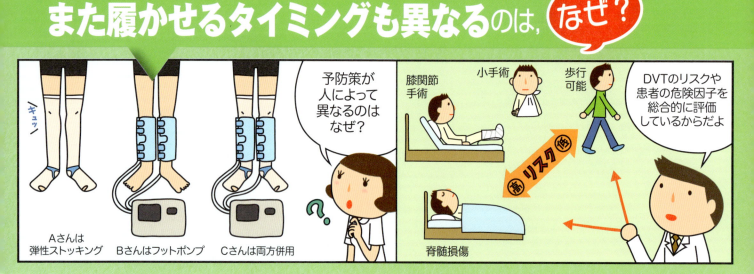

 医師が指示する予防策の根拠を知るためには，患者背景，病態や治療などから静脈血栓塞栓症の危険因子を理解しておくことが必要です．

おさえておこう 医師指示の根拠はこれ！

1 患者のリスクレベルを決定する

 医師は，静脈血栓塞栓症の危険因子や患者固有の危険因子からリスクレベルを総合的に評価し，抗凝固療法による出血リスクを考慮したうえで予防方法を決定しています．リスクレベルは，ACCP（米国胸部疾患学会）の予防ガイドライン第9版（2012）に準拠して4段階に分類し，それぞれに推奨されている予防方法があります（表1）．
 また，予防策を開始するタイミングは，手術前や治療上の安静が必要になったとき，あるいはリスクレベルが高い患者の場合には入院とともに開始します．

2 静脈血栓塞栓症の危険因子を知っておこう

 Virchow（ウィルヒョウ）が提唱した血栓形成の3大要因として，1）血流の停滞，2）血管内皮障害，3）血液凝固能の亢進があります．静脈血栓症は多くの場合，これら複数の危険因子が作用して発症します．

❶血流の停滞

 腓腹筋やひらめ筋などの下腿の筋肉は「第2の心臓」ともよばれ，下肢の静脈還流を促進する筋ポンプ作用の役割を担っています．そのため，脳卒中や脊髄損傷による麻痺，長期安静臥床など下腿筋の能動運動が減少した場合，この筋ポンプ作用が低下し，静脈血流停滞が生じます．また，肥満や妊娠による静脈圧排も血流の停滞を招く原因となります．

❷血管内皮障害

 静脈内皮が障害されると，好中球から誘導されるサイトカインや組織因子によって内皮機能不全が起こり，凝固亢進を促進して血栓が形成されます．中心静脈カテーテル留置や血管造影，手術などが原因で起こる可能性があります．

❸血液凝固能の亢進

 凝固系や線溶系における制御機構の破綻によって血栓が形成されます．先天性の血栓性素因，悪性腫瘍や周産期，ホルモン治療や経口避妊薬など薬剤の副作用などで起こります．

表1　DVTリスクの階層化と静脈血栓塞栓症の発生率，および推奨される予防法

リスクレベル	一般外科・泌尿器外科・婦人科手術	推奨される予防法
低リスク	60歳未満の非大手術 40歳未満の大手術	早期離床 および積極的な運動
中リスク	60歳以上，あるいは危険因子のある大手術 40歳以上，あるいは危険因子がある手術	早期離床 および積極的な運動 弾性ストッキングあるいはIPC（間欠的空気圧迫法）
高リスク	40歳以上の癌の手術	早期離床および積極的な運動 IPCあるいは抗凝固療法*＋
最高リスク	VTEの既往あるいは血栓性素因のある手術	早期離床および積極的な運動（抗凝固療法*とIPCの併用）あるいは（抗凝固療法*＋と弾性ストッキングの併用）

総合的なリスクレベルは，予防の対象となる処置や疾患のリスクに，付加的な危険因子を加味して決定される．付加的な危険因子を持つ場合にはリスクレベルを1段階上げることを考慮する．大手術の厳密な定義はないが，すべての腹部手術あるいはその他の45分以上要する手術を大手術の基本とし，麻酔法，出血量，輸血量，手術時間などを参考として総合的に評価する．

*：腹部手術施行患者では，エノキサパリン，フォンダパリヌクス，あるいは低用量未分画ヘパリンを使用．予防の必要なすべての高リスク以上の患者で使用できる抗凝固薬は低用量未分画ヘパリン．最高リスクにおいては，低用量未分画ヘパリンとIPCあるいは弾性ストッキングとの併用，必要ならば用量調節未分画ヘパリン（単独），用量調節ワルファリン（単独）を選択する．

＋：出血リスクが高い場合は，抗凝固薬の使用は慎重に検討し，IPCや弾性ストッキングなどの理学療法を行う．

文献1）より引用，一部改変

3 患者固有の危険因子も考慮する

個々の疾患，手術における部位や麻酔法，出血量や輸血量，手術時間などによってもリスクレベルは異なります．また，年齢や性別，既往歴など，個々の患者背景に起因した危険因子もあります（表2）．

4 さまざまな情報から総合的な判断を

医師は，患者のさまざまな状況からガイドラインなどを拠り所にリスクレベルを判断して，予防策を決定します．予防開始のタイミングも，手術前や治療上の安静が必要になったとき，ハイリスク患者では入院と同時など患者によって異なります．医師の指示がさまざまなのも，これらの理由によるのでしょう．

医師指示に対する看護のポイント

実際に，弾性ストッキングやフットポンプ，またはその併用といった予防策を実施する場合は，それぞれのメリット・デメリットを理解して使用することが重要です．

1 弾性ストッキング

弾性ストッキングは，下肢を圧迫して静脈の総断面積を減少させることにより静脈の血流速度を増加させて，下肢への静脈うっ滞を減少させます．また，静脈拡張を防ぐことによって，内皮の断裂や凝固因子の活性化を抑制します．

2 フットポンプ

フットポンプ（間欠的空気圧迫法）は，下肢に巻いたカフに空気を間欠的に送入し，下肢を圧迫することによって静脈還流を促進します．また，血管

表2　静脈血栓塞栓症の付加的な危険因子の強度

危険因子の強度	危険因子
弱い	肥満 エストロゲン治療 下肢静脈瘤
中等度	高齢 長期臥床 うっ血性心不全 呼吸不全 悪性疾患 中心静脈カテーテル留置 癌化学療法 重症感染症
強い	静脈血栓塞栓症の既往 血栓性素因※ 下肢麻痺 ギプスによる下肢固定

※アンチトロンビン欠乏症，プロテインC/S欠乏症，抗リン脂質抗体症候群など

文献1）より引用

内皮細胞を刺激することによって内因性の抗凝固能を活性化し，血栓形成を抑制します．

しかし，使用開始時にすでに深部静脈血栓症が否定できない場合には，十分なインフォームド・コンセントを得

たうえで，肺血栓塞栓症の発症への注意が必要です．

③ 弾性ストッキングとフットポンプの併用

弾性ストッキングと間欠的空気圧迫法の併用に関しては，いくつかの研究成果から，予防手段を併用することで相乗効果が期待できるといわれています．

＊

これらの使用に際しては，医療機器関連圧迫創傷（MDRPU）の発生率の高い原因となっていることから下肢虚血症状，発赤や潰瘍形成などの皮膚障害に注意が必要です．間欠的空気圧迫法では，圧迫や振動，スリーブや接続チューブによる拘束感などによって安楽を阻害する可能性もあります．患者に理解を得るとともに，苦痛の緩和に努めていく必要があります．

（杉本尚子）

引用・参考文献
1) 日本循環器学会，日本医学放射線学会，日本胸部外科学会ほか：肺血栓塞栓症および深部静脈血栓症の診断，治療，予防に関するガイドライン（2017年改訂版），p.68-77, 2018. http://www.j-circ.or.jp/guideline/pdf/JCS2017_ito_h.pdf（2018年5月閲覧）
2) 掛田崇寛，山勢博彰：静脈血栓塞栓症の予防法 間歇的空気圧迫法．静脈血栓塞栓症予防のエビデンス．EBナーシング，7(3)：320-327, 2007.

---

part 4 ● 術後ケア・早期離床指示の根拠 ❾

弾性ストッキング着用の指示が出たので履かせているが，すでに術後4日目で離床も終えているのに，脱がせる指示がないのは，なぜ？

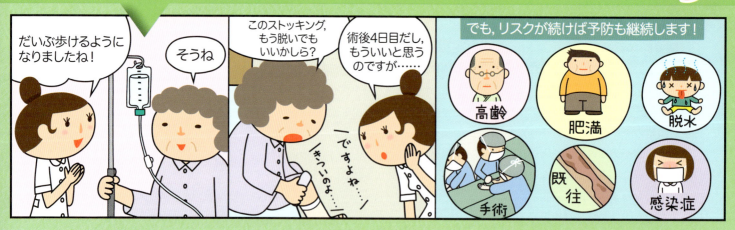

弾性ストッキングは，主に下肢への静脈うっ滞を軽減させる目的で使用されます．歩行が可能となれば，歩くことで下腿のポンプ機能を活性化させて，下肢への静脈うっ滞を軽減させることができます．

図1　足関節運動

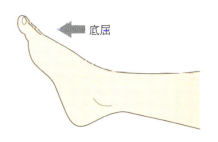
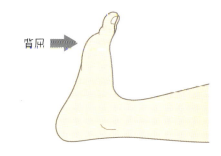

早期に自立歩行ができるよう，ベッド上でできる足関節運動や，下肢の負荷運動によって筋力低下を予防する．

おさえておこう　医師指示の根拠はこれ！

しかし，静脈血栓症の危険因子は多岐にわたります．今回のケースのように，術後4日目で離床を終えた患者であっても，術前のリスクレベルや術後の経過，離床状況や患者背景などによっては予防処置が必要となる場合もあります．そのため，継続的に患者のリスクレベルを評価し判断していく必要があります．

根拠を知るために必須な知識はこれ！

『肺血栓塞栓症および深部静脈血栓症の診断，治療，予防に関するガイドライン』[1]では，弾性ストッキングについて，手術予定患者では，術前，術中，術後を通して，リスクが続く限り終日装着することを推奨しています．

術後4日目で離床を終えた患者では，当然，深部静脈血栓症の危険因子は減少していると考えられます．しかし，高齢者や肥満，血栓性素因や静脈血栓塞栓症の既往などの危険因子を有している患者では注意が必要です．

また，術前のリスクレベルや術式，術後の経過は，個々の患者によって異なります．手術による侵襲が大きければ大きいほど，合併症のリスクも高まります．脱水や感染症，薬剤による副作用なども危険因子となるため，バイタルサインや感染徴候，血液データ，使用薬剤の副作用などを継続的に観察し，総合的に評価していく必要があります．

医師指示に対する看護のポイント

離床を終えていても十分な歩行ができるとは限りません．大手術であればあるほど，手術侵襲も大きく，術後疼痛や疲労，貧血などにより活動量が低下している場合も考えられます．積極的な下肢の運動によって下腿の筋ポンプ機能が活性化し，下肢静脈うっ滞が減少していると判断できるまでは，弾性ストッキングによる予防が必要であると考えます．そのため，患者の活動量など継続的な観察が必要です．

また，活動量低下の原因に対してのケアも重要であると考えます．たとえば，術後疼痛や疲労，貧血による活動量低下であれば，医師，あるいは栄養士や薬剤師など多職種で情報共有しながら，疼痛コントロールや栄養管理などを検討していく必要があります．また，下肢の挙上やマッサージ，ベッド上でできる足関節運動（図1）や下肢の負荷運動によって筋力低下を予防し，早期に積極的な自立歩行ができるよう援助していきます．

（杉本尚子）

引用・参考文献
1) 日本循環器学会，日本医学放射線学会，日本胸部外科学会ほか：肺血栓塞栓症および深部静脈血栓症の診断，治療，予防に関するガイドライン（2017年改訂版），2017．
http://www.j-circ.or.jp/guideline/pdf/JCS2017_ito_h.pdf

part 4 ● 術後ケア・早期離床指示の根拠 ⑩

術後，栄養開始のルールは腸蠕動音の聴取なのに，聴こえなくても経腸栄養の開始指示が出ることがあるのは，なぜ？

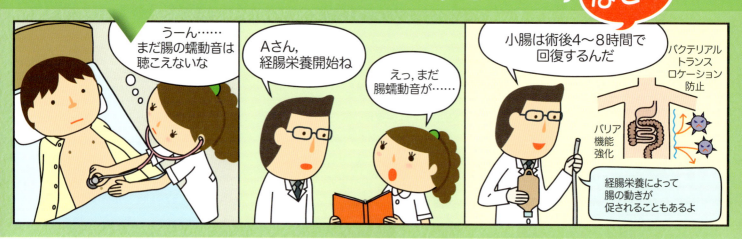

おさえておこう 医師指示の根拠はこれ！

1 経腸栄養開始に腸蠕動音の聴取は必要か？

開腹手術後，消化管の運動は一時的に低下しますが，小腸は術後4〜8時間で最も早く回復し，胃は24時間，大腸は3〜5日で回復することがわかっています．そのため，胃内であれば術後24時間以降に，小腸内（十二指腸あるいはトライツ靱帯を超えた栄養チューブ留置）であればもっと早期に食物が入っても問題ないことになります．

一般的に，腸蠕動音を含め，排便・排ガスなどは腸管蠕動のサインです．しかし，腸蠕動音は，腸管の中の空気の移動を聴いているだけであり，これだけで腸管が機能しているかを評価することはできない[4]といわれています．

また，経腸栄養により腸管運動が促進されることから，腸蠕動音の聴取や排ガス，排便の有無によって，経腸栄養開始を遅らせるべきではありません．

2 腸管は生体内最大級の免疫臓器

腸管内には多種多様な微生物や細菌などが存在しますが，腸管はこれらが体内に侵入するのを防ぐバリア機能があります．また，腸管関連リンパ組織（GALT）が存在し，全身の免疫組織の50％以上を占める生体内最大級の免疫臓器でもあります．

この腸管のバリア機能がなんらかの原因で破綻し，腸管内の細菌やその毒素が粘膜や粘膜固有層を通過し，腸間膜リンパ節や血液など，体内に侵入する現象をバクテリアルトランスロケーション（BT）といいます．バクテリアルトランスロケーションは全身性炎症反応症候群や多臓器不全の原因，あるいは促進因子になりうるため，その予防が重要です．

3 早期経腸栄養の利点を理解する
❶各種ガイドラインの推奨

急性期の栄養管理においては，エビデンスに基づいたいくつかのガイドラインがあり，これらを参考に患者の状態に応じて栄養管理が選択されています．主なガイドラインには，SCCM（米国集中治療医学会）/ASPEN（米国静脈経腸栄養学会），ESPEN（欧州静脈経腸栄養学会），CCPG（Canadian Clinical Practice Guidelines/カナダ），日本静脈経腸栄養学会，日本呼吸療法医学会

などがあります．

各ガイドラインで異なる点もありますが，共通点としては，静脈栄養より経腸栄養（図1）が優先または推奨されるという点です．また，==経腸栄養の開始時期に関しては，24～48時間以内に開始すべきと==されています．

❷バクテリアルトランスロケーションの回避

早期経腸栄養は，腸管刺激により腸管粘膜の萎縮を予防し，腸のバリア機能，免疫能を維持し，==バクテリアルトランスロケーションを回避できる==と考えられています．そのほかの利点としては，代謝反応の亢進の抑制（侵襲からの早期回復）や胆汁うっ滞の回避，消化管の生理機能の維持（腸蠕動運動，消化管ホルモン分泌）が挙げられます．

また，経腸栄養と静脈栄養では，死亡率に有意差はありませんが，早期経腸栄養において感染性合併症の減少や在院期間の短縮が報告されています．

4 腸蠕動音が聴取できないうちに経腸栄養を開始する理由

以上のように，術後，胃と小腸はほぼ24時間以内に機能回復すること，また，禁忌でなければ，バクテリアルトランスロケーション回避のためにも24～48時間以内の早期に経腸栄養とすることが，さまざまなガイドラインによっても推奨されているといったことから，医師は総合的に判断し，腸蠕動音が聴取できていなくても早期経腸栄養開始の指示を出したと考えられます．

図1　経腸栄養法の種類

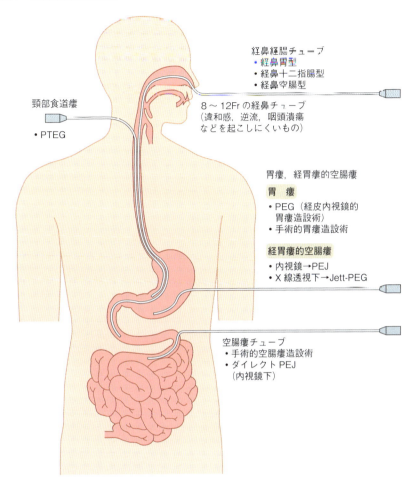

医師指示に対する看護のポイント

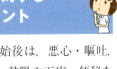

経腸栄養の開始後は，悪心・嘔吐，腹痛や腹部膨満，放屁や下痢，便秘などの合併症に注意しながら観察を行います．また，胃内残量は，コミュニケーションが困難な患者では，胃運動のアセスメント指標になります．

合併症を認めた場合には，「合併症＝経腸栄養の中止」ではなく，必要に応じて経腸栄養剤の変更や投与量・速度，投与時の体位などの調整，腸管蠕動促進薬や止痢薬の投与などの対応を医師と検討します．経腸栄養に伴う苦痛を軽減し，経腸栄養を順調に進めるには，看護師の役割が非常に重要です．

（杉本尚子）

引用・参考文献
1) 福島亮治：病態別栄養管理 消化器外科周術期の栄養管理―手術から順調に回復するために栄養は欠かせない．急性・重症患者ケア，2(2)：410-419，2013．
2) 佐藤格夫ほか：急性期栄養管理におけるガイドラインの紹介―米国，欧州，カナダ，日本のガイドラインに違いがあるの？．急性・重症患者ケア，2(2)：472-482，2013．
3) 日本静脈経腸栄養学会編：静脈経腸栄養ガイドライン第3版，照林社，2013．
4) 巽博臣ほか：経腸栄養開始時の条件；循環の安定性の評価，腸管機能評価，合併症対策．日本静脈経腸栄養学会雑誌，30(2)：659-663，2015．

part 4 ● 術後ケア・早期離床指示の根拠 ⑪

同じような消化器手術の患者で，最近は早期から経口（経腸）栄養を開始するけれど，ときどき静脈栄養の指示が出るのは，なぜ？

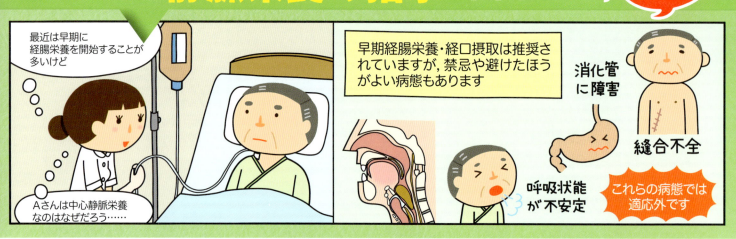

おさえておこう 医師指示の根拠はこれ！

　前項で述べたように，腸管や全身の免疫維持，バクテリアルトランスロケーション（BT）の予防，感染性合併症の減少などの観点から，早期経腸栄養が推奨されています．

　しかし，同じような消化器手術の患者であっても，術前の栄養状態や術後経過は異なります．循環動態が安定しているか，経腸栄養がむずかしい疾患や病態はないか，経口摂取が可能かどうかをアセスメントする必要があります．

1 経腸栄養の禁忌を知っておく

　経腸栄養の開始に関しては，循環動態の安定が前提になります．

　ショック時には，脳や冠動脈といった重要臓器への血流が優先的に維持されるため，腸管などの血流供給は減少します．一方で，腸管に栄養が投与されると，腸管血流は増加し，循環動態がなんとか維持されているような状態では，重要臓器への血流が相対的に減少します．結果として，ショック症状が増悪し，腸管虚血・壊死が引き起こされることが報告されています．そのため，循環動態が不安定な患者（定義：平均血圧＝60mmHg以下，複数もしくは高用量の循環作動薬投与や大量輸液・輸血が必要な状態）では，経腸栄養はむずかしいとされています．

　そのほかの病態としては，腸閉塞や消化管出血，難治性の下痢や嘔吐，腸管壊死，大動脈手術後などが挙げられます．また，消化管の縫合不全がある場合は，腹腔内膿瘍に伴う敗血症を合併する可能性があるため，禁飲食が基本になります．ただし，上部消化管（食道・胃・十二指腸）術後の場合，吻合部あるいは縫合不全部により肛門側への栄養チューブ留置が可能であれば，経腸栄養を開始することができます．

2 嚥下機能低下を見落とさない

　経口摂取を困難にする原因として，嚥下機能低下が挙げられます．48時間以上の気管挿管患者に嚥下障害が意外に多いことが報告されており，また高齢者では加齢による摂食・嚥下機能への影響も考えられるため注意が必要です．

3 静脈栄養開始のタイミング

　術後1週間以上経腸栄養が開始できない場合に，静脈栄養を開始すること

が推奨されています．また，経腸栄養を開始して7～10日が経過しても十分なエネルギー量を投与できない（必要量の50～60％以下）場合は，エネルギー量を充足するために，経腸栄養に加え，静脈栄養を併用します．

その他，消化管の縫合不全（経腸栄養が継続できない場合）では創傷治癒のため，静脈栄養（原則として中心静脈栄養）をすみやかに開始します．

医師指示に対する看護のポイント

静脈栄養には，末梢静脈カテーテルからの末梢静脈栄養法と，中心静脈カテーテルからの中心静脈栄養法とがあります．合併症には，過剰栄養に伴う高血糖や電解質異常などの代謝異常，カテーテル関連血流感染症，消化管粘膜の萎縮などがあります．

高血糖は，免疫機能低下による感染のリスクを増大させるほか，創傷治癒遅延，高浸透圧利尿など重大な影響を与える可能性があります．そのため，血糖のコントロールが重要となります．カテーテル関連血流感染症は，カテーテルを留置している限りその危険性は続きます．そのため，感染予防に努めることはもちろんですが，早期に抜去することが重要です．

呼吸・循環動態や消化管機能の回復などの評価を継続し，経腸栄養への移行が可能か否か（図1）について，医師とともに日々検討していくことが重要であると考えます．

（杉本尚子）

図1 栄養療法と投与経路のアルゴリズム

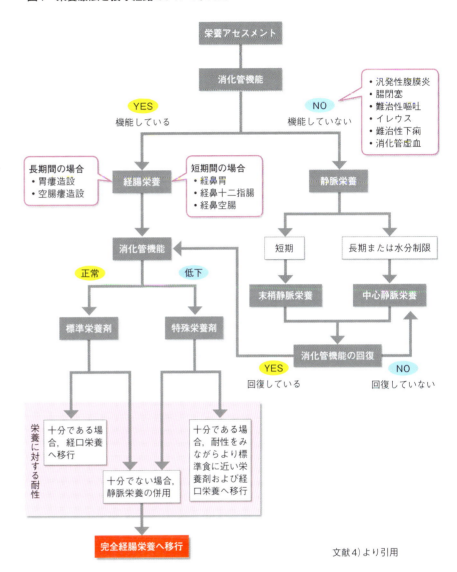

文献4）より引用

引用・参考文献
1) 尾迫貴章，小谷穰治：こんな時，栄養投与はストップしたほうがベター？―"食に勝る薬なし"栄養管投与を安易に中止して本当に大丈夫．急性・重症患者ケア，2(2)：452-458，2013．
2) 櫻本秀明：栄養管理におけるナーシングケア―看護師のかかわり方が重要！栄養に関する合併症を予防するために．急性・重症患者ケア，2(2)：461-470，2013．
3) 宮崎聡子：経静脈栄養．重症集中ケア，11(1)：83-87，2012．
4) 大熊利忠，金谷節子編：第7章 経静脈栄養法，7-1：経静脈栄養法の適応．キーワードでわかる臨床栄養―栄養で治す！基礎から実践まで．https://www.nutri.co.jp/nutrition/keywords/ch7-1/
5) 日本静脈経腸栄養学会編：静脈経腸栄養ガイドライン第3版，照林社，2013．
6) 巽博臣ほか：経腸栄養開始時の条件；循環の安定性の評価，腸管機能評価，合併症対策．日本静脈経腸栄養学会雑誌，30(2)：659-663，2015．

part 4 ● 術後ケア・早期離床指示の根拠 ⑫

脳梗塞の患者で，意識も戻り本人に食欲があるのに，食事開始の指示が出ないのは，なぜ？

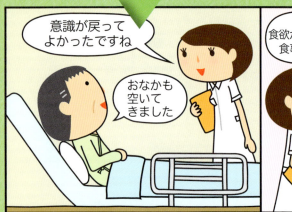
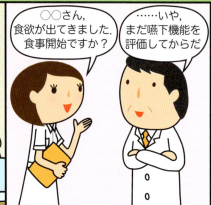
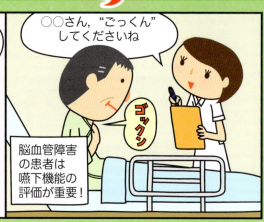

おさえておこう 医師指示の根拠はこれ！

1 嚥下機能の評価は正しくできているか

食事の開始は，窒息や誤嚥のリスクが高まるため，「開始が可能かどうか」を判断するために嚥下の評価が必要です．代表的なスクリーニングテストには，反復唾液嚥下テスト，改訂水飲みテスト，フードテストなどがありますが，まずは正常な摂食・嚥下のプロセスを理解することが大切です．

2 根拠を知るための必須知識

摂食とは食べること，嚥下とは口腔内の食塊を胃へ送り込む一連の輸送機構です．口腔・咽頭は，食物の通り道であると同時に，空気の通り道でもあります．両者が交わっているために，嚥下と呼吸のしくみの間には高度な協調が必要です．これらの過程のどこかがうまくいかなくなることを，摂食・嚥下障害といい，食物や唾液などが声門を越えて気道に侵入することを誤嚥といいます．

摂食・嚥下のプロセスを表1に示します．

3 医師はこのように考える

❶ 摂食・嚥下障害の原因を考える

脳血管障害における摂食・嚥下障害の頻度について，急性期は30～50％の患者に嚥下障害があり，慢性期まで遷延するのは10％以下という報告もあります．脳血管障害では，損傷部位によってさまざまな状態を呈しますが，加齢や基礎疾患により摂食・嚥下障害の多様性が生じます．

一側性病変は，一側性支配である顔面神経や舌下神経に障害が生じることで，病変と反対側に麻痺が出現します．一方，両側支配である舌咽神経反射や迷走神経では，一側が障害されてももう一側によって代償されるので咽頭の麻痺は現れにくくなります．嚥下障害としては，準備期・口腔期に障害が出てくることが多いので注意が必要です．

球麻痺は，延髄に嚥下中枢があり，ここが障害されることで嚥下機能に大きな障害をきたします．嚥下障害としては，咽頭期に障害が出てくることが多いです．

仮性球麻痺は，延髄より上位の左右両側に損傷があることによって生じます．嚥下反射は保たれるか減弱するこ

表1　摂食・嚥下のプロセス

先行期	食物の形・量・質・においなどを認識し，食べ方を判断したり，唾液の分泌をうながしたりする段階
準備期	口へ取り込んだ食物を咀嚼し唾液と混ぜ，飲み込みやすいように塊を作る段階
口腔期	食塊を口から咽頭へ移送する段階
咽頭期	連続した反射運動で咽頭から食道へ食塊を送り込む段階
食道期	蠕動運動や運動重力により食道から胃へ食塊を送り込む段階

表2　誤嚥のサイン

食事のときにみられる症状	・食べているうちに呼吸が苦しそうになる ・咽頭に湿性音が聴取できる ・SpO₂値の低下（初期値より3％以上）
食事のとき以外でもみられる症状	・臥床時や寝ているときに痰が増える ・発熱がある（呼吸器関連以外が原因でない）

とが多くなります．嚥下障害としては先行期から咽頭期までに障害が出てくることが多いので注意が必要です．

❷誤嚥や不顕性誤嚥はないか

　誤嚥すると通常咳やむせを生じますが，脳梗塞患者や摂食・嚥下障害患者，高齢者は，この反応が低下していることがあります．誤嚥しても咳やむせがなかったり，遅れる場合は不顕性誤嚥といい，食事をしていても咳やむせがないため，日ごろの全身状態の観察が重要です．

医師指示に対する看護のポイント

1 摂食訓練を開始する際のアセスメント

　嚥下機能を評価して摂食訓練を実施します．意識レベルは清明か覚醒しているか（JCSで0～1），呼吸状態が安定しているか，脳血管障害の進行はないか（とくに急性期は数日間の観察が必要），改訂水飲みテストで嚥下反射を認めるか，十分な咳ができるか（随意性または反射性），著しい舌運動，喉頭運動の低下がないかといったポイントを押さえましょう．

2 実施前の口腔ケア

　実施前の口腔ケアは，誤嚥のリスクを低下させ，細菌・食物残渣の除去による誤嚥性肺炎の予防や唾液分泌の促進，口腔周囲筋の準備運動といった重要な役割を果たします．

3 姿勢の調整

　脳梗塞後の患者には，姿勢を維持することがむずかしい場合もあります．姿勢を整えることで，嚥下をサポートします．頭部前屈（顎の下に指が3本分入る程度を目安に）をとることで，食塊の通路が広がる，喉頭蓋谷が広がり嚥下反射が起こりやすくなる，喉頭閉鎖が増強され気道確保がしやすい，咽頭収縮力が高まる，といった効果が期待できます．

　さらに，身体を安定させるために足底を着けるようにすること，テーブルは両上肢がテーブルに乗る高さにすることで姿勢が崩れることを防ぐことができます．

4 誤嚥，窒息予防

　実際に食物を嚥下するときには，嚥下が低下している場合，嚥下したと思っていても，のどに残ってしまうことがあるので，1回に飲み込む量を少なくし，複数回嚥下（「もう一度ゴックンしてください」，と嚥下をもう一度促す）や交互嚥下（嚥下しやすいゼリー類やとろみのついた水分などを嚥下してもらいのどに残った食物を巻き込み一緒に嚥下する）などの方法をとり，誤嚥のサイン（表2）に注意します．

　また，食物による窒息を生じる可能性もあります．窒息時の対応として口腔内に入っているものをかき出したり，吸引，背部叩打法などによって，すみやかに除去する必要があります．食べ方や食事介助の方法によっても窒息が起こる可能性もあるので，十分な注意が必要です．

（山崎千草・山中源治）

引用・参考文献
1) 馬場尊ほか：ハンディマニュアル摂食・嚥下障害のケア．メディカ出版，2010．
2) 道又元裕監，塩川芳昭ほか編：見てわかる脳神経ケア―看護手順と疾病ガイド．照林社，2012．

part 4 ● 術後ケア・早期離床指示の根拠 ⑬

術後患者の食事開始時期や，粥食から常食への変更指示が，患者の状態は変わらないように見えるのに，患者によって1日～2日遅れることがあるのは，なぜ？

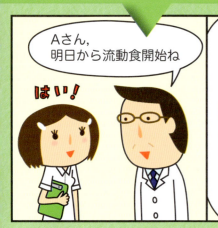

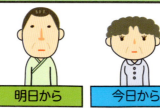

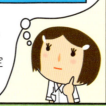

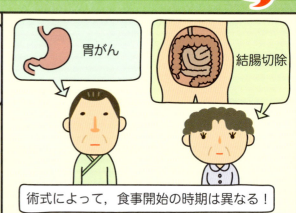

術式によって，食事開始の時期は異なる！

おさえておこう 医師指示の根拠はこれ！

1 患者の疾患や術式は何か，消化管のアセスメントは行えているか

　一見同じような状態に見える患者でも，その患者が受けた術式によって，食事開始の時期は異なります．術後腸蠕動再開までの時間は胃・小腸・大腸によって差があるので，消化管の正しいアセスメントが必要です．また，患者の年齢によっては食上げの時期を個別に変える必要があるため，患者のふだんの食事摂取状況の把握も重要です．

2 根拠を知るための必須知識

　直接食道や胃，腸を切除するような術式の場合は，術後1週間前後で術後透視を行い，縫合不全がないかを確認した後，経口摂取が可能になります（表1）．術前管理によっては，長期絶食の状態が続いているため，腸管粘膜が萎縮してしまいます．

　腸管粘膜は消化吸収の場であるとともに，腸内細菌，真菌，毒素などに対するバリアとしても機能しています．近年，バクテリアルトランスロケーション（BT*）などの問題が明らかとなり，「When the gut works, use it．（腸が機能しているなら，腸を使え）」と経口摂取が不可能でも，腸の使える患者には早期から積極的に経腸栄養を開始しようという栄養管理の新しい流れになってきています．

　術後腸蠕動が再開するまでの時間経過は，胃が術後24～48時間，小腸は術後8～24時間，大腸は術後48～72時間といわれています．術式によっては空腸瘻を挿入している場合もあり，経口摂取が十分可能になるまでは経腸栄養も併用するため，腸蠕動再開までの時間を把握しておくことは消化管のアセスメントを行ううえで必要になります．

3 医師はこのように考える

❶栄養管理の種類を選択し，経口摂取だけにこだわらない

　栄養投与ルートにより，経静脈栄養と経腸栄養の2つに大別されます（表2）．経静脈栄養は，中心静脈栄養（TPN）と末梢静脈栄養（PPN）の2つに分けられます．経腸栄養（EN）は経口摂取と経管栄養（Tube Feeding）の2つに分けられます．

＊bacterial translocation（バクテリアルトランスロケーション）：腸内の生菌や死菌，エンドトキシンなどが腸管腔内から腸管壁を越えて血流やリンパ流を介して体内に移行し感染を引き起こす状態をさす．腸管は，使わなければ萎縮してより消化吸収が悪くなる悪循環になるだけでなく，粘膜の免疫防御機構の破綻による腸内細菌の血管内侵入をきたす．bacterial translocationをきたすと毒素が全身に広がり，敗血症から死亡にいたることもある．

表1 主な術式の食事開始と食上げの目安

	術後								
	1日	2日	3日	7日	8日	9日	10日	11日	12日
肺切除	全粥	普通食							
膵頭十二指腸切除				術後透視	流動食		3分粥		5分粥
食道がん			経腸栄養				術後透視	流動食	→
胃がん			経腸栄養	術後透視	流動食		3分粥		5分粥
虫垂切除	流動食	全粥	普通食						
結腸切除				流動食		5分粥	全粥		普通食
腹会陰式直腸切断術				(排ガス後)流動食	3分粥		6分粥		全粥

※心臓血管外科の手術後は,血行動態への影響を考慮して食事の開始時期や食上げを検討する
※長期挿管となり術後経口摂取が不十分となる期間が長くなることが予測される場合,また術前から栄養不良を有する患者では,術後早期から経腸栄養を用いた積極的な栄養管理を検討する

表2 各栄養法の比較

	中心静脈栄養(TPN)	末梢静脈栄養(PPN)	経腸栄養(EN)
長所	・消化管が機能しなくても十分な栄養投与が可能	・特別な手技を必要としない ・カテーテル感染などの合併症が少ない	・投与ルートが生理的で安全かつ容易で代謝上の合併症が少ない ・消化管の構造と機能が維持される ・低コスト
短所	・生理的な投与ルートでない ・カテーテル感染,バクテリアルトランスロケーションなど合併症が多い ・経腸栄養に比べ高コスト	・十分なエネルギー投与ができない ・血管痛や静脈炎が発生する ・点滴している手足が自由になりにくい	・腹部症状(下痢,腹痛,腹部膨満など)の出現 ・栄養剤逆流による誤嚥性肺炎の可能性 ・経鼻チューブによる咽頭痛や胃瘻,空腸瘻チューブ挿入部周囲の皮膚びらん
適応	・縫合不全,消化管瘻 ・1週間以上のイレウス ・消化管術後に経静脈栄養が1週間以上続く場合	・胃切除術や結腸切除術など術後1週間前後で経口摂取が再開される場合 ・1週間以内のイレウス ・大腸手術の術前腸管洗浄の絶食期間	・食道がんなど上部消化管狭窄症例の術前栄養管理 ・大腸手術の術前腸管洗浄の絶食期間 ・上部消化管術後の縫合不全,消化管瘻
非適応	・消化管機能が保たれている ・栄養状態良好で経腸栄養不能期間が1週間前後	・低栄養状態で長期間の栄養管理を必要とする ・水分制限を必要とする心・腎疾患を合併する場合	・イレウス ・下部消化管術後の縫合不全,消化管瘻

❷患者に必要な1日の投与エネルギーは緻密に計算されている(表3)

患者に必要な投与エネルギーは,ハリス・ベネディクトの式に性別・体重・身長・年齢を入れて基礎エネルギー消費量を計算し,活動係数および侵襲因子を掛け合わせることで算出することができます.術後の患者では,活動係数や侵襲因子が個別で大きく変わります.

医師指示に対する看護のポイント

術後は,切除された臓器の欠落症状として摂食・代謝・栄養障害が起こりやすくなります.<mark>術式の把握はもちろんのこと,臓器別欠落症状の特徴と出現時期,対処方法を知っておきましょう.</mark>

栄養状態を整えることは,術後の順調な回復に役立ちます.経口摂取が可能になっても,食事摂取量が不十分な場合は,経静脈栄養や経管栄養が併用される場合があります.患者にとって今はどのような栄養投与がベストなのか,1日の投与エネルギーは十分に摂取できているかをアセスメントすることが必要です.

患者は手術という大きな侵襲に加え,とくに消化器疾患患者は食事摂取方法の変更を余儀なくされることがあります.患者の日常生活に沿った食事摂取方法をともに考え,サポートしていくことが重要です.

(山崎千草・山中源治)

表3 投与エネルギー量の算出(kcal/日)および活動係数，侵襲因子

投与エネルギー量の算出 ＝基礎エネルギー消費量(BEE)×活動係数×侵襲因子

BEE（ハリス・ベネディクトの式より算出）
男性：66＋(13.7×体重kg)＋(5.0×身長cm)－(6.8×年齢)
女性：655＋(9.6×体重kg)＋(1.7×身長cm)－(4.7×年齢)

活動係数
安静：1.0　歩行可能：1.2　労働：1.4～1.8（軽度：1.4　中等度：1.6　重度：1.8）

侵襲因子
- 術後3日間　　軽　　度：1.2（胆嚢摘出，総胆管切開，乳房切除など）
　　　　　　　中等度：1.4（胆管切除，幽門側胃切除，大腸切除など）
　　　　　　　重　　度：1.6（噴門側胃切除，胃全摘など）
　　　　　　　超重度：1.8（膵頭十二指腸切除，肝切除，食道切除など）
- 臓器障害：1.2＋0.2×臓器障害数（4臓器以上は2.0）
- 熱　傷：1.0＋熱傷範囲10％ごとに0.2ずつup（最大2.0）
- 体　温：1.0＋1.0℃上昇ごとに0.2ずつup（37℃：1.2，38℃：1.4，39℃：1.6，40℃以上：1.8）

引用・参考文献
1) 東口高志：消化器外科周術期の代謝栄養学．外科治療，100(2)：192-202，2009．
2) 見戸佐織：術前からの管理が重要！ 今どきの消化器疾患周術期の栄養管理とそのポイント．消化器最新看護，16(5)：13-17，2011．
3) 竹末芳生，藤野智子編：術後ケアとドレーン管理．エキスパートナース・ガイド，照林社，2009．
4) 下間正隆：カラー版まんがで見る 術前・術後ケアのポイント．エキスパートナースMOOK(36)，照林社，2000．

part 4 ● 術後ケア・早期離床指示の根拠 14

脳神経外科術後患者で15～30°の頭部挙上の指示が出たが，フラットではいけないのは，なぜ？

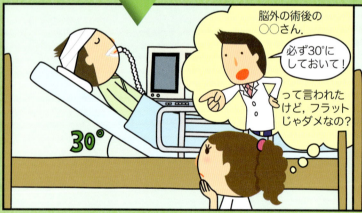
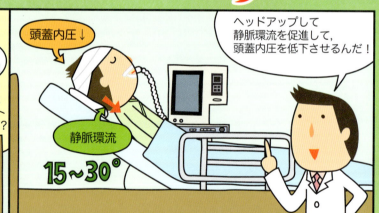

おさえておこう 医師指示の根拠はこれ！

1 脳浮腫による頭蓋内圧亢進

脳神経外科手術を受ける患者は，手術侵襲によって脳血管の透過性亢進などの理由により脳浮腫(brain edema)を引き起こす可能性があります．脳浮腫が起これば，頭蓋内の容積拡大によって頭蓋内圧(ICP)が上昇します．そして，頭蓋内圧上昇によって脳灌流圧(CPP)が低下し，脳虚血や$PaCO_2$の上昇が引き起こされ，さらに頭蓋内圧が上昇するという悪循環が起こります．

頭蓋内という硬膜で仕切られている

図1 頭蓋内圧亢進の病態

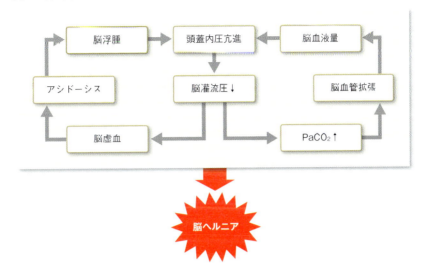

表1 頭部挙上による頭蓋内圧の低下

1. 頭部挙上は，脳からの静脈環流を促進すること，および髄液を頭蓋内圧から脊髄くも膜下腔へ静脈力学的（hydrostatic）に移動させ，その結果頭蓋内圧が低下する．
2. 頭部を15～30°挙上させるセミファウラー位にする．
3. 頭部を30°以上挙上すると，脳灌流圧（CPP）が低下して逆効果である．

表2 頭蓋内圧のコントロール

頭蓋内圧（ICP）を評価する場合，脳血流を保つために，常に脳灌流圧（CPP）を念頭に置く必要がある．
CPP（mmHg）＝ MAP（平均動脈圧：mmHg）－ ICP（mmHg）

1. 頭蓋内圧（ICP）を15～25mmHg以下に保つ
2. 脳灌流圧（CPP）を70mmHg以上に保つ

一定容量の区域におさまっている脳は，脳浮腫などによる頭蓋内圧の上昇を放置すれば，脳ヘルニアに移行し致命的になる場合もあるのです（図1）．

1 体位による脳浮腫・頭蓋内圧亢進の管理

脳浮腫などによる頭蓋内圧亢進のおそれがある場合，高張グリセオール®の静脈投与などによる脳浮腫の改善などが推奨されていますが，体位によっても頭蓋内圧を低下させる効果があるとされています．頭蓋内圧亢進症例では，ベッドでフラット（水平位に保つこと）から上半身を30°挙上させると，頸静脈の流出がよくなるため，全身の血圧低下をきたさずに有意に頭蓋内圧を低下させる効果があるとされています．これが脳神経外科術後患者の頭部挙上の医師による指示の根拠です（表1）．

ただし，脱水例などでは血圧低下などに注意する必要があります．血圧低下が起こると脳灌流圧（CPP）が低下することで，脳血流量減少をきたすおそれがあるためです（表2）．

医師指示に対する看護のポイント

頭蓋内圧亢進の治療において，はじめにできる簡単なことは15～30°の頭部挙上保持と頸部の屈曲を防ぐといった体位管理です．頸部の屈曲を防ぐことで，頸静脈の圧迫による頸静脈の流出低下を防ぐことが重要です．看護師は医師よりも患者の側にいる時間も機会も多い職種ですので，頭蓋内圧亢進の治療における体位管理は看護師の役割です．医師の指示に対しては，その根拠をふまえ，適切で確実な体位管理を実践することが重要です．

（伊藤敬介）

引用・参考文献
1) 医療情報科学研究所編：病気がみえる vol.7 脳・神経．メディックメディア，2011．
2) 篠原幸人ほか編：脳卒中治療ガイドライン2009．協和企画，2010．
3) 窪田惺：頭部外傷を究める―耳よりな情報教えます！ 脳神経外科バイブル（3）．永井書店，2002．

part 4 ● 術後ケア・早期離床指示の根拠 ⑮

術後すぐの清拭は発熱や呼吸状態などが心配だが，医師からは清潔保持の指示が出るのは，なぜ？

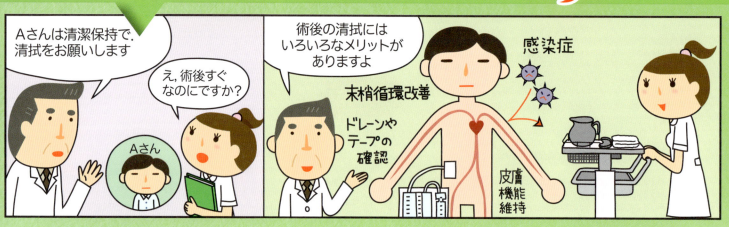

おさえておこう 医師指示の根拠はこれ！

術後の清拭には，①感染予防，②皮膚・粘膜の機能維持，③マッサージによる末梢循環の改善・運動効果，④全身状態の観察などの意味があります．

術後の吸収熱による発熱，皮膚表面に付着している垢や汗の成分，感染源と物質を取り除き，清潔を保持することができます．

また，感染予防を図るとともに，患者の全身を観察し，多くの情報を得る機会ともなります．創部の状態，ドレーンの刺入部，マーキングのズレ，皮下気腫の有無やテープかぶれがないかなどを観察によって確認することが重要となります．

感染予防，運動効果，全身状態の観察など，術後の清拭には上記のようなメリットがあり，医師はこれらのメリットを優先して清潔保持すべきと判断したと考えられます．

根拠を知るために必須な知識はこれ！

術後にみられる発熱の原因として表1のようなものが挙げられますが，術後72時間以内は，吸収熱といって，細菌感染がなくても発熱がみられることがあります．これは，手術による壊死組織や血液，滲出液，フィブリン，白血球などの分解物が血中に吸収されて起こります．そのため，手術後には解熱時の発汗や手術時の血液汚染，消毒薬の残りなどが身体に残っていることがあります．それらが感染源にならないように，清潔を保持する必要があります．

また，正常な皮膚はほとんどの病原微生物を通しません．皮脂と汗で作られる皮脂膜は，pH5.2～5.8の弱酸性を保ち，殺菌作用を持っています（図1）．しかし多量に汗をかくとアルカリ性に傾き，細菌に感染しやすくなります．表皮にあるランゲルハンス細胞（マクロファージ）にも，細菌の侵入を防ぐ機能があります（図2）．これらの機能を正常化させるためにも清潔に保つ必要があります．

術後のADLは，ベッド上安静，創部の疼痛やドレーン挿入などによる苦痛などにより低下しています．患者が思うように身体を動かすことが困難な状態であるために，末梢循環への影響も考えられます．そこで，清潔ケアでは，清拭のみでなく，ホットパックなどを

表1　術後にみられる発熱の原因と時間経過

術後24時間以内	術後の反応性の発熱，無気肺，特殊な術創感染，状況により急性副腎不全や甲状腺中毒症も考慮
術後1～2日	尿道カテーテル，血管内カテーテル関連感染症を考慮
術後3～5日	肺炎（とくに気管挿管患者），術創感染，深部静脈血栓症，胆嚢炎，膵炎，縫合不全，血腫，など
術後6日以上	膿瘍，感染性血腫，偽膜性腸炎，耳下腺炎，など

図1　皮脂膜

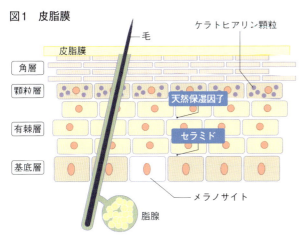

皮脂膜はpH5.2～5.8の弱酸性で，殺菌作用を持っている．汗をかくなどして皮膚がアルカリ性に傾くと，殺菌作用が減少する．

図2　ランゲルハンス細胞

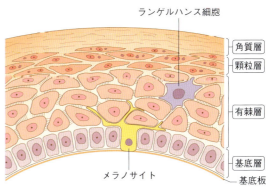

利用したり，疼痛コントロールを図りながら患者自身でできるところを動かして清拭すると，末梢循環が改善し，運動効果が上がります．

医師指示に対する看護のポイント

1 清拭前の全身状態の評価

術後の患者は，安静度などから臥床を余儀なくされているなどで，術後合併症を引き起こす可能性があります．術後は創痛などにより横隔膜の動きも抑制されます．清拭を行いながら早期離床を進めていくことで，横隔膜が下がって肺胞でのガス交換が促進され，無気肺などの呼吸器合併症を予防していきます．

全身清拭時のマッサージと運動は，静脈のうっ滞を防ぎ，深部静脈血栓症や肺血栓症の予防を図り，循環合併症を予防する効果があります．

怠ってはいけない注意点は，術後の患者の循環動態と呼吸状態の観察です．また，清拭の開始基準や中止基準なども考慮して，安全な清拭を行う必要があり，急変時の対応も考慮する必要もあります．

2 清拭時の所要時間

患者の疲労や負担を最小限に抑えることは，患者と医療者の信頼関係につながります．清拭や寝衣交換では，体位変換回数を最小限に抑えることで，疼痛や疲労感など患者の負担減少につながります．所要時間の目安は15分程度ですが，患者の状態を考慮しながらすばやく安全に行っていく必要があります．

（稲村あづさ）

引用・参考文献

1）細矢智子：清拭に関する研究内容の分析－過去10年間の研究論文を通して－．医療保健学研究，1：55-65，2010．

part 4 ● 術後ケア・早期離床指示の根拠 ⑯

術後の排痰．硬くて出しづらい患者にネブライザーをしてほしいのに，「ネブライザーをかけない」という指示が出るのは，なぜ？

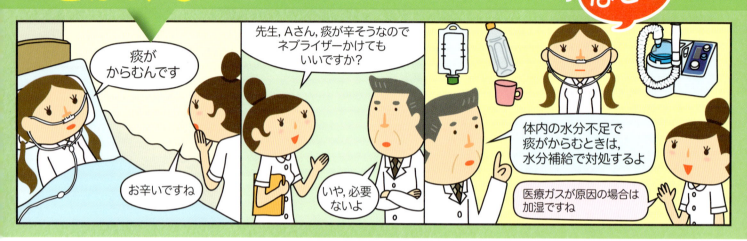

ネブライザーは，①気道の加湿，②気道内分泌物，異物の排出促進，③咽頭浮腫や喘息による気道狭窄の改善，④気道感染，肺炎の治療などの目的で用いられます．実施時は，患者が①深呼吸ができること，②最大吸気状態で息を止められることの2点に注意します．

おさえておこう 医師指示の根拠はこれ！

痰を軟らかくするだけの目的でネブライザーを実施することはなかなかありません．とくに人工呼吸器装着患者に対しては，痰の粘稠度を和らげる目的でのネブライザー実施は効果が望めないので，加温・加湿管理にて痰の粘性を改善します．

医療ガスによる乾燥に対しても，鼻カニューラで酸素流量3L/分以下，ベンチュリーマスクで酸素濃度40％以下の場合は，室内の湿度が保たれていれば，加湿をあえて実施する必要はないと報告されています．しかし，それ以上の条件で酸素吸入を行うのであれば，加温・加湿を実施する必要があります．

つまり，医師はこの症例に対して，ネブライザー実施による去痰効果は期待できないと判断したと考えます．

根拠を知るために 必須な知識はこれ！

痰の性状が粘性になる理由として，気道上皮粘膜の機能低下があります（図1）．機能低下は，気道粘膜を保護している水分が失われた場合に起きます．水分喪失の原因には，体内の水分が不足している場合と，乾燥した空気やガスを外部から吸い込んだ場合があります．

1 体内の水分が不足している場合

水分喪失の原因が体内の水分不足の場合は，脱水で水分補給が十分に行われていない状態です．

今回の症例は術後でもあるために，体内の水分や電解質のバランスに変化を起こしている可能性があります．これに関しては，水分や電解質の補正を実施していく必要があります．

2 乾燥した空気やガスを 外部から吸い込んだ場合

室内の湿度や医療ガス，主に酸素を吸入している場合では，人工呼吸器や酸素マスクなどからの吸入により水分

図1 気道上皮細胞の乾燥

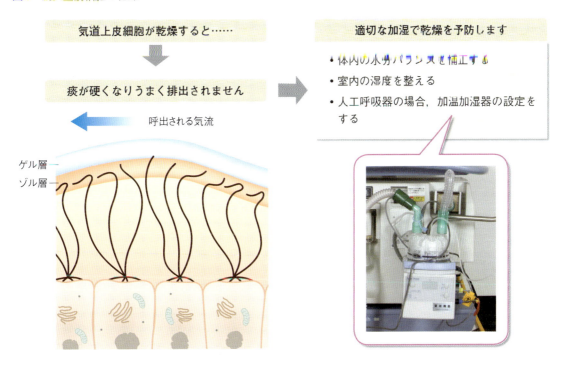

喪失が生じます．医療ガスが原因の場合は，加温・加湿にて対応する必要があります．

医師指示に対する看護のポイント

1 水分モニタリングと補正の検討

術後の患者の水分出納状況をモニタリングするとともに，体内の水分が不足していると想定される場合は，医師へ報告し補正の検討をします．しかし，患者状態によっては水分を制限しなければいけない場合もあります．

2 温度と湿度の設定による加温・加湿

環境による気道上皮粘膜の乾燥を予防します．室温は24℃程度で，湿度は40～60％程度を目安に設定します．乾燥した医療ガス吸入時は，加温・加湿により対応します．

人工呼吸器の場合，加温加湿器の設定をチャンバー出口温度を41℃，挿管チューブと呼吸器回路の蛇腹との接続部付近を39℃に設定します．加湿状態の目安としては，呼気蛇管のホース内が結露する状態であれば相対湿度は100％なので，十分に加湿ができていると評価できます．これをチェックするとよいでしょう．

また，過剰な加温は気道熱傷を起こす可能性があるので，注意が必要です．逆に加温が十分に行われず吸入温度が低い場合は，気管を刺激し攣縮を起こす可能性がありますので，細心の注意が必要です．

3 エアゾールの発生

酸素マスクにおける加湿実施の際には，エアゾールが発生していることを確認する必要があります．

4 体位ドレナージ

患者の体を起こし，喀痰がしやすい姿勢にすることも忘れず実施していきましょう．

（早　豪人）

引用・参考文献

1) 日本呼吸器学会肺生理専門委員会，日本呼吸管理学会酸素療法ガイドライン作成委員会編：酸素療法ガイドライン．日本呼吸器学会，2006．
2) 相馬一亥，岡元和文編著：呼吸管理Q&A－研修医からの質問331，改訂版，総合医学社，2009．
3) 安本和正，小谷透編：人工呼吸療法における30の謎．克誠堂出版，2008．

memo

part 5

人工呼吸管理指示
の根拠

part 5 ● 人工呼吸管理指示の根拠

人工呼吸器の初期設定で，同じような状態の患者なのに，従圧式だったり従量式の指示が出るのは，なぜ？

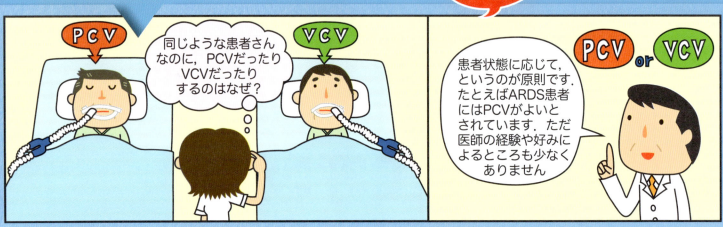

おさえておこう 医師指示の根拠はこれ！

近年，従量式換気（VCV）より従圧式換気（PCV）が好まれる傾向にあるようですが，PCVがVCVと比べ，予後を改善することを示した報告がないのが現状です．したがって，初期設定をVCVにするかPCVにするかは，まずは，患者状態を考慮することが大前提にはなりますが，実際には設定をする医師の経験や考えによって左右されると思い

● 従量式（量規定式調節）と従圧式（圧規定式調節）

人工呼吸器の強制換気の設定において，吸気時にガスを送り込むには，従量式と従圧式の2つの方法があります（表1）．従量式はVCVともいい，一回換気量と吸気流速を設定する換気方式です．設定した吸気流速によりガスを送り込み，設定した一回換気量に達した時点で吸気が終了します．吸気流速のパターンは，矩形波，漸減波から選択します．VCVでは，一回換気量は常に保証されますが，気道内圧は，患者の気道抵抗やコンプライアンスによって変化します．

一方，従圧式はPCVともいい，こちらは吸気圧と吸気時間を設定する換気方式で，設定した吸気時間の間，設定した吸気圧を保ちます．吸気流速は，設定吸気圧が保たれるように自動で調整されます．PCVでは，一回換気量は，患者の気道抵抗やコンプライアンス，吸気努力によって変化します．

表1　VCVとPCVの特徴

	一回換気量	吸気流速	気道内圧（吸気圧）	吸気時間
VCV（従量式）	設定	設定	患者により変化	決定※
PCV（従圧式）	患者により変化	患者により変化	設定	設定

※一回換気量と吸気流速の設定により吸気時間は決定される．たとえば，一回換気量が500mLで，吸気流速が30L/分の場合，吸気時間は1.0秒になる（矩形波を選択した場合）．

表2 コンプライアンス低下時・気道抵抗上昇時のモニタリング値の変化

	コンプライアンス低下	気道抵抗上昇
VCV（従量式）圧をモニタリング	気道内圧上昇（プラトー圧も上昇）	気道内圧上昇（プラトー圧は上昇しない）
PCV（従圧式）量をモニタリング	一回換気量低下※	一回換気量低下

同じ患者に同じ変化が生じても，VCVとPCVでは，条件によって表れるモニタリング値の変化が異なる

※ 吸気流速が低下するため，同じ換気量を得るには，より長い吸気時間が必要になる．そのため吸気時間が相対的に短いと，換気量が低下する．

ます．

ここでは以下の各項目について，VCVとPCVの特徴をふまえて説明します．

❶気道内圧

気道内圧が高くなると，肺の圧損傷のリスクが高まります．PCVでは，最高気道内圧がPEEP＋設定吸気圧で規定されるため，とくに高い圧設定を必要とする病態では，より安全に管理することが可能です．高い気道内圧を必要とすることの多いARDS患者の初期設定としては，原則としてVCVよりもPCVを選択するほうがよいとされています[1]．

同程度の一回換気量となるように設定した場合，気道内圧は，一般的にVCVと比べてPCVのほうが気道内圧は低くなりますが，VCVで漸減波を用いた場合は差がないとも報告されています[2]．

❷自発呼吸への同調性

PCVでは，吸気流速は設定吸気圧が保たれるように自動で調整されます．つまり，患者の吸気努力がある場合，その程度に応じて吸気流速が変化するため，患者はより快適に吸気ができることになります．実際，自発呼吸への同調性が高まることによって，患者の

呼吸仕事量も軽減するという報告もあります[3]．

❸不均等換気

不均等換気とは，肺全体に送り込まれたガスが均一に分配されず，膨らみやすい肺胞が過膨張になってしまう一方で，膨らみにくい肺胞は虚脱したままガス交換がされない状態のことをいいます．吸気時間の間，一定の圧を維持するPCVでは，膨らんでいない肺胞にもガスが再分配され，不均等換気が起こりにくくなるといわれています．

不均等換気の起こりやすいARDS患者を対象としたCTによる解析では，肺胞の開存の程度はPCVのほうが良好であったと報告されています[4]．

❹回路リーク

軽度のリークであれば，PCVでは流量を増加させることで対応できます．小児では，カフなしの気管チューブを用いることも多いですが，その場合は，カフ周囲からリークが生じるためPCVで管理します．

医師指示に対する看護のポイント

人工呼吸中のモニタリングにおいて最も基本的で重要なことは，「量（一回換気量）」を規定しているときは「圧（気道内圧）」に，「圧（気道内圧）」を規定しているときは「量（一回換気量）」に注目して観察するということです．

表2に，コンプライアンスが低下した場合と，痰の貯留などのように気道抵抗が上昇した場合のモニタリング値の変化を示します．同じ患者に同じ変化が生じても，VCVとPCVでは，気道内圧や一回換気量の変化が異なります．それぞれの換気様式の特徴をふまえた観察が必要です．

（与都英美）

引用・参考文献

1) 日本呼吸療法医学会・多施設共同研究委員会：ARDSに対するClinical Practice Guideline第2版．人工呼吸，21(1)：44-61，2004．
2) Davis K Jr, et al.: Comparison of volume control and pressure control ventilation : Is flow waveform the difference?. J Trauma, 41(5)：808-814, 1996.
3) Kallet RH, et al.: The effects of pressure control versus volume control assisted ventilation on patient work of breathing in acute lung injury and acute respiratory distress syndrome. Respiratory Care, 45 (9)：1085-1096, 2000.
4) Prella M, et al.: Effects of short-term pressure-controlled ventilation on gas exchange, airway pressures, and gas distribution in patients with acute lung injury/ARDS : comparison with volume-controlled ventilation. Chest, 122(4)：1382-1388, 2002.

part 5 ● 人工呼吸管理指示の根拠 ❷

通常，人工呼吸中の一回換気量は，教科書的に8〜10mL/kgとされるが，6mL/kgで管理されている患者がいるのは，なぜ？

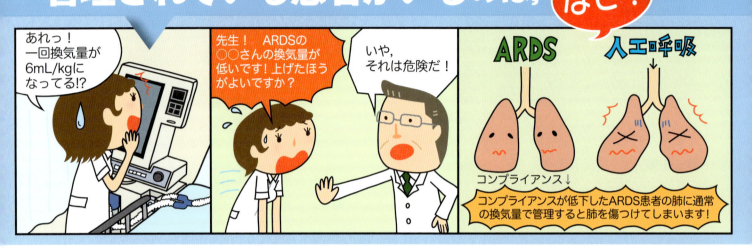

人工呼吸患者を担当するとき，患者の身体所見や自覚症状のほかに，人工呼吸器に表示される各種モニタリングデータの観察も重要です．その際には，病態や年齢，予想体重など患者の個別性をふまえることが重要になります．そのため，通常では，問題となるデータや所見も患者によっては経過観察となることもあります．急性呼吸窮迫症候群（ARDS）患者を担当している際に，ほかの人工呼吸患者よりも体重あたりの一回換気量[*1]が少ないことに気づき，医師に報告しましたが，「経過観察しましょう」と言われました．

おさえておこう 医師指示の根拠はこれ！

通常，人工呼吸中の患者の一回換気量の初期設定は，8〜10mL/kg（理想体重1kgあたり8〜10mLの一回換気量）に設定します[1)]．しかし，ARDSのように肺のコンプライアンス（膨らみやすさ）が低下している患者では，通常の一回換気量を設定すると，肺にかかる圧が上昇してしまいます．

そこで，一回換気量を下げて，肺に直接かかる圧であるプラトー圧[*2]が30cmH$_2$Oを超えないように管理する必要があります．また，一回換気量を制限することで肺胞低換気となり，二酸化炭素が貯留しますが，肺胞を守るために，高二酸化炭素血症によるリスクがない場合は，これを許容します．

1 根拠を知るための必須知識

❶ARDSとは

ARDSは，高度の炎症に伴い肺胞隔壁（血管内皮，肺胞上皮）の透過性が亢進することによって非心原性肺水腫が生じます．高度の炎症が生じる原因としては，肺炎や誤嚥などといった肺に直接的に影響を及ぼす直接損傷と，敗血症や熱傷など直接肺に損傷を及ぼしたわけではないのに発症する間接損傷に分けられます．

❷ARDS患者の人工呼吸管理

ARDSでは通常の酸素投与だけでは改善困難な低酸素血症を生じるため，人工呼吸管理が必要となります．しかし，人工呼吸が開始されたら安心ではなく，不適切な人工呼吸管理は，肺にさらなる損傷を加えてしまうということが重要な点です．人工呼吸管理を行うことで生じる肺損傷を総称して，人工呼吸器関連肺傷害（VALI）とよばれています．

*1 一回換気量：1回の呼吸で出入りする空気の量
*2 プラトー圧：吸気終末においてガスの流れない状態での圧を指す．気管チューブや気道の抵抗などの影響を受けず，肺に直接かかる圧を反映する．

VALIは肺胞が過膨張することや虚脱再開通することなどによって生じる肺損傷のことです．ARDS患者の肺は，虚脱した病的肺と正常肺が混在しており，ここに人工呼吸器からの陽圧がかかると，膨らみやすい正常肺へ多くの空気が流れ，過膨張を生じ正常肺が損傷を受けてしまいます．そのため，VALIを発生させない人工呼吸管理が必要となります（表1）．

2 医師はこのように考える

❶VALIを予防するために
適切な人工呼吸管理が必要

肺の過伸展を防ぐ戦略に，低容量換気があります．ARDS患者に低容量換気を行うことで，死亡率の低下，人工呼吸期間の短縮などの効果が示されました[3]．また，低容量換気は，単に一回換気量を少なくさせるのではなく，肺胞に直接かかる圧であるプラトー圧を30cmH₂O以下に管理しながら行います．

また，肺胞虚脱は気道内圧が低下する呼気相で生じるため，虚脱防止のために呼気終末陽圧（PEEP）を設定する必要があります（表2）．

❷肺胞換気量減少による
高二酸化炭素血症を許容

低容量換気を行うと，肺胞低換気となり，二酸化炭素が蓄積して呼吸性アシドーシスを生じます．具体的には，pH＞7.2でPaCO₂＜80Torr[2]を目安にしますが，高二酸化炭素血症では，頭蓋内圧の上昇を引き起こすため，脳浮腫のある患者など，さらなる頭蓋内圧上昇が生命にかかわる場合は，禁忌となる場合もあり，十分な検討が必要です．できるだけ高二酸化炭素血症の影響が

表1 肺保護戦略

低容量換気	低容量（6～8mL/kg程度），高頻度換気．
容認される高二酸化炭素血症（PHC）	VALIの抑制．
open lung戦略	リクルートメント手技（RM）や高PEEPなどで一時的に高い気道内圧をかけ，肺胞や末梢気道の再開放を促進．
自発呼吸温存療法	open lung戦略と併用し，強制換気をできるだけ回避．

表2 ARDSの換気設定の概念

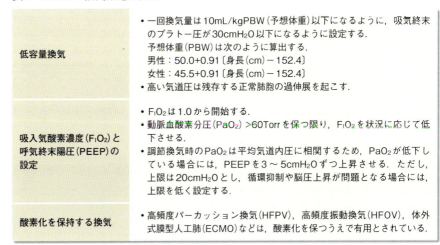

低容量換気	・一回換気量は10mL/kgPBW（予想体重）以下になるように，吸気終末のプラトー圧が30cmH₂O以下になるように設定する． 予想体重（PBW）は次のように算出する． 男性：50.0+0.91〔身長（cm）−152.4〕 女性：45.5+0.91〔身長（cm）−152.4〕 ・高い気道圧は残存する正常肺胞の過伸展を起こす．
吸入気酸素濃度（F$_I$O$_2$）と呼気終末陽圧（PEEP）の設定	・F$_I$O$_2$は1.0から開始する． ・動脈血酸素分圧（PaO₂）＞60Torrを保つ限り，F$_I$O$_2$を状況に応じて低下させる． ・調節換気時のPaO₂は平均気道内圧に相関するため，PaO₂が低下している場合には，PEEPを3～5cmH₂Oずつ上昇させる．ただし，上限は20cmH₂Oとし，循環抑制や脳圧上昇が問題となる場合には，上限を低く設定する．
酸素化を保持する換気	・高頻度パーカッション換気（HFPV），高頻度振動換気（HFOV），体外式膜型人工肺（ECMO）などは，酸素化を保つうえで有用とされている．

図1 VCVとPCV

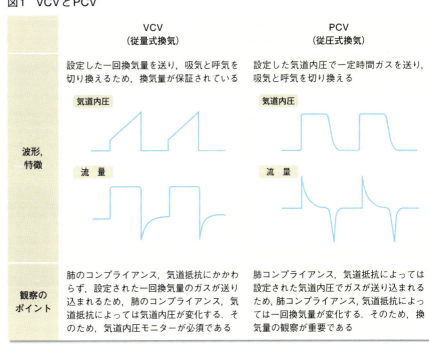

最小限になるように，呼吸回数を増やすなどして対応します．

医師指示に対する看護のポイント

行われている治療戦略を理解したうえで，患者の呼吸を含む全身状態をモニタリングすることが重要です．とくに，<mark>一回換気量やプラトー圧が適切に管理できているか注意</mark>する必要があります．人工呼吸器の換気様式が従圧式換気(PCV)なのか従量式換気(VCV)なのかによって注意点も異なります(図1)．

VCVであれば一回換気量は一定ですが，吸気時の気道内圧は変化します．PCVであれば吸気時の気道内圧は一定ですが，一回換気量が変化します．患者がどのような換気様式で，どのような設定で人工呼吸器を装着されているかを把握しなければなりません．他にも注意したい項目として，換気駆動圧(ΔP)や経肺圧などがあり，肺胞へのストレスを考慮する必要があります．

そして，高圧管理を行っている場合は，気管吸引にとくに注意が必要です．不必要な場合は行わず，できるだけ閉鎖式吸引を用いて肺胞の虚脱防止に努めます．適切なタイミングで吸引を行うためにも，フィジカルアセスメントや人工呼吸器に表示されている数値やグラフィックを活用します．

（山田 亨）

引用・参考文献
1) FCCS運営委員会，JSEPTIC監：FCCSプロバイダーマニュアル——5章　人工呼吸．メディカル・サイエンス・インターナショナル，2009．
2) 日本呼吸器学会ARDSガイドライン作成委員会編：ALI/ARDS診療のためのガイドライン第2版．学研メディカル秀潤社，2010．
3) Ventilation with lower tidal volumes as compared with traditional tidal volumes for acute lung injury and the acute respiratory distress syndrome. The Acute Respiratory Distress Syndrome Network. N Engl J Med, 342(18): 1301-1308, 2000.

---

part 5 ● 人工呼吸管理指示の根拠 ③
まだ**抜管**できなさそうだけど，**SBTの指示**が出たのは，なぜ？

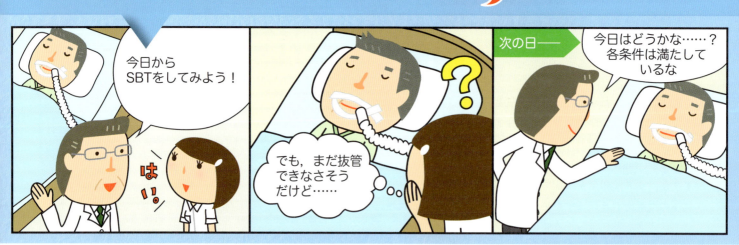

看護師は，患者が人工呼吸器からできるだけ早く離脱できるように，呼吸状態を含む全身状態を観察しアセスメントしています．患者とかかわりながら，「そろそろ人工呼吸器からのウィーニングが図れるかな」など，アセスメ

表1　SBT実施の判断

(1) 前提条件
1) 原疾患が治癒または改善傾向にある．
2) 気道分泌物の除去（咳，喀出など）が可能である．

(2) 開始基準
1) 酸素化が十分である：$PEEP \leq 8cmH_2O$，$PaO_2/F_IO_2 \geq 150mmHg$．
2) 血行動態が安定している：$HR \leq 140$/分．循環作動薬が使用されていないか，少量のみ（ドパミン5μg/kg/min程度）．致死的な不整脈がない．心筋虚血のサインがない．
3) 意識状態が安定している：持続鎮静している場合，鎮静中断が問題なく行える．指示動作可能である．施設で用いている鎮静スコアで覚醒状態である．
4) 電解質・酸塩基平衡に異常がない：例・重度の呼吸性／代謝性アシドーシス，カリウム値の異常がない．

文献6）より引用

ントの結果から推測することがあると思います．

しかし，人工呼吸器からの補助を受けた状態では，患者がどの程度自発呼吸をする能力があるのかどうかを推測するのはむずかしいことです．人工呼吸中の患者を担当するあなたへ医師から「SBT（自発呼吸トライアル）をしてみましょう」という指示が出ました．

が早すぎると再挿管となり，死亡率が上がります[1]．一方，人工呼吸器からの離脱のタイミングが遅くなればなるほど，人工呼吸器関連肺炎（VAP）の発症の可能性は高くなり[2]，ほかにも深部静脈血栓症，消化管出血などさまざまな合併症を引き起こします．人工呼吸器からの離脱のタイミングは早すぎても，遅すぎても患者に何かしらの合併症を引き起こす可能性があります．

また，予定外抜去の約半数では再挿管を必要としなかったという報告[3]もあり，本当は人工呼吸器を必要としない患者に，人工呼吸器が必要と判断され，装着されている場合があることを示しています．人工呼吸器からの離脱を考える判断指標に問題があるかもし

れません．

人工呼吸器からの離脱のタイミングを逃さないために，毎日人工呼吸器からの離脱の可能性を考えることは非常に重要です．一定の基準を満たすのであれば，人工呼吸器から離脱できるかどうかを見極めるためにSBTを行う必要があります．

2 医師の考えを知っておこう

❶ 経験や勘だけに頼るウィーニングは離脱のタイミングを逃す可能性

「まだ人工呼吸器からの離脱は早いな」とか「抜管できなさそうだな」という経験則や勘に頼ったウィーニングは，人工呼吸期間を延ばすといわれます．

そこで，さまざまな国で人工呼吸器

おさえておこう 医師指示の根拠はこれ！

1 人工呼吸器からの離脱のタイミングは早すぎても，遅すぎても危険

人工呼吸器からの離脱のタイミング

● 根拠を知るために必須な知識はこれ！ ●

SBTとは

人工呼吸器からのサポートを十分に受けた状態では，人工呼吸器からの離脱の可能性を適切に考えることはできません．SBTとは，ある一定の条件を満たした患者に，人工呼吸器からのサポートを最低限にして，あるいは，人工呼吸器からのサポートをまったくなくして，自発呼吸できるかどうかを確認するものです．

人工呼吸器を装着した状態で，細い挿管チューブの抵抗を相殺するために，PEEPやPSなど最低限の付加をして行う方法と，人工呼吸器から離脱してTピースを用い，酸素をふき流して行う方法があります．どの方法を用いるとしても，長時間施行するのではなく，30〜120分で評価します．

からの離脱に関するガイドラインやコンセンサスが作成され，SBT開始基準が明記されています[4)5)]．

日本集中治療医学会は，『人工呼吸器関連肺炎予防バンドル』[6)]のなかでSBT開始基準を定め（**表1**），人工呼吸器装着患者に対して毎朝カンファレンスなどを行い，SBTが可能か評価することを記しています．

ここで重要なのは，毎日行うという点です．実際にSBTをするかということだけではなく，毎日人工呼吸器からの離脱の可能性を評価することが非常に重要です．

❷人工呼吸器や鎮静薬の影響を排して，患者の自発呼吸能力を査定したい

人工呼吸器からの強制換気を受けていたり，鎮静がなされていては，正しく人工呼吸器からの離脱の可否を評価できないかもしれません．SBTは，人工呼吸器からのサポートを最小限あるいはサポートを中止して，患者の自発呼吸を評価します．最小限のサポートとは，挿管チューブによる気道抵抗分を相殺する吸気サポートです．

また，1日1回鎮静薬を中止し，鎮静を評価するSATとSBTの組み合わせのほうが，SATをせず，通常の鎮静管理とSBTを組み合わせるよりも，人工呼吸期間が減少したデータもあります[7)]．鎮静を評価し，過鎮静を防ぐことで，患者の人工呼吸からの離脱の評価ができます．

SBT（Spontaneous Breathing Trial）はトライアルであり，トレーニングではありません．トライアル，つまり試み，あるいは試験です．ですので，SBTに耐えられなければ元に戻して，問題のあった点に対して治療やケアを行い，翌日再試験も可能です．最終的な目標は抜管ですから，SBTによって患者状態に十分配慮しながら評価を行うことは，妥当なプロセスといえるでしょう．

医師指示に対する看護のポイント

❶チームでかかわり看護の役割を発揮する

人工呼吸中の患者にかかわる医療チームが，1日1回人工呼吸器の必要性を含めて話し合うことは重要です．チームのなかで最も多くの時間，患者の側で患者の全身状態を観察している看護師が得た情報を提供することで，より的確な判断ができます．

❷患者の側で呼吸状態を観察し，変化を見逃さないようにする

SBT中には，いままでのような人工呼吸からのサポートがなくなるので，患者にとって呼吸負荷がかかります．患者の側で全身状態の観察を行うことは非常に重要です．SBT後の変化に気づくためには，SBT前の全身状態を十分把握している必要があります．SBT開始直後は順調であっても，数分間で呼吸負荷による影響が出現することがあるので，呼吸不全の徴候をしっかりと観察する必要があります．

❸SBT自体のサポートも十分配慮する

また，患者は突然の呼吸負荷に驚くこともあります．患者にSBTの目的や実施方法，状態変化時にはすぐにもとの設定に戻せることなど，十分説明をして患者の不安の緩和に努める必要があります．患者の側で深呼吸や咳嗽を促しながら，患者を勇気づけることも重要かもしれません．

（山田 亨）

引用・参考文献

1) Esteban A, et al.: Extubation outcome after spontaneous breathing trials with T-tube or pressure support ventilation. The Spanish Lung Failure Collaborative Group. Am J Respir Crit Care Med, 156(2 Pt 1): 459-465, 1997.
2) Fagon JY, et al.: Nosocomial pneumonia in patients receiving continuous mechanical ventilation. Prospective analysis of 52 episodes with use of a protected specimen brush and quantitative culture techniques. Am Rev Respir Dis, 139(4): 877-884, 1989.
3) Epstein SK, et al.: Effect of unplanned extubation on outcome of mechanical ventilation. Am J Respir Crit Care Med, 161(6): 1912-1916, 2000.
4) MacIntyre NR, et al.: Evidence-Based Guidelines for Weaning and Discontinuing Ventilatory Support: A Collective Task Force Facilitated by the American College of Chest Physicians; the American Association for Respiratory Care; and the American College of Critical Care Medicine. CHEST, 120(6 suppl): 375S-395S, 2001.
5) Boles JM, et al.: Weaning from mechanical ventilation. Eur Respir J, 29(5): 1033-1056, 2007.
6) 日本集中治療医学会，ICU機能評価委員会：人工呼吸関連肺炎予防バンドル2010改訂版．http://www.jsicm.org/pdf/2010VAP.pdf
7) Girard TD, et al.: Efficacy and safety of a paired sedation and ventilator weaning protocol for mechanically ventilated patients in intensive care (Awakening and Breathing Controlled trial): a randomised controlled trial. Lancet, 371(9607): 126-134, 2008.

part 5 ● 人工呼吸管理指示の根拠 ④

人工呼吸管理で合併症予防のため鎮静は軽くしていきたいのに，深い鎮静の指示が出ているのは，なぜ？

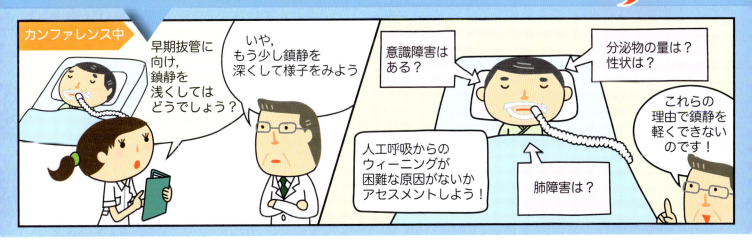

人工呼吸中には患者の苦痛軽減の視点から鎮痛鎮静が必要とされます．深い鎮静は血圧の低下，呼吸回数，一回換気量の低下を招きます．また，鎮静し安静臥床の期間が長くなると廃用萎縮などの弊害があるため，早期抜管に向け鎮静を軽くして肺理学療法を開始しようと計画を立てました．しかし医師からは「しっかり鎮静をして様子をみましょう」と指示が出ました．

おさえておこう 医師指示の根拠はこれ！

1 自発呼吸の維持が困難な理由がある

人工呼吸は補助的手段であり，治療法ではありません．鎮静を深くする指示が出るということは自発呼吸の維持が困難な病態であることを示しています．なぜ鎮静が必要なのか，人工呼吸からのウィーニングを困難にしている原因となっているものは何かをアセスメントすることが必要です．

2 医師はこのように考える

❶鎮静・鎮痛の目的

人工呼吸中の患者は苦痛を軽減し安静を得るために鎮静薬・鎮痛薬の投与が必要となります．また，体動やシバリングに伴う血行動態の悪化がある場

● 根拠を知るために必須な知識はこれ！ ●

人工呼吸器装着の適応は，吸入気酸素濃度（F_IO_2）を高めてもPaO_2が50Torr以上に維持できないとき，$PaCO_2$が50Torr以上に上昇し，pHが7.25以下に低下しているとき，効率の悪い呼吸をしており，疲れきってしまいそうなとき（呼吸数が30/分以上，またはVCが20mL/kg以下のとき）になります．

また，COPD，睡眠薬・麻薬中毒，神経筋疾患，肋骨骨折によるフレイルチェストの患者は状況に応じて考慮されます．鎮静を深くすることは，人工呼吸器でしっかり換気を管理する必要性があり，かつ鎮静を必要としている病態であるということになります．

表1 鎮静・鎮痛を必要とする場合

- 患者の快適性・安全の確保
- 不安を和らげる
- 気管チューブ留置の不快感の減少
- 動揺・興奮を抑え安静を促進する
- 睡眠の促進
- 自己抜去の防止
- 気管吸引の苦痛を緩和
- 処置・治療の際の意識消失(麻酔)
- 筋弛緩薬投与中の記憶消失
- 酸素消費量・基礎代謝量の減少
- 換気の改善と圧外傷の減少
- 人工呼吸器との同調性の改善
- 呼吸ドライブの抑制

表2 ウィーニング開始基準(チェックリスト)

- 人工呼吸器開始となった原疾患のコントロールがついている
- 意識レベルが保たれている
- 循環動態が安定している(カテコラミンの使用がない、または最小限)
- 酸素化が保たれている
- $F_IO_2 ≦ 0.4〜0.5$, $PEEP ≦ 5〜8cmH_2O$
- 換気が維持できている
- 呼吸数<35回/分, 一回換気量>5mL/kg
- 代謝性アシドーシスが改善している
- 電解質異常がない
- 重度の貧血がない(Hb>8〜10mg/dL)
- 発熱していない(中枢温<38〜38.5℃)

表3 呼吸不全のリスクを考えるときのポイント

1. 患者は呼吸できるか
2. 患者は痰を喀出できるか
3. 患者は血液循環を維持できるか

文献6)より引用

合など、筋弛緩薬の投与が必要となることもあります。鎮静・鎮痛を必要とする場合を表1にまとめました。

深い鎮静の根拠は、患者がこれらのいずれかの状況・状態であり、深い鎮静によって人工呼吸器管理がなされることでの合併症のリスクより、表1に対処することが重要である場合と考えることができるでしょう。

❷ウィーニングの基準

人工呼吸管理の合併症は、陽圧換気や高濃度酸素の投与によるもの、換気のための気道確保の方法である人工気道(気管チューブ、気管切開チューブ)によるもの、体動制限や臥床によるものなどがあります。また、皮下気腫・精神的ストレス・イレウスなど複合的に原因が関与している合併症もあります。このような合併症を可能な限り起こさない管理とともに、早期の離脱(ウィーニング)が重要なポイントです。

しかし、ウィーニングを進めるには、いくつかの条件(表2)があります。ま ず、人工呼吸管理にいたった原疾患が改善し、さらに輸液過多(血管内ボリュームオーバー)でないことです。これは、陽圧換気から陰圧での自発呼吸という変化が起こるため、血管内ボリュームが多いと、高齢者や合併症多数の症例では心不全を起こし、循環不全に陥るリスクがあるためです。

次に、人工呼吸管理でF_IO_2 $0.4〜0.5$以下、PEEP $5〜8cm H_2O$で、PaO_2 60 Torr以上ないしSpO_2 92％以上、$PaCO_2$が正常ないし人工呼吸器管理前と同程度のpH 7.35以上、吸気努力可能であることです。心筋虚血の徴候がなく、心拍数50〜140/分で、昇圧薬が投与なしか、ごく少量で維持できていることも挙げられます。そして、十分な意識状態が得られていることです。GCS：13が目安となりますが、脳神経外科術後の患者や内科系で認知症・超高齢者の患者では、必ずしもこの限りではありません。

医師指示に対する看護のポイント(表3)

❶鎮静を軽くできない理由を把握しておく

まずは、鎮静を軽くできない問題がどこにあるのかを判断することが必要です。患者が空気を肺に入れたり出したりするのに支障をきたす問題がないか(気道の狭窄があるか、肺に障害があるか、胸壁・横隔膜に障害はないか、呼吸筋の力が弱くなってないか、呼吸筋は中枢神経の作用によって作動しているか、意識障害があるか)評価します。

また、呼吸をするのに十分な空気を取り入れることができたとしても、分泌物を喀出することができるか(深呼吸したり、咳をしたりすると痛みがあるか、分泌物の量が多すぎたり、粘稠すぎたりして喀出できないか、意識障害が強くて咳をしたり、誤嚥を防ぐことができないか)を判断します。

ここで問題がない　鎮静を浅くして離床を進めたほうがよいのではないかと判断できれば，その旨を医師に伝えておくことも重要です．

❷深い鎮静での問題点に配慮する

軽度の心不全やショックにある場合は，呼吸や分泌物喀出のエネルギーが低下し，心拍出量が低下するとPaO_2に対するシャント効果が増悪するため，循環障害のある患者は呼吸不全を起こすことを視野に入れておきます．

そして，1つひとつの問題が治療と並行して解決または軽減できるかどうか考え実践していくことが必要です．

さらに，適切な吸引，感染防御，安楽な体位，痛みの除去，ベッド周辺の環境調整，生活リズムと睡眠の確保，肺理学療法など行わなければならないことは多岐にわたります．合併症を予防し，早期ウィーニングができるためには医師への働きかけはもちろん，理学療法士，臨床工学技士，ときには家族とともに協働していくことが必要となります．

（溝江亜紀子）

引用・参考文献

1) Marino PL, 稲田英一監訳：ICUブック 第3版. メディカル・サイエンス・インターナショナル, 2008.
2) Martz KV, et al., 塚本玲二訳：チームアプローチによるベンチレーター呼吸管理マニュアル. 第2版, 医学書院, 1989.
3) Guyton AC, et al., 早川弘一監訳：ガイトン臨床生理学. 医学書院, 1999.
4) 妙中信之ほか：人工呼吸中の鎮静のためのガイドライン. 人工呼吸, 24(2)：146-167, 2007.
5) 日本呼吸療法医学会，多施設共同研究委員会：ARDSに対するClinical Practice Guideline 第2版. 人工呼吸, 21(1)：44-61, 2004.
6) 露木菜緒：使いこなし人工呼吸器―初めての人が達人になる. 南江堂, p.125, 2012.

 コラム

低アルブミン血症を起こしている患者なのに，アルブミンを補給しないのは，なぜ？

医師指示の根拠はこれ！

アルブミン投与の目的を理解しておくことが重要

体内でのアルブミンのはたらきには，①血液を正常に循環させるための浸透圧の維持，②カルシウムや亜鉛，脂肪酸，酵素，ホルモンなどと結合し，これらを体内の必要部位へ運搬する，の2つがあります．

血清アルブミン値が低下した場合，よく知られている症状として浮腫があります．これは膠質浸透圧が低下するため，水分が細胞間質に流出してしまうことが原因で起こります．では，医師は，低アルブミン血症に対して，アルブミンの補給を目的としてアルブミン製剤を考えているのでしょうか？

アルブミンを投与する目的を，日本赤十字社では「血漿膠質浸透圧を維持することにより循環血漿量を確保すること，および体腔内液や組織間液を血管内に移行させることによって治療抵抗性の重度の浮腫を治療すること」と表しています．

つまり，アルブミン製剤の投与は，①膠質浸透圧の維持，②循環血漿量の確保の2つが主な目的となります．

医師は，低くなったアルブミン値の補給や血清アルブミン濃度の維持というだけの目的で投与を考えるわけではないのですね．

（後藤順一）

表　アルブミン製剤の不適切な使用例

- タンパク質源としての栄養補給
- 脳虚血（脳障害の予防効果は証明されていないため）
- 単なる血清アルブミン濃度の維持
- 末期患者への投与

part 5 ● 人工呼吸管理指示の根拠 5

せん妄があり自己抜去のリスクが高いのに，"浅い鎮静"の指示が出ているのは，なぜ？

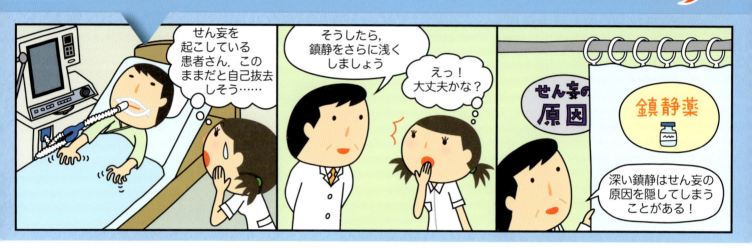

せん妄の患者を受け持つことになりました．看護師は患者の移動時の転倒やベッドからの転落，ルートやドレーン類の自己/事故抜去が起こらないように注意深く観察していく必要があります．このような状況を医師に報告した際に，医師からは「それでは鎮静をさらに浅くしてみましょうか」と浅い鎮静の指示が出ました．

おさえておこう 医師指示の根拠はこれ！

1 医師の考えを知っておこう

せん妄がすでにある場合，深い鎮静はせん妄症状を抑えてしまうことにより，せん妄を引き起こしている原因を検索する機会を奪ってしまう可能性があります．つまり，せん妄の根本的な治療にはならないということです．

たとえば，CAM-ICU（図1）やICDSCなどのせん妄のスクリーニングツールを用いてせん妄が疑われた場合，まず最初に痛みや低酸素や電解質異常など，"身体的な異常がないか"をチェックする必要があります．ポイントは精神的，認知的などといったものではなく「身体的」という部分です．

せん妄は過去には「ICUシンドローム」とよばれ，ICU環境が原因と考えられていた時期もありました．しかし現在では，急性期に起こるせん妄は，急性脳機能不全つまり多臓器不全の1つと考えられており，まずは原因として身体的な異常を除外することが重要であると考えられています．

2 根拠を知るための必須知識

❶ せん妄は人工呼吸患者の予後を悪化させる

まず，せん妄は人工呼吸患者の予後を悪化させる独立危険因子であることを理解しておきましょう．そして鎮静薬を増量すると，せん妄の発生率自体が上昇するというデータもあります．

せん妄の原因を知るための検索，さらにせん妄自体の発生についても鎮静を控えることが考慮されることになり，浅い

● 逆に過少鎮静の影響は？ ●

鎮静が過少な場合，鎮静の目的である①患者の快適性・安全の確保，②酸素消費量・基礎代謝量の減少，③換気の改善と圧外傷の減少，が達成されません．そればかりか，不安やストレスの増大により興奮・不穏状態を呈することがあります．

鎮静は基本的な指示になりうるでしょう．

❷鎮静にもリスクがある

また，鎮静そのものにも，リスクが存在しています．

せん妄は交感神経が過緊張状態であることが多く，鎮静薬の投与により交感神経活動が減弱して循環抑制を起こします．鎮静効果の遷延や意識レベルの判定困難から，中枢神経障害の発見が遅れる危険性もあります．

さらに，過剰鎮静には，弊害があることを認識しましょう．安静臥床が長期に及ぶと，廃用萎縮を起こします．不動化により，褥瘡，深部静脈血栓症・肺梗塞のリスクも増加します．さらに，鎮静薬使用による臥床と陽圧換気によって下側肺障害を生じることもあります．

呼吸筋の萎縮や筋力低下により，人工呼吸器離脱が困難となり，人工呼吸器装着期間が遷延します．持続鎮静は，人工呼吸器関連肺炎（VAP）発症の独立危険因子でもあります．そして免疫機能の低下により易感染状態ともなります．

ICU入室中の場合，入室中の記憶を残さない状態でいると，ICU退室後の病状回復後に抑うつ状態などの精神障害の原因となる場合があります．

医師指示に対する看護のポイント

2013年，鎮痛・不穏・興奮・せん妄ガイドラインが改訂されました．鎮静については，浅い鎮静レベルを保つことと臨床的アウトカム改善（人工呼吸期間短縮，ICU滞在期間短縮）が関連しているといわれています．せん妄については，まず適切なツールを用いてせん妄の評価を行うこと，そしてせん妄の原因として痛みがないか評価すること，ドルミカム®などのベンゾジアゼピン系の鎮静薬を避けること，早期運動療法や非薬物的療法（環境適応を促す，睡眠の促進）などが挙げられています．図1に，ガイドラインで示されるバンドルケア（一部改変）を示します．看護師が担う役割は非常に大きいことが理解できると思います．

しかし，過活動型のせん妄があり，たとえば夜勤帯で十分な看護師の人手が確保できないときに生命に直結するようなドレーンやカテーテルの事故／自己抜去を防ぐために，鎮静薬を増量（薬物的抑制ともいいます）せざるを得ない場合もあるでしょう．明らかに浅い鎮静では乗り切れない場面もあります．

こういった状況は医師に伝え，安全に十分に配慮した対応を行うべきです．ただし，その場合も鎮静薬の増量はせん妄を改善させるものではなく，症状を抑えてしまっているだけで，根本的解決になっていないことを認識する必要があります．　　　　　（門馬康介）

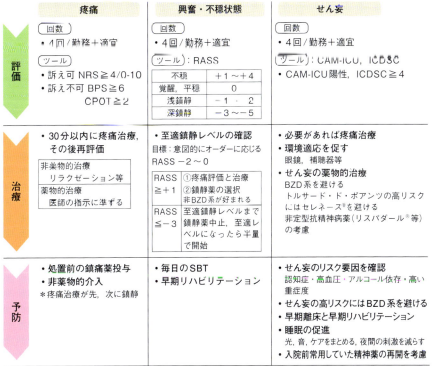

図1　ICU PAD care bundle

文献4）より一部改変

引用・参考文献

1) 日本呼吸療法学会，人工呼吸中の鎮静ガイドライン作成委員会：人工呼吸中の鎮静のためのガイドライン．2007．http://square.umin.ac.jp/jrcm/contents/guide/page03.html
2) Ely EW, et al.: Delirium as a predictor of mortality in mechanically ventilated patients in the intensive care unit. JAMA, 291(14) : 1753-1762, 2004.
3) 卯野木健編著：決定版 人工呼吸ケアのポイント300——せん妄．呼吸器ケア2012年冬季増刊：193-207, 2012.
4) Barr J, et al.: Clinical Practice Guidelines for the Management of Pain, Agitation, and Delirium in Adult Patients in the Intensive Care Unit. Crit Care Med, 41(1) : 263-306, 2013.

part 5 ● 人工呼吸管理指示の根拠 ❻

人工呼吸中の患者への鎮静で，患者によって，ディプリバン，ドルミカム，プレセデックスと，異なる指示が出るのは，なぜ？

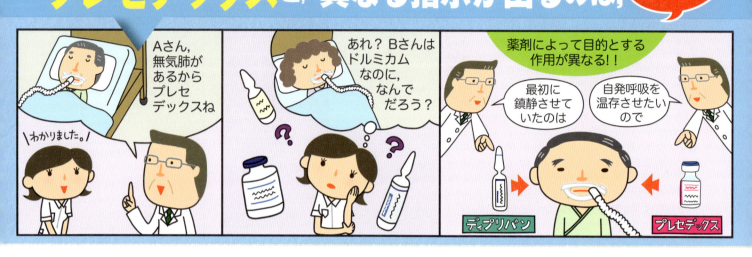

集中治療領域で使用される頻度の高い持続静注鎮静薬に，プロポフォール（ディプリバン®），ミダゾラム（ドルミカム®），デクスメデトミジン（プレセデックス®）があります．

しかし，長期ドルミカム®で鎮静管理していた患者に対して，そろそろ抜去を考慮し始めた際に鎮静薬をディプリバン®に変更したり，胸部X線で両側下葉の無気肺を認めたので，下葉の含気を増加させるために自発呼吸メインの人工呼吸器設定と呼吸抑制のないプレセデックス®に変更したり，成人ICU患者のせん妄発症の危険因子（高齢・高い重症度・感染・既存の認知症）を持つ患者にいつもならドルミカム®を使用する医師がプレセデックス®を使用したり……と同じ人工呼吸管理を行っている患者でも異なる鎮静薬が使用されるため，どのような意図で医師が異なる鎮静薬をオーダーしているのか，疑問に思うことがあるでしょう．

おさえておこう 医師指示の根拠はこれ！

1 医師はこのように考える

❶目的とする作用が鎮静薬によって異なる

同じ人工呼吸管理を行っている患者でも異なる鎮静薬を使用するのはなぜでしょうか．それは，==目的とする作用が鎮静薬によって異なる==ためです．人工呼吸を必要とする病態はさまざまであるように，同一疾患でも患者の病態や病期によって鎮静目的が異なります．鎮静薬それぞれの作用の特徴をふまえたうえで，その患者の反応を注意深く観察していくことが重要です．

❷患者の鎮静の目的は何か

鎮静薬の特徴の前に，まず知っておかないといけないことは，「その患者の鎮静の目的は何か」，ということです．鎮静・鎮痛の目的として，表1のようなことが挙げられています．医師がどのような目的で鎮静を行っているのか，共通理解をしておく必要があります．

表1 鎮静・鎮痛の目的

1.	患者の快適性・安全の確保
2.	酸素消費量・基礎代謝量の減少
3.	換気の改善と圧外傷の減少

表2 持続静注鎮静薬の特徴

	利点	欠点／副作用※	作用機序	そのほか
ミダゾラム（ドルミカム®）	拮抗薬がある（フルマゼニル）循環抑制が比較的少ない	呼吸抑制 循環抑制（血圧低下，不整脈） 肝機能障害 吃逆 効果は個人差が大きい 長期的な精神・認知機能障害 せん妄のリスク要因の可能性 覚醒遷延の可能性	中枢神経のγアミノ酪酸（GABA）受容体に結合し，クロールチャネルを開き興奮性ニューロンを抑制する	作用発現：すみやか（0.5〜5分） 作用時間：短い（2時間未満） 維持量：0.03〜0.18mg/kg/時 48〜72時間以上の持続投与を行うと覚醒が遷延する場合がある 肝代謝，腎排泄
プロポフォール（ディプリバン®）	覚醒遅延がない 調節性がよい 長期の鎮静にも用いやすい 肝・腎機能の低下した症例にも比較的安全に使用できる 頭蓋内圧を下げる作用が高いため，頭蓋内の手術に適している 制吐作用がある	循環抑制（血圧低下） 呼吸抑制 アナフィラキシー様症状 細菌汚染 脂肪付加（1％製剤と2％製剤がある） 血管痛 小児には使用禁忌 まれに高トリグリセリド血症，propofol infusion syndrome（筋融解，代謝性アシドーシス，高熱，不整脈などの全身症状）をみる 凍結を避けて25℃以下で保存	GABA受容体（ミダゾラムとは異なる）	効果発現：1〜2分 維持量：0.5〜3mg/kg/時 肝代謝，腎排泄
デクスメデトミジン（プレセデックス®）	刺激に容易に覚醒し自然睡眠に類似した脳波パターンを示す（記憶や認知機能を障害しない） 抗不安作用と鎮痛作用を併せ持つ 呼吸抑制がない 循環器疾患を持つ患者の心保護作用 せん妄予防効果／せん妄期間短縮効果 人工呼吸器離脱後の鎮静にも使用可 非挿管での手術および処置時の鎮静にも使用可	循環抑制（血圧低下，徐脈，不整脈） 血圧上昇 120時間を超えての使用の安全性は不確立	鎮静・鎮痛作用を有するα₂アゴニスト．脳内青斑核に分布するα₂受容体に作用して，Gタンパクの活性化から神経末端のノルアドレナリン放出を抑制し大脳皮質など上位中枢の興奮・覚醒レベル上昇を抑える	半減期：短い 維持量：0.2〜0.7μg/kg/時 通常初期負荷投与を行う 代謝物は主に腎排泄

※便宜上，欠点／副作用と表現したが，目的が異なれば副作用は作用になることもあることに注意する（たとえば，呼吸抑制の副作用は，人工呼吸器との同調性の悪い患者の換気の改善を図る際に投与すれば，作用となる）．

文献1)をもとに作成

医師指示に対する看護のポイント

鎮静の目的を理解し，鎮静に先んじてまず鎮痛が十分になされているのか（analgesia based sedation）評価し，その患者の病態・病期に合った鎮静薬の特徴を押さえたうえで医師へ報告します．

表2を参考にして考えてみると，たとえば長期間ミダゾラムを使用していた患者に対して，朝に薬剤を中止したからといってすぐに抜管することはできないでしょう．それは薬剤からの醒めの問題です．

また，血圧が低い患者の体動が激しいからといってプロポフォールをボーラス投与（短時間に行う急速静脈内投与）することは，リスクが伴うでしょう．デクスメデトミジンにおいても，高用量では徐脈や低血圧，催不整脈作用が報告されています．目の前の人工呼吸を余儀なくされている患者にどういった目的でその鎮静薬が選択されているのか，そのリスクは何なのか考えながら各症例を個別にアセスメントしていく必要があるのです．

（門馬康介）

引用・参考文献

1) 日本呼吸療法学会，人工呼吸中の鎮静ガイドライン作成委員会：人工呼吸中の鎮静のためのガイドライン．2007．http://square.umin.ac.jp/jrcm/contents/guide/page03.html
2) Barr J, et al.：Clinical Practice Guidelines for the Management of Pain, Agitation, and Delirium in Adult Patients in the Intensive Care Unit. Crit Care Med, 41(1)：263-306, 2013.

part 5 ● 人工呼吸管理指示の根拠 7

人工呼吸器のPSVモードでの管理が続いている患者で，とくに呼吸状態は悪化していないようなのに，ある日，A/Cモードに戻す指示が出たのは，なぜ？

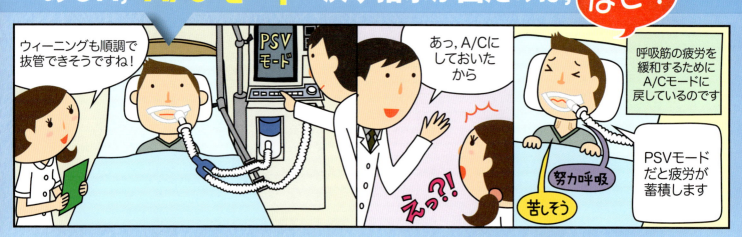

人工呼吸器装着の目的は，主に3つあります．1つ目は，酸素化や換気といったガス交換を改善すること．2つ目は，気管挿管による気道の確保ができること．3つ目は，呼吸仕事量を改善することです．

患者の病状が改善し，人工呼吸器からのウィーニングの段階にいたると，これらの3つを確認しながら，患者が人工呼吸器から離脱できるかどうかを評価していくこととなります．

人工呼吸器のPSVモードとA/Cモード

たとえばあなたが，重症肺炎で気管挿管，人工呼吸管理となった患者を担当しているとします．現在，人工呼吸器のモードは圧支持換気(PSV)であり，患者の状態は大きな変化もなく，安定しているようにみえました．明日にも抜管ができそうな状態です．そこへ医師がやってきて，「補助/調節換気(A/C)にします」と告げました．呼吸器設定を見ると，モードはA/Cとなっており，患者の呼吸回数は先ほどよりも減少していました．

A/Cモードは，自発呼吸がないときには調節換気(control)が入り，自発呼吸があるときには補助換気(assist)が入ります．つまり，常に人工呼吸器からの一定の換気を受けている状態で，主に自発呼吸がない患者に用いられます．

一方，PSVは自発呼吸がある患者の吸気をサポートする(吸いやすくする)モードで，ウィーニングを進める段階でよく用いられるものです(表1)．

では今回，なぜ医師はPSVモードで安定しているようにみえるケースで，わざわざウィーニングから逆戻りするようなA/Cモードへ変更したのでしょうか？

おさえておこう 医師指示の根拠はこれ！

人工呼吸器による管理が開始されると，患者の換気は人工呼吸器がフルサポートしてくれますが，同時に人工呼吸器が装着されたその場から，人工呼吸器からの離脱を考える必要があります．

その過程には主に2つあります．1つは，人工呼吸器から徐々に離脱していく「ウィーニング」という方法です．もう1つは，自発呼吸トライアル(SBT)のように人工呼吸器のサポートを中断する方法です．長期人工呼吸管理になったり，SBTが失敗したりといった

表1 人工呼吸器設定の基本と特徴

モード		呼吸パターン	特徴
PSV		自発呼吸	設定したPS圧で換気補助をする 呼吸器離脱に使用することが多い
A/C	VCV	自発呼吸がない場合，設定した強制換気を行う	一回換気量が保証される 肺コンプライアンスが悪い場合，気道内圧が高くなる
	PCV		過度な陽圧換気が回避できる 一回換気量は肺コンプライアンスに左右される

患者では，人工呼吸器から徐々に離脱していくウィーニングが選択されます．

さて，人工呼吸器からのウィーニングが進むと，徐々に患者の自発呼吸を活かした換気モード（PSVなど）に変えていきます．すると，人工呼吸器が肩代わりしてくれていた呼吸仕事量は減り，その一方で，患者が担う呼吸仕事量が増えていくことになります．

患者の呼吸仕事量が増えるということは，患者が自力で換気を担うことを意味し，その分呼吸筋に負荷をかけることになります．

そのため医師は，患者の呼吸筋の疲労を緩和し，休憩をしてもらうためにA/Cモードへの変更を決めたと考えられます．

根拠を知るために必須な知識はこれ！

1 そもそも「呼吸仕事量」とは

呼吸仕事量とは，換気にかかわるエネルギーのことです．

換気とは「肺と外界とのガス交換」で，外から体内に空気を取り込むために，横隔膜を中心とした呼吸筋を使って肺を広げます．一方，肺や胸郭は，広がる方向と逆の内向きに力が働きます．この縮まろうとする力を「弾性力」といいます．また，口や鼻から空気が入るとき，肺に向かって気道という狭いところを通過するときに加わる抵抗のことを「気道抵抗」といいます．気道が細ければ細いほど，また，気道が長ければ長いほど気道抵抗は大きくなります．この「弾性力」と「気道抵抗」に打ち勝って，空気を肺胞に届けなくてはなりません．呼吸仕事量とは，換気を行うために，呼吸筋が気道抵抗と弾性力に対抗して使うエネルギーということになります．また，こうした換気の回数が増えれば増えるほど，呼吸仕事量が増えます．つまり，呼吸回数が増えることも呼吸仕事量の増加を表すことになります．

2 呼吸筋はどれくらい休ませるべきか

ウィーニングの過程で疲労した患者の呼吸筋をいったん休めたいという目的で，医師はA/Cモードとしました．ではいったい，どれくらいの時間休めばいいのでしょうか？

ある健常者を対象にした研究[1]では，呼吸筋に負荷をかけて呼吸筋疲労を作り出し，その後に十分に休ませました．呼吸筋の回復は24時間かけて休息をとっても，元に戻りませんでした．

人工呼吸器からの離脱が失敗した場合というのは呼吸筋が疲労しているときであり，24時間は元の設定もしくはA/Cモードへ変更することが推奨されています．

医師は，ここまで順調にきた患者の呼吸状態に対し，抜管を間近に控えてやや慎重を期し，少し呼吸を楽にしてから抜管に挑もうと考えたのではないでしょうか．

医師指示に対する看護のポイント

A/Cへのモード変更は呼吸仕事量を軽減するためですから，呼吸仕事量が増加する状態を避けなければいけません．たとえば，換気量や吸気時間が不適切な場合がそれにあたります．

患者が吸おうとする以上に吸気が送り込まれたり，もっと吸いたいのに吸気ができなかったりすると，患者はその分余計に呼吸をして呼吸仕事量を増やし，そのうえ苦痛を感じて酸素消費量が増えることになります．そのため看護師は，常に適切な人工呼吸器設定になっているかについて観察を行います．

また，呼吸回数が増えると，換気の回数が増加するため，その分呼吸仕事量が増えることになります．患者の呼吸回数も合わせてモニタリングする必要があります．

（山田 亨）

引用・参考文献
1) Laghi F, D'Alfonso N, Tobin MJ：Pattern of recovery from diaphragmatic fatigue over 24 hours. J Appl Physiol (1985), 79(2): 539-546, 1995.

part 5 ● 人工呼吸管理指示の根拠 ⑧

人工呼吸器使用時，回路に人工鼻が使われていたのに，管理にひと手間かかる加温加湿器使用の指示が出たのは，なぜ？

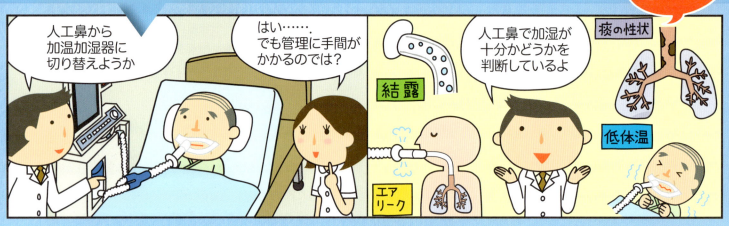

おさえておこう 医師指示の根拠はこれ！

人工呼吸管理中の加温加湿の方法として，加温加湿器と人工鼻のどちらにもメリット・デメリットがあります．医師はそれぞれの特徴と患者の状態を考慮し，患者にとってより負担の少ない呼吸管理ができるよう使い分けています．

"人工鼻では加温加湿が不十分"といったように，患者へのデメリットが大きい場合には，加温加湿器への変更が検討されます．今回のケースも，そうした理由が考えられるのではないでしょうか．

根拠を知るために 必須な知識はこれ！

正常な気道の温度と湿度を図1に示します．環境にもよりますが，吸気は気道を通っていく間に加温加湿されます．それに対し，人工呼吸管理中に使用される医療ガスは乾燥ガスであることに加え，気管分岐部の直上まで気管チューブなどの人工気道があるために加湿が不十分となります．

加温加湿が不十分になると，粘液の乾燥，呼吸仕事量の増大，気管支の上皮細胞の損傷，繊毛運動の障害により，

図1　正常呼吸時の気道の温度湿度

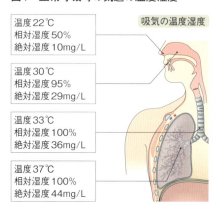
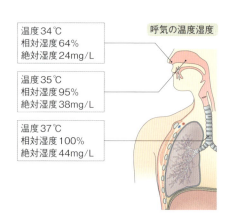

表1 人工鼻と加温加湿器のメリット・デメリット

	人工鼻	加温加湿器
メリット	・安価で小型、軽量 ・電気や熱源、給水不要 ・過剰な加温、加湿の危険がない ・蛇管内部への結露がない ・患者の気道と呼吸器回路の間の微生物拡散を防止可能	・加温加湿能力は人工鼻に勝る ・死腔や回路抵抗が加わらない ・分泌物による回路閉塞が起こらない ・リークがあっても加温・加湿ができる
デメリット	・加湿不足に陥ることがある ・使用時間が長くなると気道抵抗が上昇 ・気道内分泌物が人工鼻まで到達すると使用不可になる ・機械的死腔が大きくなる	・回路内に結露した水分が感染源になりやすい ・水分が貯まると気道抵抗の上昇や呼吸器の動きに影響を及ぼすことがある ・適切な設定に知識が必要 ・電気的な危険、過剰な加温・加湿の危険がある ・維持費がかかる ・給水が必要 ・回路がやや複雑

表2 人工鼻の主な禁忌

- 気道分泌物が人工鼻まで到達する場合
- 肺・気道から大量のガスリークがある場合
気管支胸膜瘻、カフなしチューブ使用例
- 人工鼻の抵抗、死腔が無視できない場合
- 低体温（32℃以下）

文献1）p.50 より引用、一部改変

喀痰が粘稠になり痰や異物の喀出が困難になるなどの問題を起こします。そのため人工呼吸管理中は十分な加湿を行う必要があり、その方法として人工鼻や加温加湿器があります。

1 人工鼻と加温加湿器のメリット・デメリット

人工鼻は、フィルターに呼気の熱と水分を蓄え、その熱と水分を吸気に与えて加湿するものです。加温加湿器は、パスオーバー型やカスケード型など種類はありますが、ヒーターを用いて水を加温して加湿するものです。

それぞれの特徴とメリット・デメリットを表1に示します。

2 人工鼻を使用してはいけない症例（表2）

今回のケースのように、人工鼻の使用を見直さなければならない場合は、ほかにもあります。

❶大量の気道内分泌物がある

痰の多い患者や気道出血の患者では、痰や血液が人工鼻に付着して、気道抵抗の上昇や閉塞を起こします。

❷肺・気道から大量のガスリーク

呼気側のルートからリークがある

と、呼気が人工鼻まで十分戻ってこないため、人工鼻に十分な加温と加湿が行われません。

❸人工鼻の抵抗、死腔が無視できない場合

自発呼吸では、人工鼻が生じる気道抵抗が呼吸筋疲労と呼吸仕事量の増大を引き起こすことがあります。また、一回換気量が少ない場合、人工鼻の大きさによっては死腔換気となり、低換気となる危険があります。

❹低体温

体温が低ければ、呼気に含まれる熱も水分も少ないため、十分な熱と水分を人工鼻に貯えることができず、吸気に対する加温加湿が不十分となります。人工鼻の加湿性能は絶対湿度30mg/L前後です。使用開始から1時間経過後に結露の付着がない場合は、湿度不足のおそれがあるので、加温加湿器に切り替えます。

医師指示に対する看護のポイント

人工呼吸器管理を行う患者には、十分な加温と加湿を行い、より負担の少ない状態にする必要があります。その

ためにより効率よく加温加湿できる方法を選択し、加温や加湿の状況をアセスメントしましょう。

加湿の状態を評価するには、「回路内に十分な結露ができていること」「常に気管吸引の痰の量、性状を観察すること」がポイントです。

回路内に結露ができているかは重要なポイントです。結露があれば相対湿度は100％で、結露の状態を見て温度調節をすればいいのです。結露のない状態で管理すると、知らないうちに湿度が低下して、気道閉塞などの重大な合併症を引き起こします。

結露水の廃棄などケアは大変ですが、回路内の結露の観察は安全対策として必須です。また、加温加湿器を使用する場合、温度設定や給水がきちんとされているかといった管理もポイントになることを覚えておきましょう。

（神田新一）

引用・参考文献

1) 山口和将：加温・加湿．ICU実践ハンドブック―病態ごとの治療・管理の進め方（清水敬樹編），羊土社，p.50-51, 2009.
2) 3学会合同呼吸療法認定士認定講習会テキスト，3学会合同呼吸療法認定士認定員会事務局, 2005.
3) 妙中信之監：Respiration Support Teamのための呼吸ケアスタッフ指導・育成ポイント155．呼吸器ケア夏季増刊，メディカ出版, 2007.

part 5 ● 人工呼吸管理指示の根拠 ⑨

気管切開患者のカニューラ交換時にカフ付きカニューラを準備したら，カフなしに変えるように指示が出たのは，なぜ？

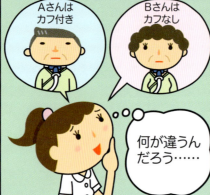

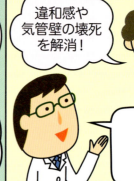

カニューラの「カフ付き」と「カフなし」

カニューラは，「カフ付き」と「カフなし」の2つに大きく分けられます（図1）．

カフ付きカニューラは主に気管切開直後より使用され，気管切開後の出血の流入予防や誤嚥予防，さらには人工呼吸のエアリーク予防を目的として使用されます．

カフ付きカニューラでは，カフが気管壁を圧迫し違和感を生じたり，カフによる気管壁の壊死を起こす可能性があります．また，発語によるコミュニケーションができません．

一方，カフなしカニューラは，穴をふさぐことで声を出すことができますが，気管切開後の急性期では，カフがないと出血の流入や誤嚥を防ぐことはできないため，使用することはありません．

おさえておこう 医師指示の根拠はこれ！

では，今回のケースではなぜ，カフなしカニューラに変えるよう指示が出たのでしょうか？

① 気管切開直後ではない

気管切開実施からの時間経過は不明ですが，まず気管切開直後の術後出血が危惧される状態ではなさそうです．気管切開直後は切開部からの出血がいくらかあります．この状態でカフなしカニューラを使用すると，血液が気管に流入し気道トラブルを起こします．

② 気管切開孔の閉鎖はまだできない

残念ながら，まだ気管切開孔を塞ぐまでの状態ではないようです．気管切開孔を閉鎖できる状態であれば，当然カニューラは必要ないからです．

③ 人工呼吸管理からは離脱している

さらに，カフなしカニューラでもよい条件は，人工呼吸器，つまり陽圧換気からは離脱できている状態であることが推測できます．カフなしカニューラで陽圧換気を行うと，エアリークにより十分な換気ができなくなるからです．従量式人工呼吸器では一回換気量が保てず，従圧式人工呼吸器では酸素を送り続けてしまいます．

図1 「カフ付きカニューラ」と「カフなしカニューラ」

カフ付きカニューラ

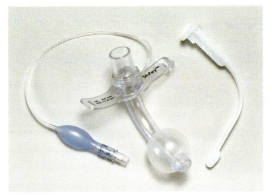

トラキオソフト™
コヴィディエンジャパン株式会社

カフなしカニューラ

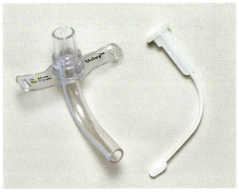

トラキオソフト™（カフなし）
コヴィディエンジャパン株式会社

4 誤嚥のリスクは低い

加えて、今回のケースは誤嚥を起こすリスクが低い状態であると考えます。誤嚥を起こしやすい場合は、嘔吐物や経口摂取したものが誤嚥により気管に流入し窒息や肺炎を起こすのを防ぐため、カフ付きカニューラが選択されるからです。もちろん、カフ圧管理をしっかりしていれば誤嚥を回避することはできますが（100％ではありませんが）、カフ圧管理が十分できていなければ、残念ながら誤嚥してしまいます。

さらに、経口摂取の際には、カフ付きカニューラよりカフなしカニューラのほうが嚥下時の違和感が少なく、経口摂取がよりスムーズに行えます。

5 「カフなし」なら発声ができる

最後に、カフなしカニューラの最も優れている点として、気管切開孔を塞ぐことで発声が可能となり、発語によるコミュニケーションができるようになることです。自分の意思を言葉で伝えられないのは、大変なストレスです。

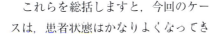

根拠に基づく総合的な評価・判断は

これらを総括しますと、今回のケースは、患者状態はかなりよくなってきているものの、気管切開孔はまだ閉鎖できる状態ではない。しかし人工呼吸管理は必要なく、経口摂取も可能、さらに誤嚥のリスクも低いため、患者本人のQOLを上げるために発語によるコミュニケーションを提供しようと医師は判断したのではないでしょうか。

そのため、カフなしカニューラへの変更指示が出たものと思われます。

（星　豪人）

引用・参考文献
1) 丸川征四郎編：気管切開－最新の手技と管理－改訂第2版. 医学図書出版, 2011.
2) 富加見美智子：やりなおしの吸引・排痰・呼吸介助－患者さんが楽になる！ 五感でわかる呼吸のみかた（Smart nurse Books 19）. メディカ出版, 2013.

●カフなしカニューラによる管理で注意したいこと●

カフなしカニューラには誤嚥のリスクがあるため、誤嚥が起きていないかを評価することが必要です。誤嚥（aspiration, アスピレーション）は、「ゴホッゴホッ」と咳きこむ場合はわかりやすいですが、咳きこむこともなく誤嚥してしまうsilent aspiration（サイレントアスピレーション）もあります。そのため聴診による肺音聴取を行い、誤嚥の有無を確認しなければいけません。

経口摂取前の評価を行い、その後の変化をみていくことも重要です。粗い断続性副雑音が聴取される場合は、咳嗽を促して排出してもらうか、無理な場合は、気管吸引により誤嚥物の除去を試みる必要があるとともに、医師と話し合い、経口摂取を継続するか評価・判断していく必要があります。

part 5 ● 人工呼吸管理指示の根拠 ⑩

挿管チューブの位置が浅いと思われるが,医師からは「そのままで継続」という指示が出たのは,なぜ？

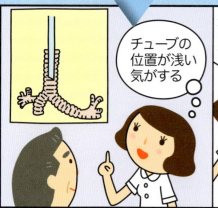

　気管挿管は　気道を安全かつ確実に確保して，肺胞内での空気の出し入れ（換気）ができるようにするために行われる医療処置です．そのため，自力での呼吸が困難な患者や人工呼吸器による治療が必要な患者が対象となります．

　挿管チューブの誤抜去や誤挿入は，患者の命を直接的に左右することになるため，現場で働く看護師も日々の業務において挿管チューブを慎重に管理していることと思われます．

　今回のケースでは，気管挿管が行われている患者のチューブ固定が前回の確認時と変わらない位置にあるのに，胸部X線上，浅い位置に固定しているように見受けられました．医師へ報告しましたが，「そのままの位置で継続」との指示が出ました．

根拠を知るために必須な知識はこれ！

①気管・気管分岐部の解剖

　空気の通り道である気管は，喉仏である輪状軟骨から始まり，個人差はあっても第5胸椎の高さで左右に分岐します．この間は10cm程度です．

　門歯から気管分岐部までの長さは成人男性で26cm程度，女性では23cm程度です．門歯から咽頭までが約10cm，門歯から声帯までは20cm程度であり，声帯は第3～4頸椎の高さに位置します（図1）．

②挿管チューブの適切な挿入の深さ

　挿管チューブの挿入の深さは，男性では門歯の位置で21cm，女性では19cmが目安であるとされていますが，この深さはテキストによって記載が異なり，男性で22～24cm，女性では20～22cm，または（身長cm/10）＋5などの数字もあります．

　胸部X線上では，挿管チューブの先端が気管分岐部の2～3cm上部または，カフが声帯を約2～3cm（成人で）程度深く挿入した位置に固定することとなっています（図2）．

おさえておこう 医師指示の根拠はこれ！

　看護師は，挿管チューブの固定を日々管理しています．しかし前述のように，体格や体形によって挿管チューブの適正な深さは異なり，統一した深さはありません．

よくわかるナースのための医師指示の根拠

図1 気管・気管分岐部の解剖

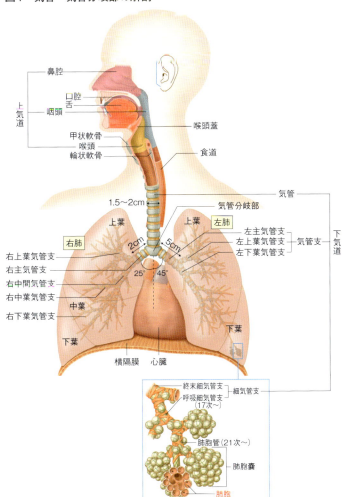

図2 挿管チューブの適切な位置

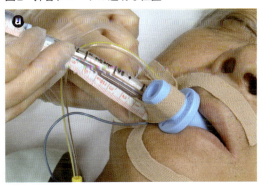

ⓑ

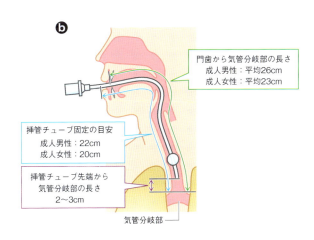

a：男性では門歯の位置で21cm，女性では19cmが目安とされるが，統一された深さの基準はない
b：胸部X線上では，挿管チューブの先端が気管分岐部の2～3cm上部，または，カフが声帯を約2～3cm（成人で）程度深く挿入した位置に固定する

また，挿管チューブは頭部の伸展や屈曲などの動きや，口腔内のチューブのたるみによって大きく動きます[1)2)]．そのため医師は，挿管チューブの位置を確認する際，首の位置や体位の変化に注意し，口腔内のチューブの状態を確認し，統一した姿勢での撮影による評価をしていると考えられます．

医師指示に対する看護のポイント

挿管チューブの位置を確認する際のX線写真では統一した体位での撮影を行う必要があり，看護師は，挿管チューブを挿入した際の体位を把握しておくことが大切です．そのためには，患者の体位や首の位置を変えた際に，チューブの動きによる呼吸音の変化があるかといった観察を日々行いましょう

（後藤順一）

引用・参考文献

1) King HK : A new device : Tube Securer. An endotracheal tube holder with integrated bite-block. Acta Anaesthesiol Sin, 35(4) : 257-259, 1997.
2) Sugiyama K, Yokoyama K : Displacement of the endotracheal tube caused by change of head position in pediatric anesthesia : evaluation by fiberoptic bronchoscopy. Anesth Analg, 82(2) : 251-253, 1996.

part 5 ● 人工呼吸管理指示の根拠 ⑪

深い鎮静がかけられているのに，抑制の承諾をとるようオーダーが出るのは，なぜ？

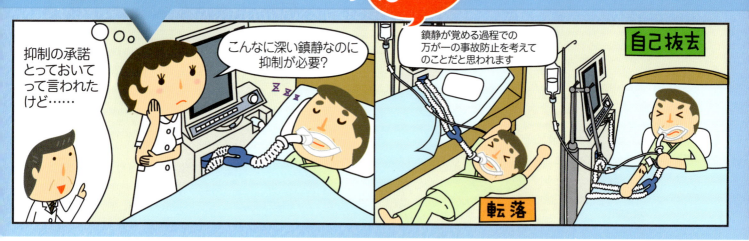

おさえておこう 医師指示の根拠はこれ！

1 抑制が検討される場合とは

　現実には，患者の病態により，治療上必要なドレーンやチューブの自己抜去のおそれがある場合や，ベッドからの転落のおそれがある場合など，==患者の生命が危険にさらされている場合==があります．そのため，やむをえず抑制や拘束の検討がなされ，そのうえで実行されます．

　抑制・拘束は，施設によって事前に家族または患者本人から承諾を得ておく場合があります．今回の疑問のように，患者が鎮静中であっても，事前の同意書に基づいて抑制や拘束が必要なのでしょうか？　それは，==鎮静が覚めてゆく過程で患者に抑制が必要とされる状況が起こった場合に備えた処置==で，その旨を事前に説明して理解していただく行為と思われます．

2 投与薬から考えられること

　つまり鎮静からの離脱の過程で，医師は鎮静薬の効果が消失する時間を予測していることが考えられます．

　抑制・拘束とは，患者の安全保持と治療，看護上の必要性による運動制限の目的で，柵および布，シーツ，紐などを用いて行う方法をさします[1]．

　本来，患者を抑制や拘束する行為は，日本国憲法31条「何人も，法律の定める手続によらなければ，その生命若しくは自由を奪われ，又はその他の刑罰を科せられない」に違反する行為であり，原則禁止されています．

体格や年齢・投与持続時間によっても異なりますが，ミダゾラムの薬効の半減期は成人で2〜6時間，プロポフォールでは5〜40分と鎮静薬の種類によっても異なります．麻酔や鎮静薬からの離脱時は，鎮静薬投与前にいくら説明を受けていた患者であったとしても，混乱状態となり，思わぬ事故につながるケースが多くあります．

　そのため，医師は鎮静薬の効果が減少する時期を見計らい，緊急時に備えて抑制の承諾を依頼したと考えられます．

根拠を知るために 必須な知識はこれ！

　どのような状況であれ，抑制を行うには，「切迫性」「非代替性」「一時性」という3つの要件を満たす必要があります．

1 切迫性

患者本人,または他の患者への生命または身体が危険にさらされる可能性が著しく高い状況をいいます.たとえば,「ベッドから何度も降りようとする」本当の理由は,「ただトイレに行きたかっただけではないか」,また「ドレーンを抜こうとする」理由は,「ドレーンの周りが痒かったから触ったのではないか」などといった推測は,すべて否定されます.

そのうえでなお,患者の生命や身体が危険な状態であることが確信できる場合,切迫性の要件が満たされたと考えます.

2 非代替性

身体拘束その他の行動制限を行う以外に,それに代わる方法がない状況をさします.業務にあたっているスタッフに交代で付き添うよう依頼できないか,ドレーンや点滴が手の届かない位置に動かせないかなどの工夫をしても,抑制が避けられない場合がこれにあたります.

3 一時性

抑制・拘束などの行動制限が,あくまで一時的な処置であることをいいます.「その抑制が今後も患者に本当に必要か」「抑制に代わる対応策が,今もまだ本当にないか」といったことを継続的に評価していく必要があります.

4 3要件をふまえた判断

「切迫性」「非代替性」「一時性」の3要件の評価は,医師の判断を中心に組織的に考え,抑制・拘束に対する対応をチームとして考える必要があります.抑制・拘束は,これらの要件がすべて満たされたうえで,家族や患者の了解のもとで実行されます.

5 今回のケースで考えられること

鎮静から離脱する患者にこの3要素を当てはめてみると,患者は鎮静から覚醒し始める時期であり,生命を左右するチューブ類が存在していました.覚醒時には混乱することが予測され,また抑制に代わる方法がなく,業務上,看護師が患者につきっきりになることは困難でした.

そのためやむをえず抑制を行うと判断しましたが,この抑制は鎮静から覚醒するまでの一時的な対処であり,抑制の必要性を継続的に評価することとしました.

医師指示に対する看護のポイント

医師が患者や家族からいただく抑制の承諾は,患者および家族の意思として利用されます.患者や家族は,命を守るためにはいたしかたないと考え,承諾書にサインすることもあるかもしれません.ときには,抑制の承諾書をいただくことが,入院患者に対するルーチンの業務になっている施設もあります.

しかし,先に述べたように,抑制・拘束という行為は,基本的には法に反する行為であるということを常に理解し,対応することが非常に重要です.そのため,すべての経過を正確に記録するなど,慎重に手続きを行う必要があります.

(後藤順一)

引用・参考文献
1) 日本看護協会ホームページ:看護実践情報,認知症の術後患者を抑制・拘束せずに安楽に過ごさせるための看護師の挑戦[コラム].
http://www.nurse.or.jp/

memo

part **6**

急変時の指示
の根拠

part 6 ● 急変時の指示の根拠 ①

腹痛で来院した患者に「採血とラインは20Gで確保して」との指示．ショックでもないのに，なぜ20Gなの？

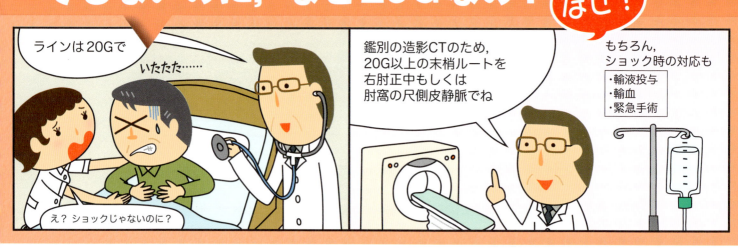

おさえておこう 医師指示の根拠はこれ！

腹痛は，来院時主訴として救急外来で出会う頻度が高い症状です．急激に発症した腹痛のなかで，緊急手術を含む迅速な対応を要する腹部疾患群を急性腹症とよびます．

痛みのある部位からある程度の診断が推測されますが，腹部には胃や腸だけでなく，子宮や卵巣などのさまざまな臓器があり，腹部臓器以外の疾患でも腹痛を起こすため注意が必要です．救急外来で経過中にショック状態に陥る可能性や緊急手術・治療となることもあるため，腹痛の原因を評価し，迅速に対応できるように問診・身体観察・検査を理解しておくことが重要です．

1 造影剤の急速注入を行うため

急性腹症の患者に対して，造影CTを行う目的は，①臓器虚血の有無，②血管性病変の有無，③急性膵炎時の重症度判定などがあります．臓器虚血では，緊急処置が必要となることがあるため造影CTで血流評価し，血管病変では，臓器血流，動脈解離・瘤の形態把握が重要です．また，急性膵炎では，急性膵炎診療ガイドラインで重症度判定や合併症の判定には造影CTが有用であるとされています．

造影CTでは，明瞭に描出するために，造影剤の急速注入を行います．投与速度が速く，薬剤の粘稠度も高いため，注入抵抗の低い，太くて短い点滴ルートが必要となります．

望ましいのは，20G以上の太い末梢静脈からの点滴ルートで，右肘正中もしくは肘窩の尺側皮静脈から穿刺したものが理想です．左肘静脈では心腔に達するまでの時間が長く造影剤到達時間が遅延するため，右肘静脈から行うことが望ましいのです．また，接続には耐圧のロックタイプや三方活栓を使用します．耐圧でないものは造影中に破断する可能性があります．

2 急速輸液や輸血に備えるため
❶ ショックへの輸液投与

腹腔内感染症が原因の敗血症性ショックや腹部大動脈瘤破裂，子宮外妊娠などが原因の出血性ショックでは，急速輸液による循環動態の安定化が最優先となります．また，急性腹症の患者は食欲低下，悪心による水分摂取量の低下，嘔吐・下痢による水分排泄量の増加，発熱による不感蒸泄の増

図1 急性腹症診療アルゴリズム

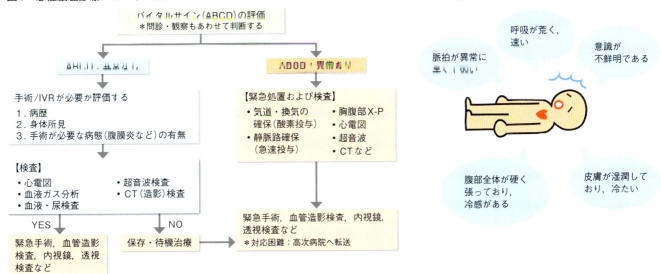

図2 身体的ショックの徴候

図3 腹痛の部位と考えられる疾患

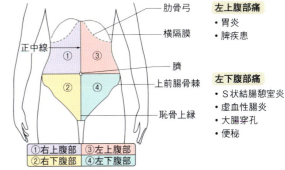

加が原因で脱水状態となっているため輸液の投与は必要であり，循環動態が安定していても，腹腔内感染症が疑われた場合は即座に輸液を始めることが推奨されています．

❷貧血への輸血投与

消化管出血・腹部大動脈瘤破裂などの疾患では貧血になることが多く，その場合には血中ヘモグロビン値7～9mg/dLを目標にして輸血を行います．

❸緊急手術・緊急処置

腹部疾患において必要な緊急処置としては，手術，内視鏡検査，血管造影検査，透視下ドレナージ術，イレウス管挿入などがあります．このような緊急対応中にも，急速輸液や輸血が必要となります．

医師指示に対する看護のポイント

2015年3月に「急性腹症診療ガイドライン2015」が公開されました．このガイドラインは，急性腹症の的確な診断を行うための医療従事者向けに作られた初めての指針です．

初期診療の簡単なアルゴリズムを図1に示します．どのように初期診療が進められているかを理解することで，迅速な検査・治療・看護を提供することができます．

緊急性のある病態を考えるうえで重要なのは，①血管が破れる（出血），②血管が詰まる（虚血），③重症感染症（消化管穿孔を含む）を見抜くことです．いずれの病態も容易に循環動態の破綻をきたします．図2のような身体的ショック徴候がないか，継続的に観察することが重要です．

また，問診では，痛みが「いつ」「どこに」「どのように」生じているのかを確認します．触診では，筋性防御や反跳痛の腹膜刺激徴候がないことを確認します．発熱を認め，SIRSの基準を満たすならば腹腔内重症感染症の可能性があります．腹痛の部位から，ある程度の鑑別診断を挙げることができるため，どの部位に痛みがあるのかを確認する

ことも重要です(図3).

(松﨑八千代)

引用・参考文献
1) 急性腹症診療ガイドライン出版委員会編：急性腹症診療ガイドライン2015. 医学書院, 2015.
2) 日本救急看護学会監, 日本救急看護学会トリアージ委員会編：看護師のための院内トリアージテキスト. へるす出版, 2012.
3) 鵜飼勲ほか：造影CT, 撮像プロトコル. 救急医療, 40(1)：263-267, 2013.
4) 大嶽康介ほか：初の診療ガイドラインが公開 急性腹症でナースが気をつけたいポイント. エキスパートナース, 31(13)：10-14, 2015.

part 6 ● 急変時の指示の根拠 ❷

救急来院時, 採血の指示と同時に静脈血液ガスの指示が出たのは, なぜ？ 動脈血液ガスじゃなくていいの？

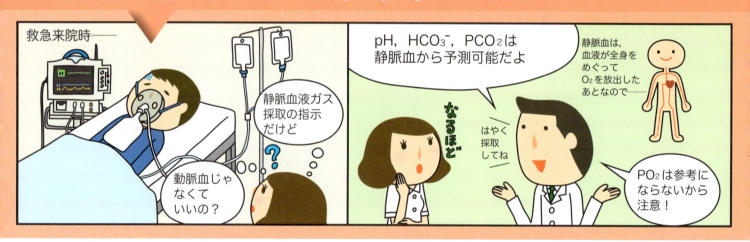

おさえておこう 医師指示の根拠はこれ！

血液ガス分析の標準的な測定項目は, pH, 動脈血二酸化炭素分圧($PaCO_2$), 動脈血酸素分圧(PaO_2), 重炭酸イオン濃度(HCO_3^-), 過剰塩基(BE), 動脈血酸素飽和度(SaO_2)です. また, 近年では, 血液ガス分析装置によっては電解質や血糖, 乳酸値も測定できるようになっています.

血液ガス分析の目的は, ①酸素化の評価, ②換気の評価, ③酸塩基平衡の評価, ④その他(電解質, 血糖, 乳酸など)の評価をすることです.

患者の酸素化や換気の状態を評価する指標として, 動脈血二酸化炭素分圧($PaCO_2$), 動脈血酸素分圧(PaO_2), 動脈血酸素飽和度(SaO_2)が目安となるため, 血液ガス分析が必須になります. また, 血液が酸性もしくは塩基性に傾いていないか, その原因は何かなど酸塩基平衡の評価にも血液ガス分析が必須です(表1).

1 「基本は動脈血液ガス」の根拠

血液ガスには, 動脈血液ガスと静脈血液ガスがあります. 通常は動脈血液ガスを用いることが多いですが, それはなぜでしょうか.

肝機能, 電解質などの生化学検査は体のどこの血液をとっても同じですが, 血液ガスではそうはいきません. なぜなら, 血液ガスの主要項目である酸素は, 全身の組織で消費されてしまうからです.

肺で新鮮な酸素を手に入れた血液は

表1 動脈血ガス分析の基準値

項目	基準値(室内空気呼吸下)	高値となる場合	低値となる場合
pH 水素イオン濃度	7.4±0.05	アルカローシス，細胞外液の大量投与後	アシドーシス
$PaCO_2$ 動脈血二酸化炭素分圧	40±4mmHg	①CO_2産生量の増加(高体温，悪性症候群など) ②呼吸中枢抑制(鎮静薬，頭蓋内病変，意識障害など) ③肺胞換気低下(肺水腫，気管支喘息など) ④死腔の増大，不適切な呼吸器回路 ⑤酸塩基バランスのための自己調節によるもの	①CO_2産生量の低下(低体温など) ②過換気症候群 ③頭蓋内圧亢進時 ④酸塩基バランスのための自己調節によるもの
PaO_2 動脈血酸素分圧	80〜100mmHg		①吸入気酸素濃度が不適切 ②PEEPが不適切(高すぎてもPaO_2は低下) ③呼吸・循環障害(心不全，肺炎など)
HCO_3^- 重炭酸イオン	22〜28mEq/L	アルカローシス，細胞外液の大量投与後	アシドーシス
BE 過剰塩基	+3〜-3mmol/L	代謝性アルカローシス，細胞外液の大量投与後	代謝性アシドーシス，末梢循環障害など
SaO_2 動脈血酸素飽和度	94〜97%		PaO_2低下

表2 動脈血ガスと静脈血ガスの関連性

pH	静脈血は動脈血より0.03低い
PCO_2	静脈血CO_2が45mmHgであれば，動脈血CO_2が50mmHgではない
PO_2	静脈血と動脈血は関連性が低い
HCO_3^-	静脈血は動脈血より1.03mmol/L高い
乳酸	静脈血の乳酸が基準値内であれば，動脈血の乳酸も基準値内である(ただし，駆血時間で変化する可能性あり)

いったん心臓に戻り，そこから動脈を使って全身に運ばれます．つまりこの時点では動脈血の中には酸素がたくさんあります．しかし，組織を通過していくごとに酸素はどんどん減っていき，心臓に戻る静脈血を通るころには酸素の量は動脈血の3/4程度になってしまっています．

そのため，酸素がしっかり体に供給されているかどうかを知るためには，動脈血できちんと検査することが必要になります．

2 検査結果の違い

では，動脈血と静脈血では，検査結果はどのように異なるのでしょうか．

近年の論文によると，静脈血液ガスは動脈血液ガスと**表2**のような関連性があることがわかりました．

各項目をみると，静脈血は動脈血と比べるとpHはやや低く，重炭酸イオン(HCO_3^-)はやや高くなりますが，動脈血とほぼ変わらないため，静脈血で取ったとしても，その値から動脈血での値を予測し，評価することができます．

また，二酸化炭素分圧(PCO_2)は一般的に静脈血より動脈血のほうが低いため，静脈血CO_2が45mmHgであれば動脈血CO_2はそれ以下と予測することが可能です．乳酸は動脈血に比べるとやや高くなりますが，静脈血液ガスが基準値内であれば動脈血液ガスも基準値内と予測できます．

一方，酸素分圧(PO_2)では基準値が大きく変わるため，関連性は低く実用性はありません．

まとめると，pH，重炭酸イオン(HCO_3^-)，二酸化炭素分圧(PCO_2)は静脈血から予測可能ですが，酸素分圧(PO_2)は参考にならないことになります．静脈血から動脈血の値を予測するには，動脈血の基準値をしっかり把握したうえで，その値から**表2**の値を差し引きしていけばよいのです．

このように動脈血液ガスは静脈血液ガスで代用することが可能であり，今回のケースのように緊急検査でより迅速に，非侵襲的に行える静脈血液ガスを用いることも少なくありません．

医師指示に対する看護のポイント

患者にとって，動脈血による血液ガス分析は負担の大きな検査です．動脈穿刺は痛みを伴い，血腫形成や感染，神経損傷などの合併症を起こす可能性もあるため，ルーチンで行われることが多い静脈血採血からも酸塩基平衡に関する情報が得られることを知っておきましょう．

(松﨑八千代)

引用・参考文献
1) 山本敬洋：血液ガス分析．救急医療，40(1)：16-19，2016．
2) 藤永潤：静脈血ガスは動脈血ガスの代わりになる？．Expert Nurse，31(13)：31，2015．
3) Bloom BM, et al.：The role of venous blood gas in the emergency deptartment：a systematic review and meta-analysis. Eur J Emerg Med, 21(2)：81-88, 2014.
4) Byrne AL, et al.：Peripheral venous and arterial blood gas analysis in adults：are they comparable? A systematic review and meta-analysis. Respirology, 19(2)：168-175, 2014.

part 6 ● 急変時の指示の根拠 ③

外傷による出血性ショックの患者に対して，輸液のボーラス投与中止の指示が出たのは，なぜ？

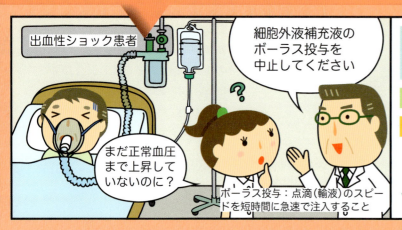

事例

救急搬送された外傷による出血性ショックの患者に対して，「初期輸液療法」とよばれる細胞外液補充液のボーラス（急速）投与を行い，血圧や脈拍数の安定化を図っていました．

しかし，ショックによって低下していた血圧が正常血圧まで上昇していないにもかかわらず，医師から細胞外液補充液のボーラス投与の中止の指示がありました．

おさえておこう 医師指示の根拠はこれ！

1 出血性ショックへの初期輸液

外傷患者に対して出血性ショックと判断したら，一定の輸液量を目安（成人では1〜2L，小児では20mL/kg×3回まで）に温めた乳酸または酢酸リンゲル液などの細胞外液補充液のボーラス投与を行います．これを「初期輸液療法」といい，その目的は，出血による循環血液量減少に対する治療とともに，輸液のボーラス投与に対する循環動態の反応を観察して，持続する出血の程度を推定して治療方針を決定するためです（図1）．

輸液に対する循環動態の反応の指標は，血圧，脈拍数などのバイタルサインに加え，皮膚の色調，CRT，意識レベル，酸塩基平衡，尿量などで総合的に判断します．初期輸液療法で循環動態の安定化が得られない場合は，ただちに輸血や緊急止血術を行います．

2 大量輸液による有害性

ショックと判断されれば，通常は少なくとも18G以上の径の太い静脈路を確保して初期輸液療法が開始されます．それにより，2Lの輸液が15〜20分で投与可能となります．

急速な細胞外液補充液の投与によって，一過性に血圧上昇効果が認められますが，血管内にとどまるのは投与された輸液量の20〜30％程度であり，残りの70〜80％は数分以内に血管外スペース（細胞間質）に移行してしまいます．ショック時はさらに細胞外液の血管外スペースへの移行が増強されるため，出血による低容量を細胞外液補充液で補おうとすれば，出血量の3〜5倍量が必要となります．

細胞外液補充液の大量投与によって一時的に循環動態が改善する一方，血球成分や血漿成分は希釈されます．さらに一過性の血流増加によって再灌流

図1 初期輸液療法における循環の反応と治療指針

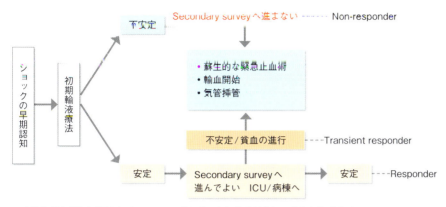

日本外傷学会外傷初期診療ガイドライン改訂第4版編集委員会編：外傷初期診療ガイドライン JATEC. 改訂第4版, p.9, へるす出版, 2014. より引用

表1 凝固を引き起こす因子

- 組織障害
- 低体温
- ショック
- アシドーシス
- 血液希釈
- 炎症反応

低血圧によって2次性脳損傷を引き起こすため，2次性脳損傷を防ぐためにCPP（脳灌流圧）を維持する必要があります．そのため，収縮期血圧を120mmHg以上，平均血圧を90mmHgに保ち，CPP 60〜70mmHg以上で管理することが推奨されています．

＊

障害が発生し，さらなる虚血による代謝性アシドーシスが進行します．また，大量輸液によって患者の中心部体温が低下するリスクもあります．低体温は凝固異常を悪化させます．

このように確実な止血を行わずに，大量の細胞外液補充液を投与することは「外傷死の三徴」（代謝性アシドーシス，低体温，凝固異常）を増悪させることを意味し，むしろ有害となります．

さらに，大量の細胞外液補充液投与は，消化管浮腫，消化管縫合不全，腹部コンパートメント症候群，ARDSなどの臓器障害の合併を増加させ，死亡率を悪化させるといわれています．

3 Permissive hypotension

外傷における出血性ショックに対しては，初期輸液療法による細胞外液のボーラス投与によって，血圧や心拍数を安定化することが推奨されています．

しかしながら，最近では正常血圧を目標とした大量輸液は予後を悪くするという報告があります．血圧の上昇は，損傷部の血流を増加させるとともに灌流圧を上昇させ，止血に役立っていた凝血塊を剥離させます（popping the clot）．そして，前述のように，大量輸液は凝固因子や血液の粘性低下による再出血に加え，凝固障害そのものを増悪する危険性があると認識されるようになりました（表1）．

これらの理由により，迅速に確実な止血が期待できる場合に限って，輸液を制限する場合があります．具体的な方法は，輸液は投与するものの，蘇生の目標血圧を基準値より低く設定して輸液量をコントロールします．これは，臓器・組織灌流を維持しつつ，血圧の上昇による再出血または出血の増悪のリスクを防ぐというアプローチであり，"permissive hypotension"（低血圧の容認）といいます．どのくらいの輸液速度にコントロールし，最終的にどの程度の血圧を目標とするかは決定的なエビデンスに欠けますが，収縮期血圧70〜90mmHg, 平均血圧40〜60mmHgが1つの基準といわれています．

ただし，輸液の制限が効果を発揮するのは，そのあいだに迅速に確実な止血を得ることが必須であることから，確実な止血が期待できそうにない鈍的外傷などは適応ではないと考えられます．また，頭部外傷合併例では，低酸素・

外傷初期診療における看護の役割には，「情報伝達」「準備」「調整」があります．出血性ショックが疑われる患者の診療場面においては，受傷機転やPrimary Surveyの結果をふまえて，患者の出血部位や程度を予測します．

看護師は，医師のアセスメントを確認し，自ら観察した結果やそれに基づくアセスメントについて医師に「情報伝達」を行いつつ，医師とともに情報の共有を図ります．その情報によるアセスメントから確実な止血が期待できるか，重症頭部外傷の有無を予測し，「準備」「調整」を行います．

Permissive hypotensionを行う際は，医師の指示のもとでバイタルサインを確認しながら輸液速度のコントロールを行う必要があるとともに，輸血や止血術の「準備」「調整」を行います．

（伊藤敬介）

引用・参考文献

1) 一般社団法人 日本外傷学会，一般社団法人 日本救急医学会監：改訂第4版 外傷初期診療ガイドライン JATEC, p.7-9, 51-53, へるす出版, 2014.
2) 一般社団法人 日本外傷学会監, 日本外傷学会外傷専門診療ガイドライン編集委員会編：外傷専門診療ガイドライン JETEC, p.22-26, へるす出版, 2014.
3) 山下典雄ほか編：外傷蘇生のcontroversies. 救急医学, 37(5)：584-587, 2013.

part 6 ● 急変時の指示の根拠 ④
心不全患者に心室期外収縮が出現したとき，昇圧薬減量の指示が出たのは，なぜ？

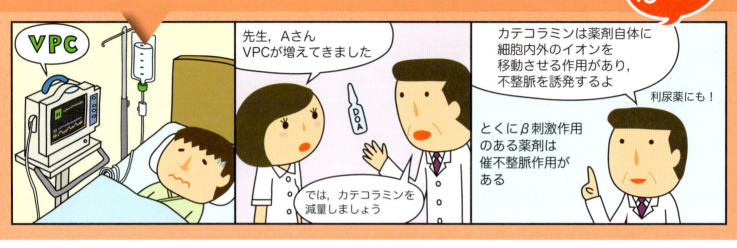

事例

心不全で観血的動脈圧測定，カテコラミン（ドブタミン，ドブトレックス®）持続投与されている患者．心電図モニターで心室期外収縮（VPC）の出現が増えてきました．医師に報告すると，カテコラミンを減量する指示が出たのは，なぜ？

おさえておこう 医師指示の根拠はこれ！

心不全患者の心電図モニターで，心室期外収縮（VPC）が出現することは臨床ではよくある場面です．VPCの連発は有効な心収縮が得られていないことを意味し，循環動態の悪化や致死性不整脈に移行する可能性があります．

不整脈が発生する背景として，まず心不全にいたるなんらかの原因心疾患の関与が考えられます．虚血性心疾患や弁膜症，心拡張障害の疾患は，それだけでも不整脈の原因となります．さらに心不全をきたしているためにレニン・アンジオテンシン系が活発化され交感神経活動が高まり，内因性のカテコラミンが出ているために，カテコラミン投与がかえって不整脈を惹起する可能性があります．

また，利尿薬の使用により低K血症，低Mg血症など電解質バランスの乱れが関与します．カテコラミンを投与している場合には，薬剤自体に心筋細胞内外のイオンの移動を変化させる作用があり，不整脈が誘発されやすくなります．とくに==ドパミンやドブタミンのようなβ刺激作用のある薬剤では催不整脈作用があり注意が必要==です．

今回の事例で，医師は患者の収縮期血圧値や尿量が目標に達しているか，採血や心電図上で高K血症や低K血症を示唆する所見はないかなどを観察したうえで，==カテコラミンの催不整脈作用に着眼し，減量したのでしょう==．

根拠を知るために 必須な知識はこれ！

患者の救命と苦痛症状の緩和を最優先に考え，酸素投与やNPPVなど呼吸管理，収縮期血圧に応じた昇圧薬（カテコラミン）・血管拡張薬の選択，利尿薬投与を行います．原因疾患は，心筋虚血疾患（冠動脈疾患）と非心筋虚血疾患（心筋疾患，弁膜症，その他）に分けて検索し，治療介入を選択していきます．

1 カテコラミンによる心不全治療

期待される作用として，心収縮力を高めて心拍出量を増加させる作用（陽性変力作用），末梢血管抵抗を高めて重要臓器への血液灌流の増加があります（表1）．

注意点として，血圧値のみで治療方

表1 カテコラミン各薬剤の特徴

α受容体：血管収縮，$β_1$受容体：心収縮力増大・心拍数増大，$β_2$受容体：血管拡張・気管支拡張，DA受容体：血管拡張

昇圧薬	投与量		作用点				作用	副作用
			α	$β_1$	$β_2$	DA		
ドパミン 陽性変力作用	1～5γ	低用量	−	−	−	+	腎動脈拡張作用で利尿効果	悪心，嘔気，不整脈 心筋虚血，心筋梗塞，高血圧，高用量では臓器灌流低下で尿量減少
	6～10γ	中用量	−	+	−	+	心拍数増加，心収縮力増加，末梢血管収縮	
	11γ以上	高用量	+	+	−	+	血管抵抗上昇，動脈圧上昇 腎血流減少，心筋酸素消費量増加	
ドブタミン 陰性変力作用	1～20γ		±	++	+	−	全身末梢血管拡張低下，心拍数増加，心収縮力増加，心拍出量増加，心筋酸素消費量は少ない	頻脈，催不整脈（心室性），心筋虚血，心筋梗塞，低血圧

針を決定してはなりません．カテコラミン*は，心筋酸素需要を増大させることや，強力な血管収縮作用により心筋虚血疾患がある患者や高齢者では心筋虚血の進行につながるリスクがあります．

② 心不全患者の不整脈治療

心不全患者の不整脈治療は，心機能正常時とは異なります．心不全が不整脈の誘因であるかを判別することは困難ですが，不整脈が心不全を悪化させていると判別したときには心不全治療に加え，不整脈に対しても治療を行います．1）高度な徐脈，2）発作性上室頻拍，3）心房細動・心房粗動，4）心室頻拍は積極的な治療が必要です．

不整脈のみが心不全の原因ということはまれですが，その場合も積極的に抗不整脈薬が投与されます．しかし抗不整脈薬にはβブロッカーに代表されるように心拍数・心拍出量を抑制する陰性変力作用があるため血圧低下に注意していかなければなりません．

また，心不全により腎臓や肝臓の血流量が低下していると薬剤の代謝排泄能が低下するので，抗不整脈薬が心不全そのものを悪化させる可能性があることも知っておくといいでしょう．

医師指示に対する看護のポイント

① 心電図波形の把握

VPCは，心疾患の患者だけでなく健常者でもみられる不整脈です．単発性，散発性であれば経過観察となりますが，心疾患がある場合は治療を要することがあります．

生体監視モニターを装着している患者を受け持ったときには，自分の受け持つ時間だけでなく，==前の勤務帯ではどんな心電図波形だったか，脈拍数の推移や，不整脈の頻度はどの程度だったかを把握すること==が必要です．

経時的な変化を観察し，医師と情報共有することが薬剤調整などの治療介入につながります．生体監視モニターの長期波形やトレンドグラフ，アラーム履歴を確認することもよいでしょう．

② 薬理作用を知る

カテコラミンの作用，副作用を把握することで患者の食欲低下，便秘，不眠など原因のアセスメントにつながります．薬物治療の成果と副作用・合併症をアセスメントし，循環動態の安定につながるよう援助していきます．

血圧の値によってカテコラミン増減の指示がある場合にも，血圧低下イコール安易な増量は危険であり，尿量，心電図波形，脈拍数などからのアセスメントが求められます．

③ 長期的な治療も視野に入れる

心不全の急性期治療は，人工呼吸，薬剤治療，補助循環などの治療介入に加えて，原因疾患に応じて経皮的冠動脈形成術や外科的治療など患者にとって大きなイベントとなります．

しかし，症状が軽快し退院した後も，水分・塩分制限，運動制限，薬物療法，定期外来受診など生活のなかで疾患と付き合っていく場合が多いでしょう．長期的な予後を考えると，入院中の治療イベントだけでなく，日常生活で疾患をコントロールすることが重要です．退院時の疾患指導をはじめ，外来受診日で服薬コンプライアンスや体重増加がないか外来看護師に確認してもらうなどの連携が大切です．

（前田智香）

引用・参考文献
1) 急性心不全治療ガイドライン（2011年改訂版），2013/9/20更新版 http://www.j-circ.or.jp/guideline/（2018年5月閲覧）
2) 日本救急医学会監：標準救急医学，第4版，医学書院，p.543-551，2009．
3) 急性・慢性心不全診療ガイドライン（2017年改訂版） http://www.asas.or.jp（2018年5月閲覧）

*カテコラミン：ドブタミン・ドパミン・ノルアドレナリンのカテコラミン強心薬

part 6 ● 急変時の指示の根拠 ⑤

意識障害患者の診察の途中で，医師から「1肋間上で心電図をとって」と指示が出たのは，なぜ？

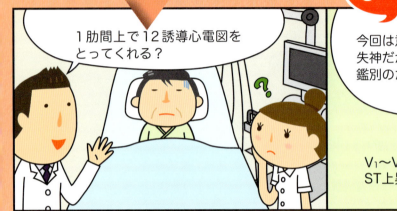
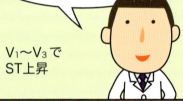
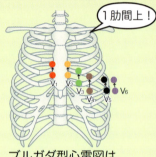

根拠を知るために必須な知識はこれ！

1 ブルガダ症候群とブルガダ型心電図

1990年代に，スペインのBrugada兄弟が特発性心室細動をきたす疾患を報告し，ブルガダ症候群（Brugada syndrome）と称されました．器質的心疾患（心筋梗塞や心不全など）がないにもかかわらず心室細動から突然死をきたす疾患で，日本をはじめ東洋人の中年期男性の罹患率が多く，夜間に心室細動発作を起こすという特徴があります．

ブルガダ症候群では，心電図における右側前胸部誘導のST上昇の波形が特徴的です．coved型，saddle-back型のパターンがあり，これらの波形をブルガダ型心電図といいます（図1）.

2 命を落とす危険性も

心室細動をきたすと心臓ポンプ機能が停止しているため全身の血液循環が止まり，意識消失，けいれん，死戦期呼吸を起こします．ブルガダ症候群は一過性の心室細動で，一時的な症状で終わることもありますが，心室細動が止まらなければ命を落としてしまいます．自然に自己心拍が戻ったとしても心臓のポンプ機能が一時的に止まり，脳血流低下に伴う失神をきたしたり，全身臓器への影響が残存することもあります．脳にダメージがある場合には意識障害を呈します．

治療としては，心臓カテーテル検査（電気的生理学検査・冠動脈造影）を行い，心室細動をきたす危険性が高い場合には，植込み型除細動器（ICD）の植込み術を行います．薬物療法では心室細動を完全に予防できるわけではなく，ひとたび発作が起きると致死的になるのでICD植込み術が必要となります．

おさえておこう 医師指示の根拠はこれ！
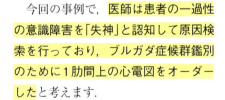

今回の事例で，医師は患者の一過性の意識障害を「失神」と認知して原因検索を行っており，ブルガダ症候群鑑別のために1肋間上の心電図をオーダーしたと考えます．

ここで，失神と意識障害を同じものと考えないようにしてください．失神とは，全身脱力を伴う一過性意識障害であり[1]，意識が自然かつ完全に回復しているものと定義されます[2]．遷延する意識障害と失神とでは，原因疾患が異なるため判別が必要です．

1 1肋間上で12誘導心電図をとるのは，なぜ？

ブルガダ型心電図は，胸部誘導V_1～V_3において，右脚ブロック様波形とST上昇を認め，1肋間上，もしくは2肋間上で12誘導心電図検査を行うと確認しやすくなります．

計測する肋間を上げなくても，深呼吸をすると胸郭が広がり通常の計測位置よりも高位置になり，ブルガダ型心電図が現れることもあります（図2）．

2 失神の診断プロセス

失神の病態生理は「脳全体の一過性の低灌流」で，原因として，起立性低血圧，反射性失神，心原性失神などがあります．

治療を要さない場合もあり，心原性であれば致死的となるため，失神患者の診療において12誘導心電図は必須です．そのほかに血圧の左右差や，臥位時から立位時の血圧測定なども行われます．失神は，てんかんや一過性脳虚血発作（TIA）と鑑別が必要なので，意識消失発症時の様子や，麻痺の有無，意識の回復過程の速度といった情報が重要となります．

3 初期評価はABCで行う

遷延する意識障害でも失神でも，初期評価は，バイタルサインをABCDEアプローチ*で行います．Airway（気道），Breathing（呼吸），Circulation（循環）が安定しているか確認します．

一般的に意識障害の患者の診療は，ABCの安定を確認後に血糖値測定を行います．低血糖でも高血糖でも意識障害をきたしますが，低血糖であればブドウ糖の静脈注射により迅速に意識が回復する可能性があります．ABC・血糖値の安定が確認できた後，麻痺の有無など神経学的所見や体温の確認を経て，頭蓋内疾患の確認のため頭部CT検査を行います．

失神の診療時には，初期評価でABCの確認までは同様に行います．その後，お決まりのように頭部CTではなく，心音聴取や心エコー検査を優先することがあります．

図1 ブルガダ型心電図

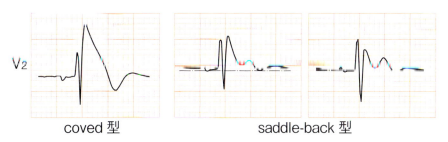

coved型　　　saddle-back型

図2 第3肋間，第4肋間（通常位置）と深呼吸時の心電図変化

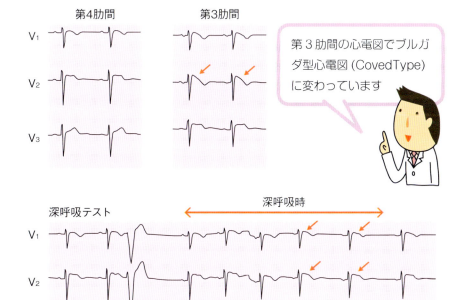

第3肋間の心電図でブルガダ型心電図（CovedType）に変わっています

医師指示に対する看護のポイント

「○○さんが排便後に意識消失した！」とトイレからナースコールがあり，検査や医療処置でバタバタしたという経験はありませんか？　意識障害患者の初期対応に限りませんが，医師の指示に即応するには，医師の診療のプロセスをある程度理解しておくと私たち自身も慌てずに対応できます．

*ABCDEアプローチとは：救急診療の場で，確定診断に固執せず最初にバイタルサインの異常を全般的に確認し，生命にかかわることを最優先にするという考え方．ABCのほか，D（Dysfunction：意識），E（Environment：体温）と覚える．

失神の定義を知ることで，意識消失したときの状況を整理し，心電図モニター装着や12誘導心電図が準備できれば，その後の診療もスムーズに行われます．失神は，全身脱力を伴うため転倒で発覚することもあります．疼痛部位や外傷の有無を確認することも必要になります．そして，日ごろから12誘導心電図を正確に検査できる技術も必要です（図3）． （前田智香）

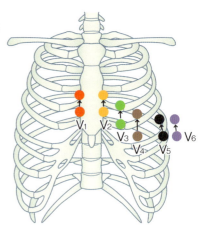

図3　第4肋間（通常位置）での胸部誘導と1肋間上（第3肋間）での胸部誘導

引用・参考文献
1) 日本救急医学会監：標準救急医学，第4版，p.305-306，医学書院，2009．
2) 失神の診断・治療ガイドライン2012年改訂版．
http://www.j-circ.or.jp/guideline/（2018年5月閲覧）
3) 野原隆司編：失神を究める．メジカルビュー社，2009．

part 6 ● 急変時の指示の根拠　6
高血糖（DKA）の患者の血糖値を，一気に下げる指示が出ないのは，なぜ？

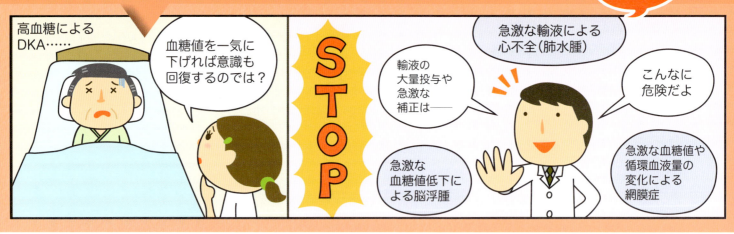

ここでは，高血糖による糖尿病性ケトアシドーシス（DKA）で入院した患者として考えてみましょう．「昏睡もあるし，血糖値を一気に下げれば意識も回復するのでは？」と思うかもしれませんが，一気に下げることによりさまざまなリスクが生じ得ます．

まず，DKAの基本的な治療をおさえておきましょう．DKAは高度なインスリン作用不足によって起こるケトーシス，アシドーシスが主な特徴で，それに脱水が加わり意識障害が生じます．

徴候として，脱水による血圧低下，頻脈，皮膚緊張の低下，ケトン体による呼気のアセトン臭があります．

そのためDKAの治療の基本は，①輸液による循環血液量の確保，②インスリンの補給，③電解質の補充になりま

す．また，pH7.0以下の場合には重炭酸ナトリウムによるアルカリ療法も行われます．

脱水補正のための輸液量は，通常体重の変化から評価した脱水の程度が目安となります．生理食塩液を最初の2～3時間で2～3L投与し，その後は速度を半分とし，脱水の程度に応じて調整されます．このとき血液中のブドウ糖濃度の変化によって浸透圧が高まり，心不全や脳浮腫をきたしやすくなります．そのため，血糖値が250～300mg/dLとなったら，輸液は生理食塩液からブドウ糖を5～10％含んだ等張糖質液に変えて，浸透圧の是正を行います．

おさえておこう 医師指示の根拠はこれ！

では，血糖値を一気に下げる，すなわち急速輸液や，インスリンを用いた急激な血糖コントロールを行うと，どのようなことが起こるのでしょうか．

1 急速な輸液により心不全（肺水腫）を起こす：ボリュームの変化

脱水補正のために一気に生理食塩液などの大量輸液が行われると，循環血液量が増量することによって心臓のポンプ機能に過度な負担がかかります．その多くは左心不全に基づく心機能の低下で，肺組織の間質や肺胞壁・肺胞内への過剰な水分の貯留に起因した心源性肺水腫が起こります．これによりガス交換が障害され呼吸困難をきたします．

2 急激な血糖値の低下により脳浮腫を起こす：濃度の変化

脳血流量は脳循環自動調節能によって，平均血圧60～150mmHgの範囲内では常に一定に保たれています．しかし，急激に循環血液量が増えることで，血圧が脳循環自動調節能の作動域上限を超えると，脳血流量は著明に増加するとともに，主に脳実質内の細動脈の血液脳関門が破綻し，血漿成分が血管周囲に滲出し血管原性浮腫をきたすため，種々の神経症状を生じてきます．

3 急激な血糖値・循環血液量の変化により網膜症を起こす：ボリュームと濃度変化

インスリンを用いた急激な血糖コントロールについて，具体的にHbA1cの低下速度をどの程度までに抑えるのがよいか明確な基準は示されていませんが，一時的に糖尿病網膜症が悪化する可能性があります．

血糖値の変動幅（グルコーススパイク）が大きくなるほど酸化ストレスが大きく眼底の毛細血管にダメージが加わるため，持続すれば出血や網膜症の悪化や急激な視力の低下・失明につながるおそれがあると指摘されています．そのため，急激な血糖コントロールや血管の負担になるような血圧の変動には注意が必要なのです．

医師指示に対する看護のポイント

このようなケースでは，輸液の大量投与による二次的障害の出現に十分な注意を払いましょう．

1 心不全徴候に注意する

呼吸困難感，動悸，浮腫などの症状出現に注意します．バイタルサインをはじめとする全身観察として，尿量（1h毎）測定，尿比重，電解質異常，中心静脈圧など循環血液量を評価します．

また，大量輸液に伴って体温が低下しやすいため，低体温を予防するケアが必要になります．体温が34～35℃台で経過することで，代謝が糖代謝から脂質代謝優位に変化し，グルコースの消費量が減少します．高血糖をきたしやすくなることによって本来のDKAの治療にも影響してしまうので注意しましょう．

2 網膜症の出現に注意する

もともとの視力を評価したうえで，急激な視力の低下を観察します．とくに大量補液中は血糖の変動が著しいため，血糖値とともに観察していきます．

（山下恵美）

引用・参考文献

1) 水島裕ほか編：疾患・症状別　今日の治療と看護 改訂第2版，南山堂，p.533-534，2008．
2) 清水孝宏編：エキスパートが本気で教える，重症患者の栄養管理－知らないと痛い目をみる！？ コツとピットフォール―．急性・重症患者ケア，2(2)：302-310，2013．
3) 日本糖尿病学会　ホームページ
http://www.jds.or.jp
4) 日野原重明ほか監：看護のための最新医学講座 第2版．第25巻　救急．中山書房，2007．

part 6 ● 急変時の指示の根拠　7

薬物中毒患者に胃洗浄を行う指示が出るときと, 出ないときがあるのは, なぜ？

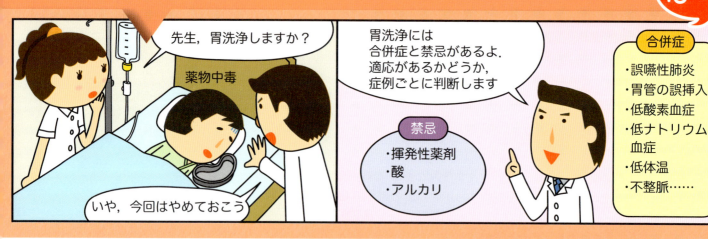

おさえておこう 医師指示の根拠はこれ！

1 胃洗浄の適応

急性薬物中毒では, 薬物を体外に排出し, 消化管から薬物の吸収を軽減させる目的で胃洗浄を行うことがあります. しかし, 胃洗浄の有用性は明らかにされていません. また胃洗浄は, 誤嚥性肺炎や消化管の損傷などさまざまな合併症を引き起こす危険があります.

そのため適応基準がなく, 臨床においては薬物の服用から胃洗浄までの時間経過や, 薬物の毒性・服用量を考慮し, 胃洗浄の適応があるか否かについて症例ごとに判断する必要があります.

たとえば, 薬物服用直後で致死量に達していることが予測されれば胃洗浄が必要と判断され, 服用5時間後の来院で, 服用量も致死量に満たない場合は, 合併症のリスクがある胃洗浄は必要ないと判断されます.

急性薬物中毒における胃洗浄は, 薬物服用後ただちに施行されるのであれば有効な可能性があります. 胃管を挿入し, 洗浄液の注入と排泄を繰り返し行い, 胃内に残留している薬物を回収する方法です.

薬物服用から時間が経過するほど効果が下がるとされ, 1時間以内に実施することができなければ考慮すべきではないとされています. 多くの患者は, 薬物服用から1時間以上経過して来院することが多く, 胃洗浄の適応がありません. しかし, 毒性の高い薬物で致死的な中毒症状があり, 活性炭に吸着されにくい薬物（表1）である場合には, 胃洗浄は有効な可能性があります.

また, 腸蠕動を抑制させる抗コリン薬などを服用している場合, 胃にまだ多くの薬物がとどまっていることが予測されるため, 服用から1時間以上経過していても, 胃洗浄の適応となる場合があります.

実際, 3時間以上経過した場合でも, 医薬品の多量服薬症例では多量の薬物が胃内に残存している可能性があると指摘されており, 薬物の種類や服用量, 全身状態を考慮して胃洗浄の適応を検討する必要があります.

2 胃洗浄の禁忌

意識状態が悪い場合や, 咽頭反射が消失している場合には, 嘔吐による誤嚥や窒息の危険があり, 気道の確保のため, 気管挿管を行ってから胃洗浄を行います.

石油製品や炭化水素など揮発性があり気道から吸入しやすい薬物は, 化学性肺炎を引き起こす可能性があるため

表1 活性炭に吸着されない毒・薬物「A FICKLE」

A	alcohols（アルコール類），alkalis（アルカリ類）
F	fluorides（フッ化物）
I	iron（鉄剤），iodides（ヨード薬），inorganic acids（無機酸類）
C	cyanides（シアン化合物）
K	kalium（カリウム）
L	lithium（リチウム）
E	ethylene glycol（エチレングリコール）

相馬一亥監，上条吉人著：臨床中毒学 臨床家のためのトキシコペディア．医学書院，2009．より引用

図1 薬物中毒患者への胃洗浄

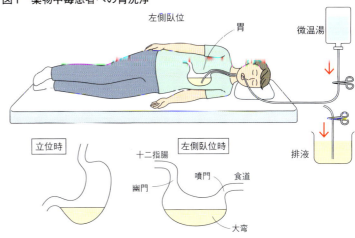

禁忌とされています．さらに酸・アルカリは，嘔吐により消化管の粘膜に再度付着すると，腐食が進行する可能性があるため禁忌とされています．

③ 胃洗浄の合併症

頻度の高い合併症は，嘔吐や胃内容物の逆流による誤嚥です．誤嚥から誤嚥性肺炎を引き起こし重症化する場合もあります．

また，胃管を挿入する際，咽頭・食道・胃粘膜を傷つける機械的損傷や胃管の誤挿入，胃管の刺激による咽頭・喉頭けいれん，それに続発する低酸素血症が生じることもあります．

大量の水で洗浄されたことに伴う低ナトリウム血症や，水中毒，低体温，機械的刺激や副交感神経反射による低血圧，不整脈を生じることもあります．

医師指示に対する看護のポイント

胃洗浄は，まず適応があるかどうか，医療チームで情報を共有し，リスクをふまえて判断を行います．胃洗浄の合併症には生命に危険を及ぼす重篤な場合があることを念頭に置き，合併症予防を考慮に入れ看護を行います．

① 胃洗浄の準備

心拍数，呼吸数，血圧，体温，酸素飽和度などの基本的なバイタルサインを測定します．胃洗浄中も経時的に観察できるように心電図モニターを装着します．誤嚥リスク軽減のため，意識障害を伴う場合や，咽頭反射の消失している場合は必ず気管挿管を行います．

患者の体位は左側臥位にし，幽門の位置を高くし，胃の大弯部が下になるようにします．この体位により，胃内容物が幽門より先に流出させないようにします（図1）．

胃管は内径が太いもの（成人：36〜40Fr，小児：24Fr以上）を準備し，服用した薬物が効率よく体外に排出できるようにします．

洗浄液は，成人では水道水または生理食塩液を用います．小児では大量の水による低ナトリウム血症を引き起こす可能性があるため，生理食塩液を準備します．冷水は胃壁の収縮が誘発され洗浄効果が軽減されるため，微温湯（38℃程度）を準備します．

② 胃洗浄の実際

胃洗浄開始前に，できる限り胃内容物を吸引します．成人では微温湯を200〜300mL，小児では10mL/kg注入し，その後，排液します．排液に薬剤の混入がないか，混濁がないか，においがないかなどを十分観察し，洗浄液がきれいになるまで繰り返し行います．

洗浄液の総量は，おおよそ成人では2〜4L，小児では1〜2L程度が必要とされています．洗浄中に患者の状態に変化がないか，注意深く観察します．

胃洗浄終了後，医師の指示により活性炭を注入し，クランプをしておきます．胃管を抜く際にはクランプをしたまま行い，胃管の先端からの液体流出を最小限にし，誤嚥を予防します．

（直井みつえ）

引用・参考文献

1) 相馬一亥監，上条吉人著：臨床中毒学 臨床家のためのトキシコペディア．医学書院，2009．
2) 宮内雅人ほか：胃洗浄は服毒後3時間以内でないと意味が無いとはいえない．中毒研究，28(2)：151，2015．
3) 冨岡譲二：中毒標準治療セミナーの概要と急性中毒診療のminimum requirements．救急医学，39(7)：778-784，2015．

part 6 ● 急変時の指示の根拠 ⑧
人工呼吸器を装着しているときに鎮静だけでなく鎮痛の指示が出るのは、なぜ？

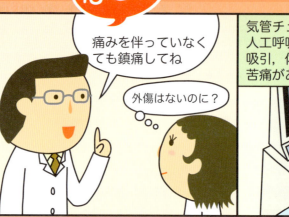

おさえておこう 医師指示の根拠はこれ！

外傷による損傷や手術創に伴う疼痛がない患者でも，人工呼吸中は気管チューブそのものによる疼痛や人工呼吸器装着による不快感，治療のための処置・気管吸引・体位変換などのケアに伴う苦痛，不動化などさまざまな不快な感覚や情動体験（以下，「痛み」）を自覚し，身体的・精神的苦痛により患者の快適性・安全性が得られないことが多くあります．

1 なぜ，鎮痛なのか？

患者にとって，不快な感覚や情動体験の要素を含む「痛み」は最大の身体的・精神的苦痛であり，不穏やせん妄発症の原因になります．「痛み」によって引き起こされるストレス反応は，患者に対して有害な結果をもたらします．交感神経の興奮により増加したカテコラミンは細動脈血管収縮を引き起こし，組織還流不全から組織酸素分圧を低下させます．

「痛み」によって引き起こされるほかの反応としては，異化作用の亢進やタンパク基質を提供するための脂肪分解，筋肉の衰退などがあります．異化作用の亢進や組織低酸素症は感染症の危険性を増加させます．また，免疫細胞の活動抑制，運動性の低下による静脈血栓，胸壁や横隔膜の動きの制限による肺合併症の危険性が増すとも考えられています．

このように，「痛み」は，確実に患者の安楽を阻害し回復を妨げることにつながります．そのため痛み対策として鎮痛薬の投与を行い，「痛み」による苦痛を取り除きストレス反応を減少させ，不穏やせん妄発症，合併症の予防につなげていく必要があります．

2 鎮静の適応は？

鎮静薬には鎮痛効果はありません．「痛み」による苦痛が存在し，なんらかの介入が必要と判断された場合，騒音防止や環境整備，メンタルケアなどを行うとともに，痛み対策を十分に行い，それでも苦痛が軽減しない場合は，鎮静薬を使用するという，鎮静薬の使用を必要最小限にする鎮静管理が推奨されています[1]．

鎮静には，①患者の快適性・安全性の確保（不安・不穏の防止），②酸素消費量・基礎代謝量の減少，③換気の改善と圧外傷の減少などの利点がある一

方で，過度の鎮静には患者に及ぼす弊害があることが明らかにされています（表1）．

医師指示に対する看護のポイント

1 痛みの評価

患者の快適性・安全性を確保するためには，騒音防止などの環境整備を実施するとともに，日常的な痛みの評価を行う必要があります．

患者が「痛み」を自己申告できる場合はNRSやVAS，自己申告できない場合はBPSかCPOTが信頼性および妥当性が高いとされています．各勤務時間帯で4回以上かつ必要時に用い，患者の不快や苦痛の原因を探り十分な鎮痛を図ることが重要です．

2 痛み・不穏・せん妄の管理

不穏・鎮静の評価は，RASSとSASが成人患者の鎮静深度および鎮静の質を評価するうえで最も有用とされ，目標鎮静深度をRASS＝ー2〜0，SAS＝3〜4としています．プロトコルを用いて客観的に評価し，1日1回の鎮静中断または観血的鎮静を行うことが推奨されています．

せん妄モニタリングツールであるCAM-ICUやICDSCを活用し，「痛み」がなく認知機能が維持できているか評価を行っていきます．

包括的なアプローチとして，ABCDEバンドルやPADケアバンドル（表2）などを活用したプロトコルの運用に取り組むことも推奨され，患者回復への一助となります．

表1　過剰鎮静の影響

a) 鎮静され，安静臥床が長期に及ぶと廃用萎縮を起こす．
　① 骨格筋：筋萎縮，骨粗鬆症，関節拘縮，尖足
　② 循環系：運動能力の低下，起立性低血圧，幻暈，浮腫
　③ 呼吸器系：低換気，下側肺障害
　④ 代謝系：異化作用の亢進
　⑤ その他：尿閉，腎結石，便秘，褥瘡，無力
b) 不動化により，褥瘡，深部静脈血栓症・肺梗塞のリスクが増加する．
c) 鎮静薬使用による臥床と陽圧換気によって下側肺傷害を生じる．
d) 呼吸筋の萎縮や筋力低下により，人工呼吸器離脱が困難となり，人工呼吸器装着期間が遷延する．
e) 持続鎮静は，人工呼吸器関連肺炎（VAP）発症の独立危険因子である．
f) 免疫機能の低下により易感染状態となり，肺炎などの感染症が惹起しやすくなる．
g) ICU退室後の病状回復後にも抑鬱状態などの精神障害の原因となる場合がある．

日本呼吸療法医学会　人工呼吸中の鎮静ガイドライン作成委員会：人工呼吸中の鎮静のためのガイドライン．人工呼吸，24（2）：146 - 167, 2007.より作成

表2　PADケアバンドル

	痛み	不穏	せん妄
評価	各勤務帯ごと4回以上＋随時 評価ツール ・NRS ・BPS ・CPOT 疼痛大：NRS≧4, BPS>5, CPOT≧3	各勤務帯ごと4回以上＋随時 評価ツール ・RASS ・SAS ・脳機能モニター（筋弛緩薬中） 評価 ・不穏：RASS＋1〜＋4, SAS 5〜7 ・覚醒（安静）：RASS 0, SAS 4 ・浅い鎮静：RASS －1〜－2, SAS 3 ・深い鎮静：RASS －3〜－5, SAS 1〜2	各勤務帯ごと＋随時 評価ツール ・CAM-ICU ・ICDSC せん妄あり ・CAM-ICU陽性 ・ICDSC≧4
治療	30分以内に治療し再評価 ・非薬物治療とリラクゼーション ・薬物治療 　・オピオイド静注＋/－非オピオイド鎮痛薬（非神経障害性疼痛） 　・ガバペンチンorカルバマゼピン＋/－オピオイド（神経障害性疼痛） 　・硬膜外鎮痛（胸部外傷・腹部術後）	目標鎮静レベルor毎日の鎮静中止 （不穏なく従命OK）： RASS－2〜0,SAS 3〜4 ・鎮静浅い：痛み評価・治療→鎮静薬 　（ベンゾジアゼピン以外，アルコール依存ではベンゾジアゼピン考慮） ・鎮静深い：適正レベルまで鎮静薬中断，再開は50％量より	・適宜鎮痛 ・患者へのオリエンテーション（眼鏡や補聴器を） ・薬物治療 　・ベンゾジアゼピン薬を避ける 　・リバスチグミンを避ける 　・QT延長リスクあれば抗精神薬を避ける
予防	・処置前に鎮痛＋/－非薬物治療 ・鎮痛優先（その後鎮静）	・毎日SBT，早期離床と運動（適切な鎮静レベル，禁忌なし）	・せん妄リスク（認知症，高血圧，アルコール依存，重症度，昏睡，ベンゾジアゼピン投与中） ・ベンゾジアゼピンを避ける ・早期離床と運動療法 ・睡眠コントロール ・抗精神薬の再投与

日本呼吸療法医学会　人工呼吸中の鎮静ガイドライン作成委員会：人工呼吸中の鎮静のためのガイドライン．人工呼吸，24（2）：146 - 167, 2007.より作成

痛み・不穏・せん妄の管理は，患者管理にかかわるすべての職種が，共通の評価スケール，目標の共通認識をもって患者の状況に合わせ調整していくことが必要になります．常にベッドサイドにいて患者の経時的変化をとらえることができる看護師の役割は非常に大きいといえるでしょう．

（伊藤恵美子）

引用・参考文献
1）日本集中治療医学会J-PADガイドライン作成委員会：日本版・集中治療室における成人重症患者に対する痛み・不穏・せん妄管理のための臨床ガイドライン．日本集中治療医学会雑誌，21(5)：539-579，2014．
2）日本呼吸療法医学会　人工呼吸中の鎮静ガイドライン作成委員会：人工呼吸中の鎮静のためのガイドライン．人工呼吸，24(2)：146-167，2007．

part 6 ● 急変時の指示の根拠 9

心筋梗塞患者の検査で，ラピチェックとトロポニンの両方の指示が出るのは，なぜ？

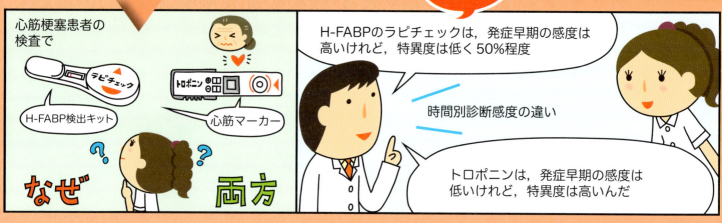

おさえておこう 医師指示の根拠はこれ！

1 心筋梗塞の早期診断としての心筋マーカー

急性心筋梗塞の診断は，①特徴的な胸痛，②特異的な心電図所見，③心筋逸脱酵素の上昇をもとに行われます．しかし，症例の2～3割は特徴的な胸痛を訴えず，または心電図からは心筋梗塞の診断が困難な場合もあります．さらに，超急性期の多くは心筋逸脱酵素の上昇を認めません．

一方，心筋梗塞においては早期診断が早期治療につながり予後にも影響するため，早期診断がきわめて重要です．心筋梗塞の診断のための生化学的マーカーには，細胞質可溶性分画に存在するクレアチンキナーゼ（CK），ミオグロビン，心臓型脂肪酸結合タンパク（heart-type fatty acid binding protein，以下H-FABP），および筋原線維を構成するトロポニン，ミオシンが活用されます（表1）．これらのマーカーは，心筋障害時の診断に役立つため，心筋マーカーとよばれています．

表1 各種心筋マーカーと細胞内局在

細胞内局在	心筋マーカー	基準値
細胞質	CK CK-MB s-AST LD ミオグロビン h-FABP トロポニンT（約6％）	40〜180単位 2〜16単位，7.5ng/mL以下 5〜35単位 100〜220単位（JSCC法） 80ng/mL以下 6.2ng/mL以下，陰性（定性） 0.05ng/mL以下，陰性（定性）
ミトコンドリア	m-AST GLDH	7単位以下 4単位以下
筋原線維	ミオシン軽鎖 トロポニンT（約94％）	2.5ng/mL以下 0.05ng/mL以下

h-FABP：心臓型脂肪酸結合蛋白，GLDH：グルタミン酸脱水素酵素
河合忠ほか：異常値の出るメカニズム．医学書院，p.261，2011．より引用

図1 ラピチェック・トロポニンの平均変動

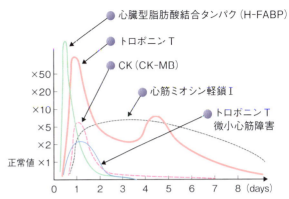

2 心筋マーカーを読み解く

心筋梗塞のように，虚血性心筋障害が起こると，まず細胞膜障害により，細胞質可溶性マーカーが血中に逸脱してきます．虚血が短時間のうちに解除されれば，マーカーの上昇は軽微であり，心筋細胞障害は可逆的です．さらに虚血が長時間に及ぶと，心筋細胞タンパク分解酵素の活性化により，筋原線維が分解され，トロポニン，ミオシンなどの心筋構造タンパクが血中に遊出してきます．この過程では，すでに心筋細胞は不可逆的壊死に陥ったものと判断されます．

このように，心筋マーカーは，心筋梗塞発症後の経過時間により検査値が変動することがあるため，検査項目結果を正確に読み解くことが臨床では重要になります．

根拠を知るために必須な知識はこれ！

では，ラピチェックとトロポニンの両方の検査値をどのように読み取ればいいのでしょうか．

1 ラピチェックとは

ラピチェックとは，H-FABPを検出するキットのことをいいます．

全血をそのままスティック上に滴下し，20分以内で定性的に判定可能です．H-FABPは，小さい細胞質可溶性タンパクであり，急性心筋梗塞ではミオグロビンと同様の発症1〜2時間以内に血中濃度が上昇します．

H-FABPは，骨格筋より心筋に多く存在するため，ミオグロビンに比べ心筋特異度が高く，発症超急性期の診断マーカーとして有用です．しかし，特異度はトロポニンに及ばず，偽陽性には注意が必要です．また，H-FABPは主に腎から排泄されるため，腎機能が低下している患者においては陽性となります．さらに，重症心不全でも陽性を示すことがあるので注意が必要です．

2 トロポニンとは

一方，トロポニンは，心筋虚血の診断に最も広く利用され，その有用性が確立されており，心筋梗塞の国際的診断基準に推奨される心筋マーカーです．

「心筋梗塞初期診療ガイドライン」のACSアルゴリズムでも，心筋梗塞を診断するためには，トロポニンを異なる時間間隔で測定する有効性が検討されています．とくに，12誘導心電図で正常または判定困難なST-T変化のあるものは，6〜24時間経過観察し，経時的にトロポニンを監視していくことを推奨しています．

多くのガイドラインでは，心筋梗塞診断のためトロポニンを2回測定することを推奨しています．なぜ2回測定法が推奨されるのかというと，トロポニンは通常では血中に検出されないため，血中濃度が少しでも上昇すれば，心筋障害が存在すると考えられるからです．急性心筋梗塞では二峰性を示すため，細胞質からの虚血早期の可溶性心筋トロポニンの流出（発症12〜18時間後に第1ピーク）と，筋原線維壊死に伴う不溶性心筋トロポニンの流出（90〜120時間後に第2ピーク）の両相の病態を反映しているからです（図1）．

表2　ラピチェック・トロポニンの時間別診断感度

	～2時間以内	2～4時間	4～6時間	6～12時間	12～24時間	24時間～	72時間～
CK	×	△	○	○	○	△	×
CK-MB	×	△	◎	◎	◎	△	×
ミオグロビン	○	○	○	○	○	△	×
H-FABP	◎	◎	◎	◎	◎	△	×
トロポニンT	×	△	◎	◎	◎	◎	◎
ミオシン軽鎖	×	△	○	○	○	○	○

◎：最適，○：特異度に劣る，△：診断精度限界あり，×：有用でない

金井正光監：臨床検査法提要．改訂第34版，金原出版，p.1687，2015．より引用

③双方により診断を確定

　以上のことから，心筋障害マーカーの時間別診断感度は，H-FABPのラピチェックは発症早期の感度は高いが，その特異度は低く50％前後といわれています．

　一方，トロポニンは，発症早期の時間帯の感度は低いが特異度は高いといわれています．不安定狭心症の約30％に入院早期の上昇を示し，その後，急性心筋梗塞や心臓突然死などを引き起こす危険もあるため，予後推定のうえでも有用だといえます（表2）．

　超急性期の診断マーカーとして有用なラピチェックと，経時的変化をとらえるトロポニン，心筋梗塞が疑われる今回のケースのような場合は，その双方により診断を確定していくことになります．

医師指示に対する看護のポイント

　心筋梗塞患者は，ACSアルゴリズムにあるように，虚血を示唆する胸部不快感があれば患者への問診を正確に聴取することが重要です．

　虚血を示唆する症状には，労作または安静時の胸部，上肢，顎，心窩部不快感，とくに胸痛があれば発症時刻と持続時間などをすみやかに問診します．**20分以上続く胸痛は心筋梗塞を強く疑い，医師に報告し検査，処置を実施**していきます．

　検査実施後は，すみやかに結果を確認するとともに，継続的な観察が必要な場合は，経時的な時間経過がわかる記録を残しておくことも重要です．たとえば，検査項目や緊急処置を時系列で記載されたプロトコルやパスを作成するのもよいでしょう．

　このように，検査項目の経時的変化を理解しておくことは，患者の早期異常の発見にもつながります．医師が指示を出す検査項目を理解し，結果から予測し対応していくことが重要です．

（島　美貴子）

引用・参考文献

1）河合忠ほか：異常値の出るメカニズム．医学書院，p.260-262，2011．
2）金井正光監：臨床検査法提要．改訂第34版，金原出版，p.1686-1689，2015．
3）日本救急医学会：標準救急医学．医学書院，p.535-538，2009．
4）一般社団法人日本蘇生協議会：JRC蘇生ガイドライン2015オンライン版．第5章急性冠症候群（ACS）．
http://www.japanresuscitationcouncil.org/wp-content/uploads/2016/04/4f63e3aa0fcd083d92435f391d343f16.pdf（2018年5月閲覧）

part 6 ● 急変時の指示の根拠 10

脳ヘルニア徴候を認める患者の初期対応で，グリセオールではなくマンニトールの指示が出るのは，なぜ？

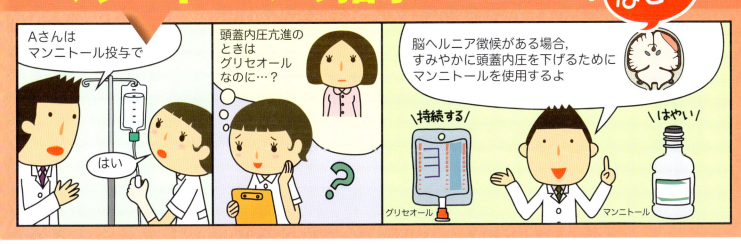

根拠を知るために必須な知識はこれ！

1 脳ヘルニア徴候とは

まず，脳ヘルニア徴候とはどういった状態なのかを考えてみましょう．

頭蓋内には，脳実質（80％），脳脊髄液（10％），血液（10％）が存在し（図1），頭蓋内圧が仰臥位で60〜180mmH₂Oに維持されています．

頭蓋内容は頭蓋骨に覆われているため，脳出血や脳梗塞，水頭症や浮腫などを発症して頭蓋内容が増加しても，その逃げ場がなく，結果的に頭蓋内圧が亢進（上昇）します．頭蓋内圧亢進症状として表1のようなことが挙げられます．

頭蓋内圧が亢進すると脳灌流圧が低下し，脳虚血やPaCO₂の上昇が起こり，さらに頭蓋内圧が亢進します．その状態が悪化すると脳ヘルニアになる可能性が高くなります（図2）．

このように頭蓋内圧が亢進することで生じる症状のことを，脳ヘルニア徴候とよびます．

2 脳ヘルニアとは

では，脳ヘルニアとはどういった状態のことをいうのでしょうか．

脳は頭蓋骨内で硬膜によって仕切られています（図3）．先にも述べたように，脳出血や脳梗塞，水頭症や浮腫などを発症して頭蓋内容が増加し，頭蓋内圧亢進が進行すると，脳が本来の位置から押し出されます．この状態が脳ヘルニアです（図3）．脳ヘルニアが起こると呼吸停止から死にいたる危険があるため，予防することが重要です．

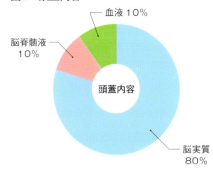

図1　頭蓋内容

表1　頭蓋内圧亢進症状

頭蓋内圧亢進症状	
自覚症状	頭痛，悪心，嘔吐，めまい，など
他覚症状	意識障害，クッシング現象（血圧上昇，徐脈），うっ血乳頭，瞳孔不同，対光反射消失，など

脳ヘルニアは，発生部位によってその症状や予後は異なります（表2）．

3 頭蓋内圧亢進の治療・脳ヘルニアの予防

　頭蓋内圧亢進に対する治療は，脳ヘルニアへの移行を予防することです．大きく分けて，全身管理，内科的治療，外科的治療があります．

　脳ヘルニア徴候を認めたら，表3に示した治療を選択しますが，まずは頭部挙上，鎮静，浸透圧利尿薬投与を考慮します．それでも脳ヘルニアの悪化がみられる場合は，軽度の過換気療法（30分以内，CO_2モニタリング下）や減圧開頭術などの侵襲的治療を行うこともあります．

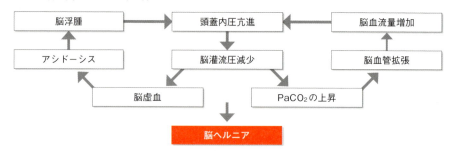

図2　頭蓋内圧亢進の成り行き

図3　頭蓋内の解剖と脳ヘルニア

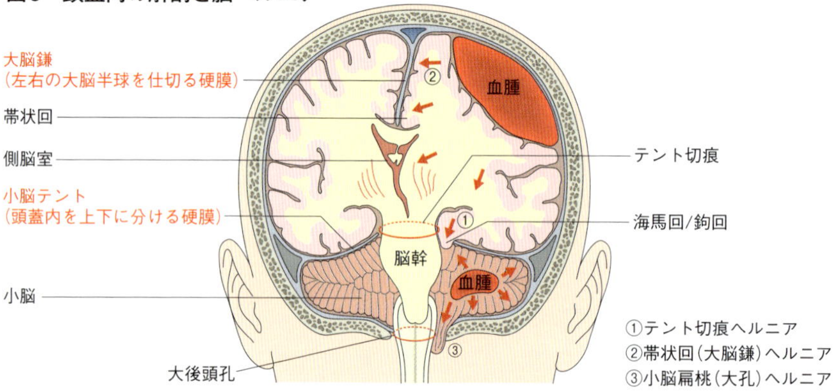

① テント切痕ヘルニア
② 帯状回（大脳鎌）ヘルニア
③ 小脳扁桃（大孔）ヘルニア

表2　脳ヘルニアの分類

分類			病変の存在部位	症状		危険度
				重要な初期症状	そのほかの症状	
大脳鎌下ヘルニア				・初期は無症状	・前大脳動脈の圧迫 ➡ 対側または両側下肢の運動・感覚障害 ＊進行するとテント切痕ヘルニアになりうる	低い
テント切痕ヘルニア	下行性ヘルニア	鉤ヘルニア 海馬ヘルニア	①鉤ヘルニア，海馬ヘルニア ②大脳鎌下ヘルニア	・一側（病変側）の動眼神経麻痺 ➡ 瞳孔散大，対光反射消失	・中脳の圧迫 ➡ 意識障害，呼吸障害，片麻痺，徐脳硬直，両側瞳孔散大，対光反射消失 ・後大脳動脈の圧迫 ➡ 同名半盲 ・橋・延髄の圧迫 ➡ 脳死	
		正中ヘルニア		・間脳の圧迫症状 ➡ 注意力低下，傾眠傾向，両側瞳孔縮瞳		
	上行性ヘルニア		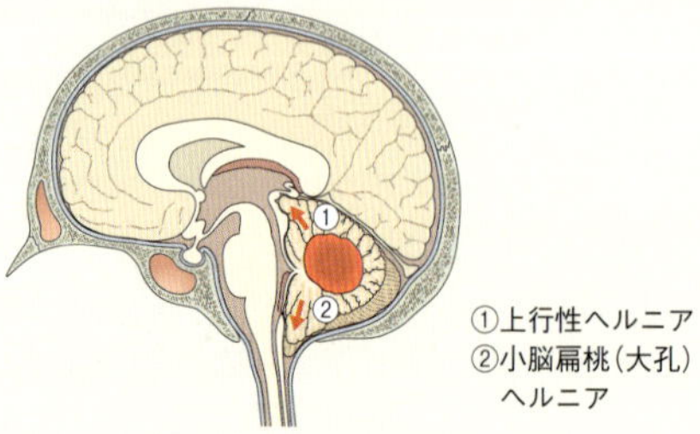 ①上行性ヘルニア ②小脳扁桃（大孔）ヘルニア	・中脳の圧迫 ➡ 瞳孔異常，眼球運動障害，意識障害，呼吸障害		
大後頭孔ヘルニア（小脳扁桃ヘルニア）				・延髄の圧迫 ➡ 急激な意識障害，呼吸停止 ・大後頭孔部硬膜への刺激 ➡ 項部硬直		高い

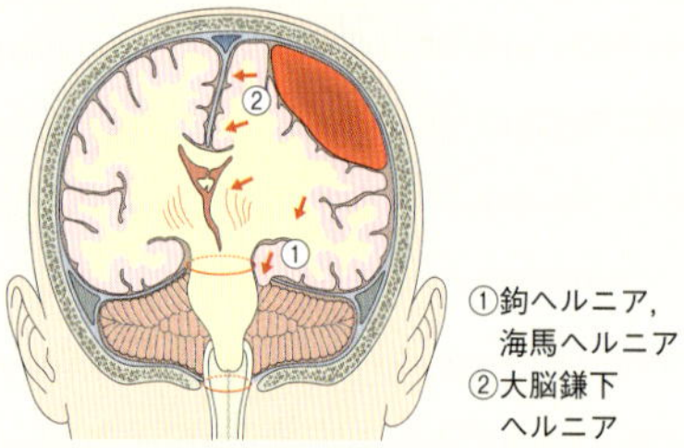

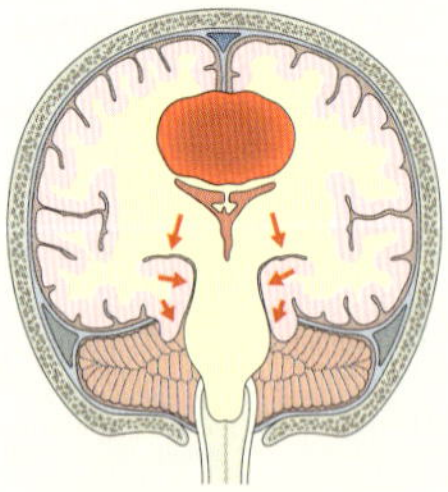

表3 頭蓋内圧亢進の治療

全身管理	内科的治療	外科的治療
・呼吸管理 ・頭部挙上15〜30° ・鎮静	・浸透圧利尿薬 ・利尿薬 ・バルビツレート療法 ・脳低体温療法	・脳室ドレナージ ・VPシャント ・外減圧術 ・内減圧術 ・腫瘍摘出術 ・血腫除去術

図5 グリセオール®

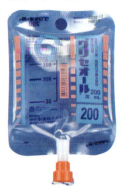

（写真提供：中外製薬株式会社）

図6 20％マンニットール注射液「YD」

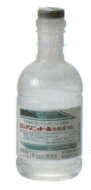

※容器は現在のものとなります．

（写真提供：株式会社陽進堂）

おさえておこう　医師指示の根拠はこれ！

ここで今回のテーマである，グリセオール®とマンニットール®の違いについて考えていきましょう．

1 グリセオール®（高張グリセロール，図5）

❶排泄

80％程度が肝臓で代謝されて，残りは腎臓から排泄されます．浸透圧による利尿は少ないです．

❷効果

投与後2時間で頭蓋内圧は最低となり，6時間持続します．

グリセオール®には，頭蓋内圧低下，脳浮腫改善効果だけでなく，脳血流増加作用，脳代謝改善作用があると報告されています．

グリセオール®はマンニットール®に比べて反跳現象が起こりにくいです．しかし，生理食塩液がベースとなっている薬剤であるため，長期投与時には塩化ナトリウムの過剰投与に注意が必要です（関連項目としてp.36〜37参照）．

2 マンニットール®（マンニトール，図6）

❶排泄

血管内浸透圧が上昇し，間質から血管内に水分を引き込みます．体内で代謝されず，腎臓排泄となります．近位尿細管，ヘンレのループにてNaと水の再吸収を抑制します．

❷効果

投与後40〜50分で頭蓋内圧は最低となるので，「早く頭蓋内圧を下げたい」ときに有用です．しかし，持続時間が3時間と短いため，頭蓋内圧の変動が大きく，反跳現象をきたしやすいため，6時間毎の投与が必要となります．

❸副作用

血管内に水分を引き込むことによって，肺水腫や低ナトリウム血症を引き起こしやすくなります．マンニットール®は腎臓排泄なので，腎障害がある場合は効果が遷延して危険です．また心不全を合併している場合には使用できません．

なお，浸透圧が上昇することにより，高血糖高浸透圧性脱水の状態から高カリウム血症，代謝性アシドーシスにいたることもあります．

＊

グリセオール®とマンニットール®には，このような違いがあります．これらのことから，脳ヘルニア徴候が認められ，すみやかに頭蓋内圧を下げる必要があると判断されたときは，マンニットール®が選択されます．

（山中雄一）

引用・参考文献

1) 辻省次：アクチュアル脳・神経疾患の臨床　脳血管障害の治療最前線．中山書店，p.144-149，2014．
2) 医療情報科学研究所編：病気がみえるvol.7 脳神経第1版．メディックメディア，p.128-135，2011．
3) 日本救急医療財団：JRC(日本版)ガイドライン2010(確定版) 第6章神経蘇生．http://www.qqzaidan.jp/pdf_5/guideline6_Neuro_kakutei.pdf

memo

part 7
治療指示
の根拠

part 7 ● 治療指示の根拠 ①
脳梗塞の患者の血圧が190mmHgと高いのに，経過観察の指示が出たのは，なぜ？

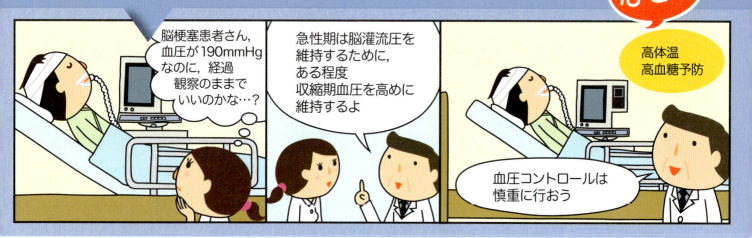

おさえておこう 医師指示の根拠はこれ！

1 脳灌流圧の維持が目的

　脳梗塞では，血流が完全に途絶えた脳組織を治すことは困難です．しかし，脳血流が低下している周辺の組織ペナンブラという領域は，血流を維持させることにより回復の見込みがあります．

　ペナンブラは脳灌流圧が低下してしまうと血流が維持できず，梗塞巣を悪化させる可能性があります．そのため脳梗塞発症直後の急性期には，脳灌流圧を維持するため，収縮期血圧をある程度高めに保つよう指示が出されています．

　脳血管障害のなかでも，脳出血のように，高血圧そのものが再出血のリスクを高める可能性がある場合は，早期に降圧薬を投与し，頭蓋内圧を低下させ再出血を予防することが必要ですが，脳梗塞では脳灌流圧の維持を目的に血圧を高めにしておくことがあります．

　脳灌流圧を維持することは，回復が見込まれるペナンブラ領域の血流を途絶えさせないために重要となります．脳灌流圧は，平均血圧と頭蓋内圧の差です．下記の式で表されます．

脳灌流圧（70mmHg以上を維持）
＝平均血圧（おおよそ100mmHg未満）
　－頭蓋内圧（5～10mmHg）

　脳は，もともとその機能を維持するために，自動調節機能を備え，脳灌流圧を一定に保っています．つまりこの機能により，ふだんは血圧が上下しても脳灌流圧は一定に維持されます．しかし，脳血管障害により自動調節能が破綻し，かつ頭蓋内圧が亢進すると，血圧が下がった際に脳灌流圧が低下し，血流減少から脳は虚血状態となります．脳浮腫は脳梗塞発症後1週間程度続き，そのあいだ，頭蓋内圧は亢進します．頭蓋内圧が高い急性期の時期は，平均血圧をある程度高くしておくことで，急な脳灌流圧の低下を防ぎ，血流を維持し回復が見込まれるペナンブラ領域の梗塞巣の拡大防止が重要となります．

　そのため，脳梗塞では平均血圧を高めに維持し，経過を観察していきます．

2 血圧の上限をどう決めていくか

　脳梗塞急性期では，収縮期血圧220mmHg以上，または，拡張期血圧120mmHg以上の高血圧が持続する場合や，大動脈解離，急性心筋梗塞，心不全，腎不全などを合併している場合に限り，慎重な降圧療法を行うことを考慮してもよいとされています．

　血圧のコントロールに関しては予後に影響を与えるか明らかにされてはいませんが，高度高血圧や低血圧の両方が，予後に悪影響であるとされていま

す．ふだん降圧薬を服用している場合，中止するかどうかは，症例により異なるといえます．

しかし，t-PA適応の場合は収縮期血圧185mmHg，拡張期血圧110mmHg未満にコントロールすることが推奨されています．患者の病態に合わせ，血圧の上限を決めていく必要があります．

医師指示に対する看護のポイント

脳梗塞患者の血圧コントロールは慎重に行う必要があります．とくに，脳血管疾患による頭痛，悪心，嘔吐，尿閉による膀胱の充満など，血圧が上昇している原因はほかにないか，患者の状態を観察し，アセスメントします．

収縮期血圧が220mmHg以上であり，降圧を開始する場合は，降圧目標を10〜15％程度にし，ゆるやかに降圧を行います．また，その際は患者の状態に変化がないか，神経症状を観察し，脳梗塞の進行の予防に努めます．

脳血管障害の血圧コントロールについては，まだ明らかにされていない部分も多いため，病態に合わせた血圧コントロールを図る必要があります．

さらに，脳梗塞の全身管理として血圧のほかに高体温，高血糖予防も合わせて行っていきます．体温上昇は代謝を亢進させ，全身の血流量を増加させ，脳浮腫を悪化させる可能性があります．

（直井みつえ）

引用・参考文献
1) 日本脳卒中学会脳卒中ガイドライン委員会ほか編：脳卒中治療ガイドライン2015．協和企画，p.6-7，2015．
2) 河北賢哉：脳卒中の急性期管理．救急医学，39(4)：434-439，2015．
3) 林寛之：Step Beyond Resident 4 救急で必ず出合う疾患編Part 2．羊土社，p.192-205，2008．

---

part 7 ● 治療指示の根拠 ②

低栄養の患者に対し，一気に栄養を上げる指示が出ないのは，なぜ？

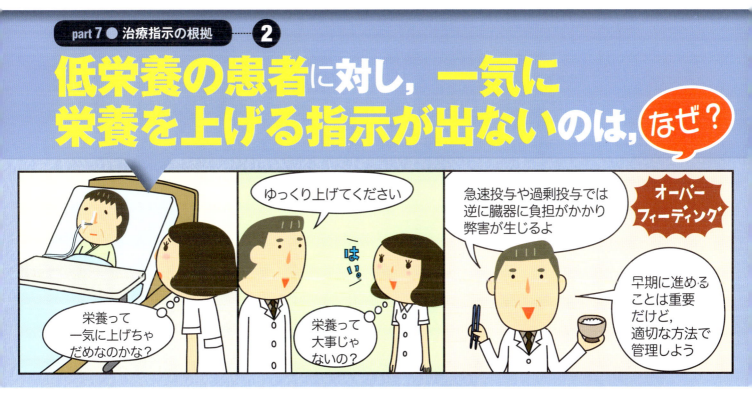

栄養管理は救急領域ではあまり関係ないように思われますが，低栄養状態は，創傷治癒の遅延，感染防御能の低下，心・肺機能の低下，そのほかの主要臓器の機能低下，小児における発育遅延・異常などを生じます．

このことから，重症患者においては，適切な方法で十分な栄養管理が行われなければなりません．

根拠を知るために必須な知識はこれ！

1 早期からの栄養管理はなぜ重要？

侵襲が大きい病態では著しい代謝亢進状態が治癒まで続くため，十分な栄養管理が発症後早期から必要となります．もし栄養管理が行われなければ，異化亢進，体タンパクの消耗，体重減少などの飢餓状態が急速に進行し，その結果，治癒の遅延，免疫能の低下をきたし致命的な敗血症等を合併します．

また，侵襲時には消化管粘膜上皮の萎縮をきたし，消化管の機能が障害されやすくなります．早期栄養管理は，この消化管粘膜上皮の形態を正常に保ち，消化管の全体的な機能を保つことにより，全身の免疫能および生体防御機能を維持することも目的となります．

過大侵襲下の代謝性変化を考慮すると，重症患者の栄養管理は次の2点から考える必要があります．

❶代謝亢進の抑制
- 熱傷などの創傷があればできるだけ早期の被覆
- 環境温度を高く保つ（32℃前後）
- 感染症の予防
- 不安，疼痛の除去

❷栄養管理
- 経口栄養法
- 経腸栄養法
- 経静脈栄養法

2 ガイドラインに沿った適切な栄養介入

ASPEN/SCCMの急性期栄養ガイドラインは，集中治療室滞在日数が2～3日以上と予測される内因性および外因性成人重症患者を対象としています．ガイドラインでは，栄養サポートを要する重症患者に対し，静脈栄養よりも経腸栄養が推奨されています．さらに，経腸栄養は入院後24～48時間以内に開始すべきであり，次の48～72時間にかけて目標に向かって増量すべきであるとされています[1]．

医師は患者の状態を評価し，ガイドラインに沿った適切な栄養介入を治療とともに行っています．

おさえておこう 医師指示の根拠はこれ！

それでは，今回のケースについて考えてみましょう．

慢性的な半飢餓状態の患者に大量のブドウ糖を投与した際に発生する一連の代謝性合併症をrefeeding syndrome（リフィーディング シンドローム）といいます．その病態を以下に示します．

飢餓状態のようにエネルギー基質の外からの供給が不十分な状態では，体脂肪を分解して遊離脂肪酸とケトン体をエネルギー源とする代謝経路に生体が適応しています．

そこに点滴や栄養補給によって糖質が急激に入ると，インスリン分泌が刺激され，その結果，カリウムやマグネシウムが細胞内に取り込まれ，低カリウム，マグネシウム血症となり不整脈の原因となります．さらに糖質負荷によりATPが産生されるのに伴いリンが消費されるため，低リン血症となって貧血やけいれん，横紋筋融解が起こり，その結果，呼吸機能低下を招きます．

増加したインスリンは腎尿細管におけるナトリウム再吸収促進作用も持つため，水分貯留も発生します．また，過量のブドウ糖投与により，著明な高血糖およびそれに伴う浸透圧利尿で脱水をきたすこともあります．

早期からの栄養管理は重要でありながらも，一気に栄養を上げることにはこうした合併症のリスクが伴います．

医師指示に対する看護のポイント

1 栄養状態の評価

❶問診

健康時の栄養状態を知っておく必要があります．とくに，健康時体重，過去の体重変化，食生活，アルコール摂取量，栄養障害をきたしうる薬剤の使用について問診します．来院するまでの数日間の食事状況，嘔吐や下痢の有無についても確認します．

❷身体所見

皮膚の緊張感（ツルゴール）や粘膜の乾燥度，皮膚炎や口角炎，毛髪の状態（色調や抜けやすさ），浮腫や肝腫大などのうっ血性心不全症状，筋力や腱反射の変化など，低栄養状態により出現しうる症状に注意して観察します．

❸身体測定

身体各部位の計測は，栄養状態の評価を定量的に行ううえで必要となります．

- 体重，身長，％標準体重，通常時体重比（％ usual weight），体重変化率（％ weight change）

％標準体重は，身長と体格から患者の標準体重を求め，現在の体重を標準体重で除して計算します．10～20％の減少は，栄養障害の疑いが強くなります．

通常時体重比は現在の体重を通常時の体重で除したもので，体重変化率は通常時体重からの変化分を通常時体重

表1　栄養に関して潜在する合併症

投与経路にかかわりなく出現する合併症
・高カロリー栄養法では，投与経路にかかわりなく，以下のような代謝性障害に起因した合併症が出現する可能性がある
①水分・電解質異常　⑤欠乏症(ビタミン，微量元素，必須脂肪酸) ②高血糖や高浸透圧性非ケトン性昏睡　⑥高アンモニア血症 ③低血糖　⑦fat overload syndrome：肝機能障害，肝・脾腫脹，血小板減少 ④肝機能障害

投与経路によって出現する合併症
・投与経路により，以下のような合併症が予測できる．
a. 経口，経腸栄養法：①誤嚥性肺炎　②下痢　③嘔吐
b. 経静脈栄養法：①カテーテル敗血症　②静脈穿刺に伴う合併症：気胸，血腫，静脈炎，静脈血栓症　③不整脈：中心静脈カテーテルによる心臓の機械的刺激

で除したものです．6か月で10％以上の体重減少率を示す場合は，栄養障害が疑われます．

・上腕周囲(AC)，上腕筋肉周囲(AMC)

体の骨格筋量を表す指標となります．健常者の標準値と比べて，80〜90％では軽度，60〜80％では中等度，60％以下の場合は高度の減少を考えます．

・上腕三頭筋部皮下脂肪厚(TSF)

貯蔵脂肪量の評価に用いられます．健常者の標準値と比べて，80〜90％では軽度，60〜80％では中等度，60％以下の場合は高度の減少を考えます．

❹生化学的検査

・血清タンパク

血清タンパク，とくに，アルブミン値をチェックします．アルブミン(半減期14日)が徐々に低下するようなら，栄養状態は不良と考えます．

経口摂取が十分に行われているにもかかわらずアルブミンが低下する場合は，慢性感染，悪性腫瘍，ネフローゼ症候群などの鑑別が必要となります．

プレアルブミンやレチノール結合タンパク(半減期1〜2日)，トランスフェリン(半減期8日)なども栄養状態の指標となりますが，これらは短期間に栄養状態が変化する患者(たとえば重症熱傷，多発外傷，敗血症など)のモニタリングにも有用です．

・窒素バランス(nitrogen balanceまたはN-balance)

1日の窒素バランスは，下記の式で計算します．定数2.5は，糞便中や皮膚から失われる窒素量の概算値です．

N-balance (g/日)
＝(1日タンパク摂取量/6.25)
－1日尿中窒素量＋2.5

・クレアチニン・身長指数(CHI)

24時間の尿中クレアチニン排泄量(g)を身長(cm)で除したもので，体タンパク量の目安となります．男・女の平均値(米国)はそれぞれ10.5g/cmと5.8g/cmであり，CHIからタンパク喪失の程度(軽度：9.4〜8.4，中等度：8.4〜7.4，高度：7.4以下)が推定できます．

2 潜在化している問題にも注意を

患者の看護問題には，顕在化している現在の問題と，今後起こるかもしれない潜在化している問題(表1)があります．看護師は，顕在化している問題だけでなく，潜在化している問題に対しても，予測性・準備性を持った観察能力，アセスメント能力，対応能力が必要です．

(小池伸享)

引用・参考文献

1) 宮田剛：SCCM/A.S.P.E.N.重症患者栄養ガイドライン 経腸栄養の開始．臨床栄養，116(5)：472-476，2010．
2) 武山佳洋：救急診療 研修医が最初につまずくこと 研修医が見落としがちな診断編2)「片麻痺＋意識障害」だから脳卒中と思ったら，実は…．レジデントノート，13(3)：490-496，2011．

part 7 ● 治療指示の根拠　3

房室ブロックによる徐脈に対して，硫酸アトロピンを投与する指示がある場合と，ない場合があるのは，なぜ？

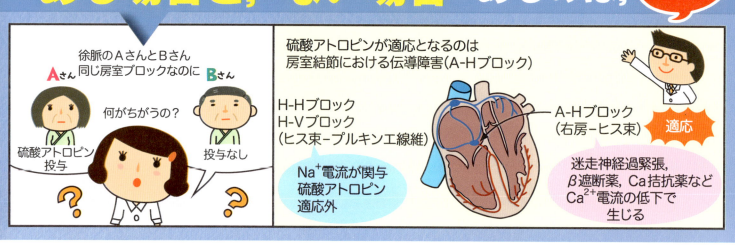

おさえておこう
医師指示の根拠はこれ！

1 房室ブロックの病因と原因疾患

　房室ブロックは刺激伝導系の本幹（房室結節，ヒス束，脚）の伝導障害・遅延によって引き起こされます．伝導障害・遅延は，①刺激伝導系を構成する細胞の電気生理学的変化，②細胞自体の減少，③細胞連続性の破綻のいずれでも起こります．

　房室ブロックには一過性と慢性のものがあり，これらを引き起こす病因はさまざまです（表1）．

2 房室ブロックの分類

　房室ブロックは，前述した病因・原因疾患による分類のほか，伝導障害の程度と部位による分類があります．

❶伝導障害の程度による分類

　心電図所見による分類で，1度・2度・3度房室ブロックに分けられます（図1）．2度房室ブロックは，ウェンケバッハ（モビッツⅠ）型とモビッツⅡ型に分類されます．心房と心室の伝導比が3：1以下のものを高度房室ブロックとよびます．

❷伝導障害の部位による分類

　ヒス束電位に診断された障害部位に基づいて分類されます．ブロックの部位は，①房室結節内ブロック（A-Hブロック），ヒス束内ブロック（H-Hブロック），ヒス束下ブロック（H-Vブロック）の3つに分けられます．

3 房室ブロックの治療

　一過性の場合は，原因疾患の治療が最も重要ですが，症状の程度，ブロックの部位と程度などによって治療が選択されます．失神など徐脈による症状を伴うような慢性の場合は，根治的治療として植込み型ペースメーカー治療が選択されます．

❶硫酸アトロピンによる治療

　硫酸アトロピンは急性症候性徐脈の第一選択薬であり，房室ブロックによる徐脈に対する治療としても用いられることがあります．==主に一過性の房室ブロックに対して，経皮/経静脈ペー==

よくわかるナースのための医師指示の根拠

表1 房室ブロックの病因・原因疾患

一過性房室ブロック	①虚血	急性心筋梗塞の8%に出現
	②急性リウマチ熱	5.6%に認められる。多くは1度房室ブロック
	③心筋炎	ジフテリアによる心筋炎、ウイルス性心筋炎など
	④迷走神経過緊張	頸動脈洞圧迫、眼球圧迫および胃腸障害、嘔吐・排尿後に起こることがある
	⑤薬剤	ジギタリス、Ca²⁺拮抗薬、β遮断薬、抗不整脈薬が多い
	⑥心房頻拍に伴うもの	洞頻拍（運動、発熱など）に伴って発生する場合がある
慢性房室ブロック	⑦変性	刺激伝導系における原因不明の線維化と硬化変性
	⑧湿潤	サルコイドーシス、ヘモクロマトーシス、アミロイドーシスなど
	⑨外傷	心臓手術や外傷に伴うもの
	⑩先天性	刺激伝導系以外の先天的な解剖学的異常に合併もしくは刺激伝導系のみの異常
	⑪心筋症	刺激伝導系の線維化
	⑫虚血性心疾患	慢性の虚血による刺激伝導系の線維化や変性
	⑬自律神経の関与	迷走神経緊張の亢進（スポーツマンなど）している人の安静時や夜間

図1 房室ブロックの伝導障害の程度による分類

・1度房室ブロック

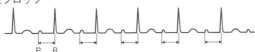

・2度房室ブロック　モビッツⅠ型（ウェンケバッハ型）

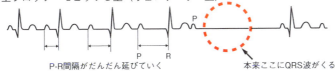

P-R間隔がだんだん延びていく　　本来ここにQRS波がくる

・2度房室ブロック　モビッツⅡ型

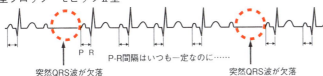

突然QRS波が欠落　　P-R間隔はいつも一定なのに……　　突然QRS波が欠落

・3度房室ブロック

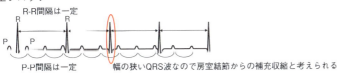

R-R間隔は一定
P-P間隔は一定　　幅の狭いQRS波なので房室結節からの補充収縮と考えられる

横田由佳：房室ブロック．ナースのためのNEW心電図の教室（中村恵子、柳澤厚生監）、p.116-118、学研メディカル秀潤社、2007．より引用

シングを待つあいだの一時的手段など、ペーシング治療の補足的治療として用いられることが多いです。

また、房室ブロックの原因が迷走神経過緊張による生理的なものであるかの診断のために硫酸アトロピンを投与することがあります。生理的な原因であれば、硫酸アトロピン投与で房室ブロックは改善します。

❷A-Hブロックで適応

房室ブロックに対する治療として硫酸アトロピンが適応となるのは、房室結節における伝導障害（A-Hブロック）です。房室結節における伝導障害は、迷走神経過緊張、β遮断薬、Ca²⁺拮抗薬などによるCa²⁺電流の低下で起こることが多いです。抗ムスカリン作動薬である硫酸アトロピンの投与は、房室結節細胞のCa²⁺電流の増加によって伝導を改善することが期待できます。

一方、ヒス束以下の部位の興奮伝導は主にNa⁺電流が関与しているため、ヒス束以下の伝導障害（H-Hブロック、H-Vブロック）に対しては硫酸アトロピンの適応外です。

3度房室ブロックにおける房室結節の伝導障害の場合、房室結節からの補充調律が起こり、心電図では幅の狭いQRS波となります。ヒス束以下の伝導障害であれば心室からの補充調律が起こるため、幅の広いQRS波となります。そのため、新たに出現した3度房室ブロックにおける徐脈の治療は、幅の狭いQRS波である場合のみ、硫酸アトロピンを使用することがあります。

＊

これらの適応をふまえ、房室ブロックの患者に対して、患者の状態や心電図を観察した結果から硫酸アトロピンが適応となる房室ブロックであるかを予測して、迅速な薬剤投与が可能となるよう準備を行っていきましょう。

（伊藤敬介）

引用・参考文献

1) 大江透著：不整脈 ベッドサイド診断から非薬物治療まで．p.221-232、医学書院、2008．
2) American Heart Association著：AHA心肺蘇生と救急心血管治療のためのガイドライン2010．p.754-758、シナジー、2012．
3) 中村恵子、柳澤厚生監：ナースのためのNEW心電図の教室．p.116-118、学研メディカル秀潤社、2007．

part 7 ● 治療指示の根拠 ④
低ナトリウム血症の患者なのに，一気にナトリウム補正する指示が出ないのは，なぜ？

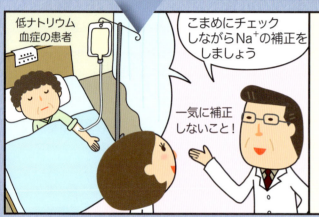
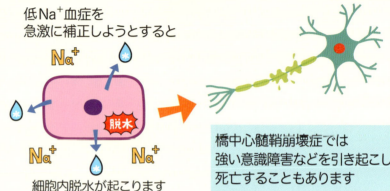

　低ナトリウム血症の管理目的で患者が入院してきました．「一気にすばやく補正すればいいのに」と思ったけれど，医師はこまめに電解質をチェックしながら輸液管理をしています．このようなとき，背景にはどんなことが考えられるのでしょうか．

おさえておこう 医師指示の根拠はこれ！

　Na^+は細胞外液の主な陽イオンであり，血清ナトリウム濃度は通常135〜145mEq/Lに調整されています．
　ナトリウムには表1のような主な作用があります．浸透圧の90％はNaにより規定され，細胞外液では水の量とNaの量との相対的な関係によって浸透圧が維持されています．また細胞外液は，Na^+の濃度に応じて水分量を変化させることにより，一定の濃度になるように調節されています．

1 低ナトリウム血症の原因

　低ナトリウム血症は，血清Na^+濃度が135mEq/L未満と定義されています．それが，なんらかの原因で水とNa^+の摂取量と排泄量のバランスが崩れることにより異常が生じてきます．分類としては，以下のような水とNa^+濃度の相関関係が挙げられます．

①体液量の減少した低Na血症
②体液量がほぼ正常の低Na血症
③体液量の増加した低Na血症

　Na^+の濃度が変わらなくても，水分の量（体液の量）が変化することで低ナトリウム血症を生じ，その治療はさまざまです（図1）．

表1　ナトリウムの働き

- 浸透圧調節
- 神経刺激伝達
- 筋肉収縮
- 水分代謝
- pH調節
- 栄養素吸収

　また，低ナトリウム血症による症候は，細胞浮腫によるものと体液量変化によるものに大きく分かれます．細胞浮腫による症候には，食欲不振や嘔吐，全身倦怠感，易刺激性，錯乱，嗜眠，昏睡があります．脳浮腫による脳圧亢進症状には，頭痛や悪心などがあります．
　急速に低ナトリウム血症が進行した場合には，軽度のナトリウム濃度の低下でも症状が現れます．しかし，慢性的な低下であれば110mEq/L程度まで低下しても症状が現れないことがあり，自覚症状の有無や症状出現時期は診断の指標になることもあります．

図1 低ナトリウム血症の原因とその治療

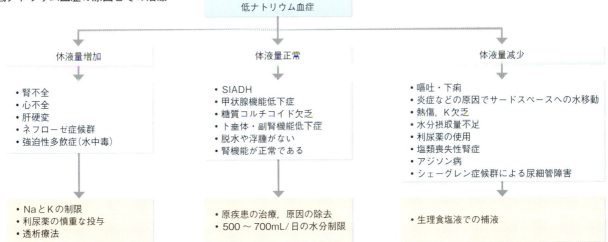

体液量変化による症候としては、全身倦怠感、めまい、立ちくらみ、起立性低血圧、頻脈、皮膚や口腔粘膜、舌の乾燥がみられます。

2 急激なNa⁺の補正をするとどうなるか

低ナトリウム血症を急激に補正しようとすると細胞内から細胞外へ水移動が起こり、細胞外が急に高浸透圧になるため、細胞内脱水が起こります。それにより橋を中心として細胞同士をつないでいる軸索を覆っている髄鞘が破壊され、脱髄が起こります。これを橋中心髄鞘崩壊症といいます。

橋中心髄鞘崩壊症では、強い意識障害を引き起こして昏睡状態に陥ったり、弛緩性の四肢麻痺および構音障害、嚥下障害、けいれんなどの重篤な神経障害を残し、死亡することもあります。とくに、栄養障害やアルコール中毒などの基礎疾患にある人に起こりやすいとされています。

このように、心不全や浮腫が生じている低ナトリウム血症患者に急激なNa⁺補正を行うことは病状を悪化させるため、正しく病状を把握し、Na⁺補正を行う場合には、低張性ナトリウム血症の場合に限定されます。

3 Na⁺補正はどう行うのがよいか

Na⁺の補正を行う場合には、投与速度に注意をしながら、血漿ナトリウム濃度の上昇率が0.5mEq/L/hを超えず、かつ最終的なNa⁺濃度が130mEq/Lを超えないように調整を行います。また、はじめの24時間の上昇が10mEq/L/hを超えないよう注意します。

しかし、症候性低ナトリウム血症の場合は、症状が消失するまで最初だけ、急速投与（最初の2～3時間の血清Na値補正は2mEq/L/h）が推奨されます。

医師指示に対する看護のポイント

1 初期対応

❶低ナトリウム血症に起こる症状を観察

全身倦怠感、悪心・嘔吐、脱力感などの有無を観察します。

❷既往症や生活状況の情報収集

基礎疾患の有無や年齢、ほかに精神疾患などで食事摂取ができない状態や水中毒、アルコール依存などの疾患がないかなどの情報収集は大切です。

❸IN-OUTの観察

尿比重を観察することも必要です。

2 フォローアップ

❶水分制限をした場合

飲水ができないことによるストレスや口渇などに対して協力を得られるよう、患者や患者家族への十分な説明や口腔ケアなどの対応が必要になります。

❷橋中心髄鞘崩壊症症状の早期発見

治療過程において、意識低下でぼんやりしていたり、めまいや四肢が麻痺するなどの運動障害の出現や呼吸障害、けいれんといった症状の有無を見逃さないようにします。また、橋の障害により、「閉じ込め症候群（意識は覚醒しているにもかかわらず眼球運動以外には意思を伝達することができない状態）」に気づくことも大切です。

（山下恵美）

引用・参考文献

1) 山門實編：ナースのための水・電解質・輸液の知識、第2版、医学書院、p.30, 118, 2004.

part 7 ● 治療指示の根拠 ⑤

過換気の患者に，以前のように「ペーパーバッグを吸わせる」指示が出なくなったのは，なぜ？

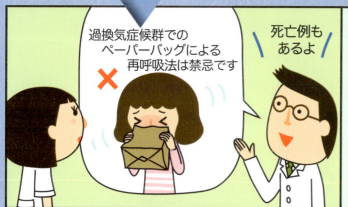

おさえておこう 医師指示の根拠はこれ！

　過換気症候群とは，発作的に換気が亢進し，それが持続した結果PaCO₂の低下を生じる状態です．手指のしびれや呼吸困難，胸痛など多彩な症状が出現する症候群で，予後は良好です．

　過換気の誘発および原因には，不安やストレス，症状をコントロールできない恐怖感などの心理的要因の関与が想定されていますが，詳しいメカニズムはわかっていません．

　以前は，PaCO₂値を上げる方法としてペーパーバッグを口元に当て，患者自身が吐く二酸化炭素を再度吸うといった再呼吸法が行われていました．しかし，実際にペーパーバッグを用いた再呼吸法により，呼吸停止による死亡例が報告されたことから，現在ではペーパーバッグでの再呼吸法は禁忌です．

根拠を知るために 必須な知識はこれ！

1 過換気症候群の鑑別診断

　過換気症候群のなかには，全身の器質的な要因によるものがしばしばあります．精神的な要因であると容易に判断してしまうことは，重篤な疾患を見逃すことにつながり，換気の状態を悪化させることにもなるため注意が必要です．過換気症候群の鑑別診断として表1のようなものがあり，まずはこれらの疾患をルールアウト（除外診断）していく必要があります．

　器質的な疾患がないことが確認できれば，精神的な要因だと判断されます．この場合の対処方法として，自ら呼吸調整が行えるよう呼吸を誘導しましょう．

　過換気症候群の患者は，上部胸郭を使って呼吸をする傾向があり，肺が過膨張になっているので，上部胸郭を圧迫し十分に息を吐かせることで，肺の過膨張を減らし呼吸困難が楽になることがあります．つまり，一回換気量と肺胞換気量を減らすよう"小さい呼吸"を促すことで症状が改善すると考えられます．それでも改善が見込めない場合には，鎮静薬の使用が必要になります．

2 重篤な過換気症候群は 呼吸停止につながる

　過換気後の一過性の低換気や無呼吸の原因はPaO₂とPaCO₂値のバランス

が崩れることで，pHはアルカレミア(alkalemia)*に傾きます．アルカレミアの状態では脳の化学受容体に作用する水素イオンが減少し，その濃度変化が起こることで呼吸抑制につながります．

ペーパーバッグを用いることで，PaCO₂値は上げられますが，呼吸抑制により酸素が取り入れられない場合，低酸素が助長され意識消失や呼吸停止など重篤な症状を引き起こすことになり大変危険です．

また，精神的要因から引き起こされた過換気症候群においても，ペーパーバッグを装着することや「自分の吐き出した二酸化炭素を吸う」という行為そのものが患者の不安や苦痛を助長させ，さらにパニック状態に陥る可能性もあります．

過換気症候群の臨床症状には，表2のようなものがあります．まずはバイタルサイン(意識レベル，SpO₂，呼吸回数，血圧，脈拍，体温)を確認し，必要時，医師の指示により動脈血液ガス分析，血球算定検査，生化学，尿検査，胸部X線，心電図，頭部CTなどを行います．

表1　過換気症候群の鑑別診断

呼吸器系	肺炎，肺線維症，肺水腫，肺血栓塞栓症，気管支喘息，気胸，胸膜炎
循環器系	うっ血性心不全，虚血性心疾患，低血圧，頻脈性不整脈，
代謝系	アシドーシス(糖尿病性，腎性，乳酸)，肝不全，甲状腺機能亢進症，副甲状腺機能亢進症，褐色細胞腫，一酸化炭素中毒
精神・神経系	過換気症候群，パニック障害，中枢神経疾患(脳血管障害，感染，腫瘍)
薬物	サリチル酸，メチルキサンチン誘導体，β刺激薬，プロゲステロン，アルコール
そのほか	発熱，敗血症，貧血，疼痛，妊娠，激しい運動

表2　過換気症候群の臨床症状

全身状態	全身倦怠感，易疲労感，易刺激性
呼吸器系	呼吸困難感，空気飢餓感，ため息
筋骨格系	テタニー，振戦，緊張，発汗
精神科系	不安，パニック，神経質，緊張，発汗
循環器系	胸痛，心悸亢進，頻脈
神経系	手足のしびれ，眩暈，ふらつき，頭痛，集中力低下，視力障害，失神
消化器系	口渇，腹部膨満感，悪心

医師指示に対する看護のポイント

1 初期対応

パルスオキシメータを使用して継続的に血中酸素飽和度を把握し，低換気に注意します．強い口調でかかわると不安が増幅し，救急対応時点での予後が不良となることがあるため，話しやすく落ち着いた雰囲気で接し，緊張を緩和し受容的で共感的な態度で接します．

2 呼吸状態の評価

強い呼吸困難感が突然発症するため患者はパニックになりますが，それに医療者が惑わされることなくあたたかく寄り添い，冷静に意識レベルやバイタルサイン，チアノーゼの有無などを観察しましょう．また，生命に危険がないこと，病気の機序，呼吸の方法をゆっくりした口調で説明し，患者の不安感を受け止めることが大切です．

3 フォローアップ

鎮静薬投与後の呼吸抑制や過呼吸後の低酸素血症に注意します．鎮静薬は，主にジアゼパム(ベンゾジアゼピン系製剤)などの抗不安薬が使用されます．まれにβ遮断薬は交感神経緊張状態を解除する目的で使用しますが，気管支喘息では発作を誘発する危険があるため禁忌です．事前に既往症を把握しておくことが大切です．

患者家族，またはキーパーソンにも病状理解を促すよう説明し，患者の精神的治療について協力を得ましょう．また，頻回に症状を繰り返す場合や重症例では，精神科や心療内科など専門医の治療が必要となるため，ソーシャルワーカーなど人的資源の活用なども検討しましょう．

(山下恵美)

*アルカレミア(alkalemia)：血液のpH値が7.45以上の状態．血液のpHの基準値は7.35〜7.45であり，pH7.35未満の場合はアシデミア(acidemia)という．

引用・参考文献
1) 山口徹ほか監：今日の治療指針2015年版．私はこう治療している．医学書院，p.35-36，2015．
2) 日野原重明ほか監：看護のための最新医学講座　第2版．第2　呼吸器疾患．中山書店，2005．

part 7 ● 治療指示の根拠 ❻

発熱時に解熱薬の指示．元気で機嫌がいい患児では様子をみるのは，なぜ？

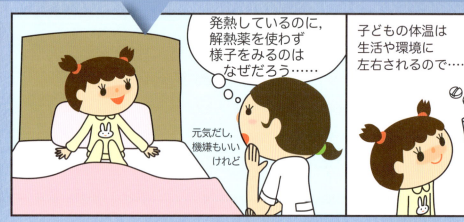

おさえておこう 医師指示の根拠はこれ！

子どもは，自ら症状や苦痛を訴えることができないことが多くあります．重篤そうに見えて実は軽症であったり，軽症に見えて実は深刻な状況であったり，問題の実態をとらえることがむずかしいという特徴があります．

小児領域で最も多い症状に「発熱」があります．そして，その原因となる疾患はさまざまです（表1）．多くは発熱時，解熱薬の指示が出ますが，元気で機嫌がいい患児の場合，解熱薬を使用せず様子をみることもあります．それはなぜでしょうか．

1 発熱の発生機序を知る

病原菌などが体内に侵入し発熱を引き起こす物質を外因性発熱物質とよびます．この外因性物質や炎症，組織の壊死などの刺激によって単球，マクロファージなどの免疫担当細胞が刺激を受けると，内因性発熱物質を産生します．

内因性の発熱物質には，インターロイキン1，インターロイキン6，インターフェロンなどのサイトカインがあります．サイトカインは血液の流れに乗り，やがて脳に達します．しかし目的地である脳の視床下部に行こうとしても，途中にゲート（血液脳関門）があって通ることができません．

そこでサイトカインは，情報を伝える「メディエータ」とよばれる物質であるプロスタグランジンE_2（PGE_2）の産生を促します．メディエータは，情報を持って視床下部へ向かい，情報を受け取った視床下部の体温調節中枢は，身体各部に体温を上げるようにという指令を出します．この命令に基づいて，皮膚の血管が収縮し，汗腺を閉じるなど，熱放散を抑える活動が開始されます．

表1 小児の発熱の原因となる主な疾患

1. 感染症

細菌感染：敗血症，細菌性髄膜炎，骨髄炎，中耳炎，尿路感染症，肺炎，気管支炎，細菌性腸炎，扁桃炎，急性副鼻腔炎，咽頭膿瘍，虫垂炎，胆嚢炎，心内膜炎，化膿性関節炎，蜂窩織炎，化膿性リンパ節炎など

ウイルス感染：かぜ症候群，気管支炎，細気管支炎，クループ，インフルエンザ，突発性湿疹，水痘，麻疹，風疹，流行性耳下腺炎，伝染性単核球症，無菌性髄膜炎，ウイルス性腸炎，手足口病，心筋炎

その他：マイコプラズマ感染症，クラミジア感染症，トキソプラズマ感染症など

2. 膠原病，自己免疫疾患

全身性若年性関節リウマチ，リウマチ熱，全身性エリテマトーデス，川崎病など

3. 中枢神経系障害

脳腫瘍，頭蓋内出血，けいれん，てんかんなど

4. 血液疾患

急性白血病，悪性リンパ腫，神経芽腫など

5. その他

熱中症，高張性脱水，甲状腺機能亢進症，心因性高体温など

白石裕子ほか：子どもの安全・家族の安心を支える小児救急看護．小児看護，32（7）：826，2009．より引用

図1 発熱の機序

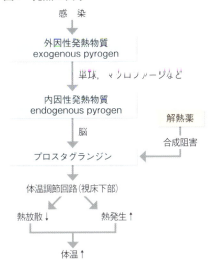

小澤瀞司ほか：標準生理学．医学書院，p.877，2010．より引用

また，筋肉を震えさせて熱産生を促します．これらの活動により，体温が上がるという現象が起こります（図1）．

2 発熱が身体に及ぼす影響とは

一般的に，発熱は身体を守るための生体防御反応の1つといわれています．発熱により病原菌の増殖を抑制し，白血球の機能が促進され，免疫機能が高まります．

子どもの場合，平熱が成人と比べ高く，食事や活動などで体温が上昇することがあります．また，衣服や室内の温度でも体温が上昇するなど，子どもの体温は生活や環境に影響されることがあります．発熱のほかに何か症状がないか，発熱の持続時間や身体に及ぼしている影響を観察し，解熱薬の使用を判断していくことも大切です．

しかし，子どもにとって発熱が持続すると，心血管系や呼吸器系の負担を増すという，生体にとって不利益な影響を与え，大きな肉体的・精神的ストレスとなるのみならず，家族にとっても大きな負担をもたらします．何よりそれ自体が苦痛であり，子どもに不快感，不機嫌，食欲低下をもたらします．必要に応じて適切に解熱，鎮痛を図ることによって，一時的であるにせよ，子どもの苦痛や不機嫌，食欲低下は解消し，子どもも家族も安らぐことができるといわれています．

このように解熱薬の使用は子どもの医学的ケアに必須であるのみならず，子どものストレスと家族の負担を大きく軽減することにもつながるといえます．

医師指示に対する看護のポイント

1 解熱薬を使用するとき

では，どんなときに解熱薬を使用するのでしょうか．

たとえば，基礎疾患で心疾患のある患児が発熱した場合，心拍数が増加し心負荷がかかり，身体に悪影響を及ぼすおそれがあります．また，てんかんの既往のある患児は，37.5℃程度の発熱でもけいれん発作を引き起こすことも予測されます．このように発熱により身体に悪影響を及ぼす基礎疾患のある患児には，すみやかに解熱薬を使用することも考慮し，早めの医療機関への受診をすすめることが大切です．

図2 体温の概日リズム

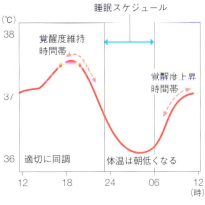

内山真：概日リズムと不眠症 総論．ねむりと医療，6（1）：7，2013．より引用

2 解熱薬使用時のポイント

解熱薬は，体温が上がりきってから使用することが重要です．悪寒や四肢冷感があり，体温がこれから上昇してくるようなときは，患児の身体を温め体温が上がりきるのを待ち，四肢が温かくなったのを確認してから使用します．坐薬であれば使用後30分程度で効果が現れてくるといわれています．

解熱薬の投与量は患児の体重により変化するため，基本的には医師から処方された患児の体重に見合った正しい量を使います．投与後は，解熱効果を確認し，再投与が必要な場合は，1回投与したあと4〜6時間間隔を開ける必要があります．解熱薬を使用するタイミングは，体温は「明け方に最低」「夕刻に最高」となる約1℃の日内変動があるといわれています（図2）．

解熱薬の使用時間は，患児や家族の生活時間，使用するタイミングを考える工夫も必要です．子どもの場合，発熱があるからすぐ解熱薬を使用するのではなく，患児の身体的症状や基礎疾患，生活時間や解熱薬使用時間のタイミングなどを考慮し，患児の身体，生活，環境を総合的にアセスメントし判断することが重要です．（島 美貴子）

引用・参考文献

1) 白石裕子ほか：子どもの安全・家族の安心を支える小児救急看護．小児看護，32（7）：825-830，2009．
2) 小澤瀞司ほか：標準生理学．医学書院，p.876-880，2010．
3) 内山真：概日リズムと不眠症 総論．ねむりと医療，6（1）：5-8，2013．

part 7 ● 治療指示の根拠 7

くも膜下出血のスパスム管理となったときに，多量の点滴指示が出たのは，なぜ？

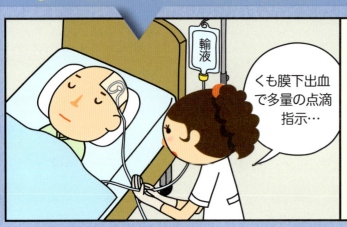

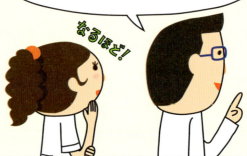

おさえておこう 医師指示の根拠はこれ！

1 脳血管攣縮とは

　くも膜下出血において，再出血とともに患者の生命予後，機能予後に大きな影響を与える因子の1つに脳血管攣縮があります．

　脳血管攣縮は，くも膜下出血後第4～14病日に発生する脳主幹動脈の可逆的狭窄であり，攣縮により動脈の灌流領域に脳梗塞を呈することもあり，脳浮腫や頭蓋内圧亢進を助長させます．

　脳血管撮影上，くも膜下出血患者の約70％で認められ，脳血管攣縮による症状出現は20～30％[1]と高い頻度で見られます．くも膜下腔の血腫に由来する攣縮誘発因子や反応が脳動脈中膜平滑筋や内皮細胞に影響を与え，血管内腔を狭小化させるといわれていますが，脳血管攣縮の明確な発生機序は明らかにされていません．

2 多量の点滴指示の根拠

　脳血管攣縮の危険因子としては，若年発症，脱水，感染，高血糖などが挙げられます．とくに脱水に関しては，AHA/ASAが2012年に発表した「くも膜下出血治療ガイドライン」において「正常水分量，正常循環血液量を維持することは遅発性脳虚血を予防するために推奨される（クラス1，エビデンスレベルB）」とされている[2]ことからも積極的な是正が求められます．

　そのため，バイタルサインや身体所見，検査所見，水分出納などから脱水の評価を行い，必要時には輸液投与量を増やし，循環血液量を正常範囲内でコントロールする必要があります．

3 triple H療法について

　脳血管攣縮に対する対症療法としてtriple H療法があります（表1）．triple H療法とは，循環血液量増加（hypervolemia），血液希釈（hemodilution），人為高血圧（hypertension）の3つの頭文字をとった古くから知られる治療法です．

　triple H療法に対してはさまざまな見解がありますが，「脳卒中ガイドライン2015」において，「遅発性脳血管攣縮と診断された場合，triple H療法を考慮してもよい（グレードC1）」とされています[3]．しかし脳血管攣縮予防目的でのtriple H療法は，科学的根拠がないことから推奨されていません．

❶循環血液量増加（hypervolemia）

　輸液や輸血の投与量を増やし，循環

血液量を直接増加させます．また血管外への水分漏出を防ぐためには，血清ナトリウム値や血清アルブミン値も重要となります．ナトリウムは血漿浸透圧，アルブミンは膠質浸透圧の調節機能を有し，血管内に水分を保つ役割があります．血清ナトリウム値や血清アルブミン値を正常域にコントロールするため，それぞれ低下を認めれば補正を検討します．

くも膜下出血患者においては，中枢性塩類喪失症候群(CSWS)や抗利尿ホルモン分泌異常症(SIADH)にも注意が必要です．CSWSやSIADHが引き起こされる原因は解明されていませんが，これらの影響によりナトリウム利尿が引き起こされ，尿量の増加をきたし，水分出納がマイナスバランスに傾くこともあります．脱水は脳血管攣縮の増悪にもつながることから，そのつど輸液投与を行い，補正を行う必要があります．

❷人為高血圧(hypertension)

通常，脳灌流圧は自動調節能により血圧の変動に対しても一定に保たれています．しかし，くも膜下出血患者では自動調節能が障害され，脳血管攣縮を生じた動脈の末梢血管で脳灌流圧が低下し，代償性の血管拡張が阻害されます．ドパミンなどの投与を行い，人為的に血圧を上昇させることで脳虚血を防ぎます．

❸血液希釈(hemodilution)

極端な血液希釈は酸素運搬能の低下を招くことから，適切なヘマトクリット値にコントロールすることが求められます．ヘマトクリット値については，組織への酸素伝達がより効果的とされる30〜35％にコントロールするという見解があります[1]が，最適な数値に

表1 triple H療法

循環血液量増加 (hypervolemia)	循環血液量を増加させ，血管内の水分を保持することで脳血流量を増加させることを目的とした治療
人為高血圧 (hypertension)	意図的に血圧を上昇させ，脳灌流圧を改善させることを目的とした治療
血液希釈 (hemodilution)	血漿を増やし血液の粘稠度を低下させることで血液を流れやすくすることを目的とした治療

※代わりに循環血液量を正常に保ち，心機能を増強させるhyperdynamic療法も考慮してもよい(グレードC1)．

ついてはさまざまな報告があり，最終的な結論は出ていません．

医師指示に対する看護のポイント

1 脳血管攣縮の予防

脳血管攣縮の危険因子とされる脱水，高血糖は是正する必要があります．感染も脳血管攣縮のリスクとなることから適切な感染コントロールが必要となります．

また，くも膜下腔内の血腫量は脳血管攣縮の発生頻度と相関していることから，ドレナージにより血腫を排出することも脳血管攣縮の予防のためには重要です．ファスジル塩酸塩(エリル®)やオザグレルナトリウム(カタクロット®)などの薬剤投与も行われることがあるため，適切な与薬管理も求められます．

2 脳血管攣縮の早期発見

脳血管攣縮に伴い臨床的に症状の発現をきたす症候性脳血管攣縮を早期に発見し，対応する必要があります．

臨床的には見当識障害や意識障害を発症し，片麻痺などの局所神経症状が出現します．また神経症状に先駆けて，体温上昇，血圧上昇，頭痛，不穏など

が認められることもあるため，バイタルサインの変動とともにこれらの徴候を見逃さないよう継続観察を行います．

3 脳血管攣縮の治療

triple H療法やhyperdynamic療法は心臓に対する前負荷や後負荷を増加させ，とくにもともと心機能低下をきたしている患者にとってはうっ血性心不全や肺水腫などの心肺合併症を引き起こすリスクとなります．

したがって，呼吸状態や循環動態の観察や厳重なモニタリングとともに，厳密な水分出納管理が必要です．心肺機能低下を示唆する身体所見の観察，その他，採血や胸部X線画像，超音波などの検査などから継続した評価を行い，患者に潜在化しているリスクを考慮した継続的な観察を行っていく必要があります．

(小池伸享)

引用・参考文献

1) 白尾敏之，鈴木倫保：脳血管攣縮up date 脳血管攣縮の診断，予防と治療法．Clinical Neuroscience, 31(4)：472-475, 2013.
2) 麓健太朗，上山憲司，大里俊明：AHA/ASAからの破裂脳動脈瘤によるくも膜下出血の治療に関するガイドライン．血栓と循環, 22(1)：89-93, 2014.
3) 日本脳卒中学会 脳卒中ガイドライン委員会：脳卒中治療ガイドライン2015．協和企画，2015.
4) 黒田泰弘：くも膜下出血，脳出血，脳梗塞の輸液管理―その常識は正しいか？―(頭蓋内圧亢進病態を含む)．救急・集中治療, 27(9-10)：725-731, 2015.

part 7 ● 治療指示の根拠 ❽

下行・胸腹部大動脈瘤の血管置換術やステントグラフト内挿術を行う前に，脊髄ドレナージの指示が出るのは，なぜ？

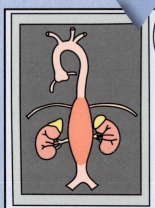
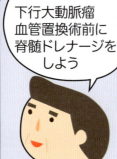
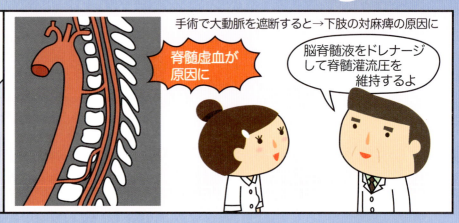

　胸腹部大動脈瘤の手術において，対麻痺は最も重篤な合併症の1つです．これは，前脊髄動脈の血流障害による脊髄虚血が原因で起こります．
　<mark>対麻痺を予防するために，脳脊髄液をドレナージして脊髄灌流圧を維持する目的</mark>で，脊髄ドレナージを行います．

根拠を知るために必須な知識はこれ！

　脊髄は1本の前脊髄動脈と，2本の後脊髄動脈によって血液を供給されています（図1）．これらの3本の動脈は脊髄の表面を下りながら脊髄を栄養しています．2本の後脊髄動脈が知覚神経路である背側3分の1を血流しているのに対し，前脊髄動脈は1本の分節的な血行路で運動神経路である腹側3分の2の血流を供給しています．

　脊髄の下部は肋間動脈や腰動脈系の血流によって保持されていますが，とくに胸髄領域の前脊髄動脈は，アダムキュービッツ（Adamkiewicz）動脈とよばれる大前根動脈から血液供給を受けています（図2）．数本ある前根髄動脈のなかでも最も太いアダムキュービッツ動脈は，脊髄のほぼ3分の1を栄養する重要な血管です．
　下行大動脈の外科的治療によってアダムキュービッツ動脈の血流障害が生じた結果，脊髄前方の障害が起こり運動神経領域が冒されて，下肢の対麻痺をきたします．

図1　脊髄動脈と髄節動脈

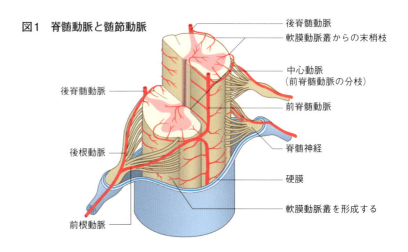

図2　脊髄の血流支配

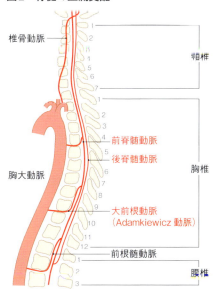

図3　脊髄ドレナージカテーテルの挿入部位

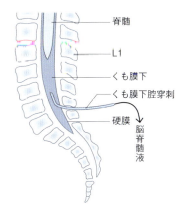

昇した脳脊髄圧)を引くことになり，その差，つまり脊髄灌流圧はより低い値となるのです．脊髄虚血の結果，脊髄浮腫が起こりさらに脳脊髄圧は上昇して，悪循環をたどります．

体血圧を十分に保つとともに，脊髄ドレナージにより脳脊髄液をドレナージして脳脊髄圧の上昇を抑えることは，脊髄灌流圧を維持し対麻痺を予防することに寄与するのです．

おさえておこう 医師指示の根拠はこれ！

脊髄ドレナージは，**大動脈遮断中の脊髄血流の灌流圧を維持する**目的で行われます．脊髄の灌流圧は，下記で表されます．

脊髄灌流圧（SCPP）
＝ 平均動脈圧 － 脳脊髄圧
　　（MAP）　　（CSFP）

つまり，**脊髄灌流圧を維持するためには，動脈圧を上げるか脳脊髄圧を下げることが計算上，有用な手段**であることがわかります．

手術により大動脈が遮断されると，脊髄に灌流する動脈圧は低下します．ところが，心臓の後負荷が増大して中心静脈圧は上昇し，静脈がうっ滞し，さらには脳脊髄圧が上昇します．これを計算式に当てはめると，少ない母数（下がっている動脈圧）から大きな数（上

医師指示に対する看護のポイント

1　脊髄ドレナージの禁忌

脊髄ドレナージ挿入（図3）は通常，手術当日に手術室で麻酔導入前に行われます．脊髄ドレナージの禁忌として，以下の項目が挙げられます[1]．

- 全身性または局所の感染
- 脳圧亢進
- ショック
- 以前の対麻痺
- 患者の不同意
- 抗凝固療法，抗血小板療法の必要な休薬が守られていない（麻酔科の通常の硬膜外・脊椎麻酔の禁忌事項に従う）
- 血小板5万/mL以下，PT-INR 1.4以上，APTT異常値

これらの項目をチェックリストにするなどの工夫をして，術前の準備を整えます．ドレナージは，外耳ではなく右房の高さをゼロ点として脳脊髄圧＜10〜14cmH$_2$O，ドレナージ量＜15mL/hで管理をします[2]．

2　脊髄ドレナージの合併症

脊髄ドレナージの合併症として，髄膜炎や穿刺部の硬膜外血腫が起こる可能性があります．予防的な脊髄ドレナージは，感染予防の観点から術後72時間以内に抜去されますが，留置中の意識レベルに注意して観察します．カテーテルを抜去する際にも，出血やカテーテル引き抜きによる神経損傷に注意が必要です．

下肢の自動運動の有無，感覚知覚の有無，左右差や程度の観察では，遅発性対麻痺の可能性も考慮して，経時的に神経学的所見について評価を行います．

（中村香代）

引用・参考文献

1) 特定非営利活動法人 日本集中治療教育研究会ホームページ：胸腹部大動脈手術脊髄虚血予防・治療マニュアル 改定第2版，2011．http://www.jseptic.com/（2018年5月閲覧）
2) 循環器病の診断と治療に関するガイドライン（2010年度合同研究班報告）：大動脈瘤・大動脈解離診療ガイドライン（2011年改訂版），2011．http://www.j-circ.or.jp/guideline/pdf/JCS2011（2018年5月閲覧）
3) 山田達也：脊髄保護が重要な術式への対応 ③下行大動脈瘤手術:開胸による手術およびステント挿入術．Anesthesia 21 Century，15(3-47)：3064-3069，2013．
4) 村中健太：アダムキュービッツ．アールティ，53(December)：35-40，2011．
5) Fedorow CA, et al.: Lumbar cerebrospinal fluid drainage for thoracoabdominal aortic surgery: rationale and practical considerations for management. Anesthesia Analgesia, 111(1)：46-58, 2010.

part 7 ● 治療指示の根拠 ❾

中心静脈栄養法（TPN）で，高カロリー輸液の1号液から2号液に変更する指示が出たのは，なぜ？

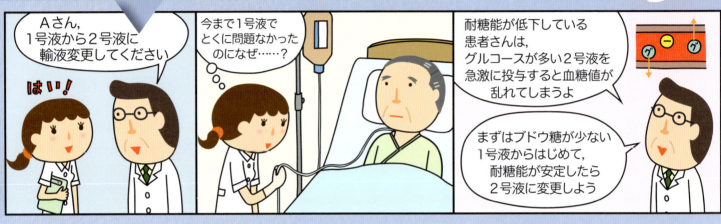

事例

入院中，中心静脈栄養法（TPN）による高カロリー輸液を行っている患者．輸液を開始して数日後に，2号液への変更の指示が出ました．

今まで1号液の輸液でとくに何も問題は発生していなかったのに，なぜ輸液を変更する必要があるのでしょうか

おさえておこう 医師指示の根拠はこれ！

1 耐糖能の理解

高カロリー輸液の選択を理解するためには，まずは患者の耐糖能を理解する必要があります．耐糖能とは，人がブドウ糖（グルコース）を処理する能力のことです．通常，食事などで摂取されたグルコースは小腸から吸収されエネルギー源として利用されますが，血液中のグルコースをインスリンなどの作用により一定に保とうとします．これが耐糖能です．

医師は耐糖能が低下している患者，または現在の患者の耐糖能がわからない状況下で，急激にグルコースが多い輸液を投与することは，血糖値が乱れてしまい一定に保てない状態が発生するため，非常に危険であると判断します．そのため，初期の輸液にはブドウ糖の含有量が少ない1号液を選択し，患者の耐糖能を把握し安定化した時点で維持輸液（2号液）に変更し，患者の目標カロリーまでめざすという方法を選択します．

ある高カロリー輸液の1号液と2号液の成分例を表1にまとめました．1号液と2号液で大きく異なるものはやはりブドウ糖であることがわかります．

2 耐糖能が低下している患者とは

❶糖尿病患者

いちばんわかりやすい病態は糖尿病です．糖尿病は1型と2型の2種類があり，多いのは2型糖尿病です．2型糖尿病は，過食や運動不足の生活習慣が主な原因です．

長期にわたる生活習慣によりブドウ糖が蓄積した状態が続くと，インスリンを分泌している膵臓のβ細胞の働きが弱まりインスリン分泌量が不足します．インスリンは各臓器のエネルギー源となる糖を血液中から臓器へ取り込む働きがあります．インスリンの分泌が減少すると，ブドウ糖をそれらの組織で利用できなくなるため，ブドウ糖が血中に余り，高血糖状態となります．

表1　1号液と2号液の成分の例

輸液に含まれる一部の成分	1号液 (1,000mL)	2号液 (1,000mL)
ブドウ糖	120g	175g
ナトリウム	50mEq	50mEq
カリウム	22mEq	27mEq
マグネシウム	4mEq	5mEq
カルシウム	4mEq	5mEq
クロール	50mEq	50mEq
リン	5mmol	6mmol

そのため，このような患者に急激にブドウ糖が多い輸液を投与することはさらに高血糖を引き起こし大変危険な状態になります．

❷急性期の重症患者

敗血症，外科侵襲，外傷などの急性期の重症患者では，カテコラミン，ステロイドなど治療の影響により高血糖状態となることがあります．また炎症性サイトカインであるTNF-α（腫瘍壊死因子）は，インスリン抵抗性を増加させ，膵β細胞でのインスリンの分泌を低下させます．さらに炎症性サイトカインは，インスリン拮抗ホルモンの分泌を上昇させます．

重症患者ではこのような生体反応が出現し耐糖能が低下するため，血糖値を継続的に管理するとともに，急激に血糖を上昇させるような輸液は控えます．

医師指示に対する看護のポイント

このように耐糖能の安定化を図るため高カロリー輸液は1号液から開始し，2号液へと変更していくことを説明しました．次に注意しなければならないことは，高カロリー輸液を中止する場合です．

考えてみましょう．高カロリー輸液を開始して数日．順調に2号液を投与しています．血糖を安定化させようと身体はインスリンを分泌しています．そのとき，急に高カロリー輸液を中止したら，どのような反応が起きるでしょう？

輸液が終了しても，身体はインスリンを一定量出し続けます．そのようなときに輸液を中断すると，急激に血糖が下がってしまい低血糖を引き起こします．そのため，高カロリー輸液を中止する場合には，徐々にブドウ糖の投与量を減らしてから中止する必要があります．

（後藤順一）

part 7 ● 治療指示の根拠 ⑩

患者により高カロリー輸液や輸液を使い分ける指示が出るのは，なぜ？

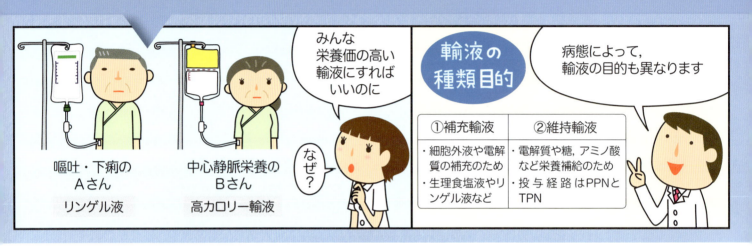

事例

嘔吐・下痢の消化器疾患で入院した患者Aさん．リンゲル液の輸液を持続しています．一方，先週入院した同室のBさんは食事が摂取できず，中心静脈栄養法（TPN）による高カロリー輸液の投与を行っています．

なぜ治療により輸液を使い分ける指示が出るのかは理解できますが，すべて栄養価の高い輸液を選択すればよいというわけにはいかないのでしょうか？

おさえておこう 医師指示の根拠はこれ！

当然のことですが，病気の違いにより治療は変わります．輸液もその治療の1つであり，患者に適した内容に適宜変更されていきます．しかし，ここで理解しておく必要があるのは，**投与されている輸液の種類とその目的**です．

輸液は治療上,「補充輸液」「維持輸液」「その他の輸液」の3つに分けられます.

1 補充輸液

細胞外液の補充や，細胞内外で不足した電解質の補充のために行われる輸液です．主に出血や嘔吐・下痢などによる体液の喪失に対して行われ，輸液製剤は細胞外液の電解質に近い組成に作られています（表1）．生理食塩液やリンゲル液などがこれに当てはまります．

2 維持輸液

維持輸液とは電解質や糖質・アミノ酸などを，人が生命を維持するために必要な量を投与するための輸液です．つまり，栄養の補給のために行われる輸液です．維持輸液は，投与する血管経路の違いから2種類に分けられます．

❶末梢静脈栄養法（PPN，表2）

経口摂取が困難な患者や経口摂取へ移行する時期に栄養管理目的で用いられる輸液です．しかし投与期間は1週間〜10日程度であり，長期間の輸液には適していません．また，カロリーを増やす場合には輸液量が増えるため，心不全や腎不全などのような水分制限が必要な患者では，必要カロリーに達するまでの輸液量の管理が必要です．さらに輸液の浸透圧やpHの影響から血管痛や静脈炎を起こすおそれがあるため，注意が必要です．

❷中心静脈栄養法（TPN，表3）

TPNに使用される輸液製剤は，その

表1　細胞外液・リンゲル液の電解質

組成 (mEq/L)	細胞外液 血漿	細胞外液 組織間液	リンゲル液の組成例
Na^+	142	144	147
K^+	4	4	4
Mg^{2+}	3	15	
Cl^-	103	114	109

表2　PPNに使用される輸液の種類

主な組成形態	商品例
電解質＋糖質	ソリタ®T3G，ソルデム®3AG
電解質＋糖質＋アミノ酸	アミノフリード®など
電解質＋糖質＋アミノ酸＋ビタミン	ビーフリード®，アミグランド®など

表3　TPNに使用される高カロリー輸液の分類

主な組成形態	商品例	特徴
電解質＋糖質	ハイカリック®，トリパレン®など	ハイカリックRFは糖質が主でKは含んでいない．そのため電解質の調整が必要な腎不全の患者には適している．トリパレンは1号と2号でナトリウム（Na）とクロール（Cl）の含有量が変化する．
電解質＋糖質＋アミノ酸	アミノトリパ®，ピーエヌツイン®など	糖質とアミノ酸を2つの部屋に分けており，開通させて使用する．
電解質＋糖質＋アミノ酸＋脂質	ミキシッド®	脂質が入っているため，中心静脈カテーテル用ルートの除菌用フィルターが使用できないので注意が必要．
電解質＋糖質＋アミノ酸＋ビタミン	フルカリック®，ネオパレン®など	総合ビタミン剤と同様の1日に必要とされるビタミンが別室に入っており，使用時に混ぜ合わせる．
電解質＋糖質＋アミノ酸＋ビタミン＋微量元素	エルネオパ®	ヨウ素（1μmol），鉄（35μmol），マンガン（1μmol），亜鉛（60μmol），銅（5μmol）が1日必要とされる量が含まれている．

1本に多く糖質や電解質が含まれており，長期的な栄養管理に適しています．またTPNに使用される輸液にもさまざまな種類があり，治療上の経過によりそのなかから選択されます．

③その他の輸液

そのほかの輸液には，大量出血などの際に循環を保つために急速投与される血漿増量薬（デキストラン・ヘスパンダー®など）や，浸透圧の上昇により水・Na^+の再吸収を抑制して尿量を増加させる浸透圧利尿薬（マンニトール，グリセリンなど）があります．

（後藤順一）

memo

part 8

小児・妊産婦ケアの指示

の根拠

part 8 ● 小児・妊産婦ケアの指示の根拠 ①

妊婦の心肺停止で胸骨圧迫時，子宮を左に圧排する指示が出たのは，なぜ？

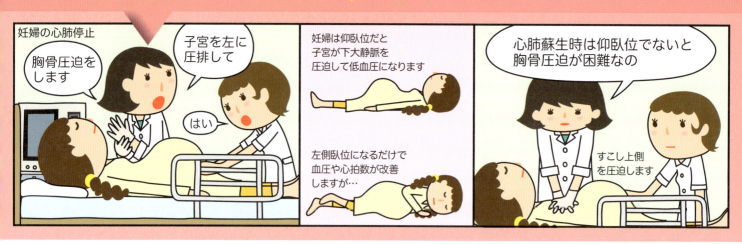

心肺蘇生法の実施で，一般的な成人のアルゴリズムを理解しておくことは重要ですが，そのうえで，妊婦の特性を理解した有効な心肺蘇生術を行えることも重要です（図1）．

おさえておこう 医師指示の根拠はこれ！

1 左方圧排により大動脈・下大静脈への圧迫を解除する

子宮底が臍部に達する妊娠後期に入った妊婦（およそ妊娠20週以降）では，妊娠によって大きくなった子宮が仰臥位では下大静脈を圧迫するため，低血圧となります．そのため，妊娠後期の妊婦でも仰臥位を取ることで仰臥位低血圧症候群になります．妊婦が仰臥位から左側臥位になるだけで妊婦の血圧や心拍数が改善し，胎児の酸素化も改善するといわれています．

しかし，心肺停止の胸骨圧迫において左側臥位にして胸骨圧迫することは困難であり，実験においても左側臥位における胸骨圧迫を実施することは可能ではあるものの，仰臥位で行う場合に比べ圧迫が不十分になることが示されています．そのため，仰臥位での状態で子宮を左方へ圧排することが，大動脈・下大静脈の圧迫解除効果をもたらすといわれています（図2）．

2 妊婦への胸骨圧迫のポイント

妊婦の急変に遭遇した場合，まず一次救命処置（BLS）で声をかけて反応がなければ，呼吸と循環の確認をし，呼吸も頸動脈も触知できなければ胸骨圧迫を開始します．

圧迫部位は，成人の場合は「胸骨の下半分」とされていますが，妊娠後期の妊婦の場合，子宮が大きくなり縦隔が頭側に偏位するため，成人の胸骨圧迫の位置よりやや高めの胸骨の中心を圧迫するようにします（図3）．胸骨圧迫の中断は最小限にし，深さは5cm以上，速さは100回/分で質の高い心肺蘇生法を実施します．

AEDの装着後，自動解析により除細動が必要と判断された場合は，成人と同様に除細動を行うことが推奨されています．胎児への影響については，電流が子宮を通らなければ，胎児へのリスクは少ないとされているため，パッドで子宮を挟まないように注意します．また，気管挿管に関しては，妊娠後期の妊婦の上気道の直径は，非妊婦に比べて有意に小さいため，挿管チューブのサイズを考慮するようにします．

医師指示に対する看護のポイント

妊婦の急変であっても，第1発見者

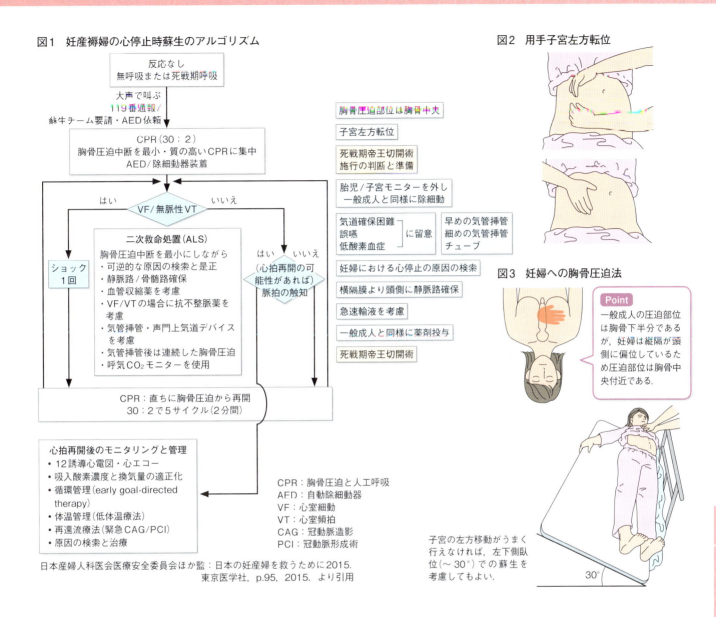

図1 妊産褥婦の心停止時蘇生のアルゴリズム

図2 用手子宮左方転位

図3 妊婦への胸骨圧迫法

Point
一般成人の圧迫部位は胸骨下半分であるが、妊婦は縦隔が頭側に偏位しているため圧迫部位は胸骨中央付近である．

子宮の左方移動がうまく行えなければ、左下側臥位（～30°）での蘇生を考慮してもよい．

日本産婦人科医会医療安全委員会ほか監：日本の妊産婦を救うために2015．東京医学社，p.95，2015．より引用

は看護師（または助産師）であることが多いと考えられます．そのため，心肺停止のアルゴリズムと妊婦の特徴を理解し，確実に心肺蘇生法を実践することが大切です．

妊婦の心肺停止状態であれば，死戦期帝王切開術も念頭に置き，早期より準備することが重要です．死戦期帝王切開術とは，心停止の妊婦で，緊急に児を娩出すると母体血行動態が改善することから，母体あるいは母児両者の救命を目的とした母体蘇生処置の1つとして行われます．

心肺蘇生ガイドライン2010では，母体の心停止から5分以内に帝王切開術が行われた場合，母体の循環動態と新生児の転帰が改善するとされています．とくに妊娠30～38週では，母体の心停止から5分以上経過しても帝王切開により新生児が生存する例があるとされており，いざというときに心肺停止発見から，早期に死戦期帝王切開術に対応できるよう，マニュアルやシミュレーションなどを行っておくことも重要です．

（吉次育子）

引用・参考文献
1）日本救急医学会監：標準救急医学第4版．医学書院，p.159-175，2013．
2）日本産婦人科医会医療安全委員会ほか監：日本の妊産婦を救うために2015．東京医学社，p.86-97，2015．
3）日本蘇生協議会ほか監：JRC蘇生ガイドライン2010．へるす出版，p.79-80，2011．

part 8 ● 小児・妊産婦ケアの指示の根拠 ❷

妊婦のショックで，エフェドリン準備の指示が出たのは，なぜ？

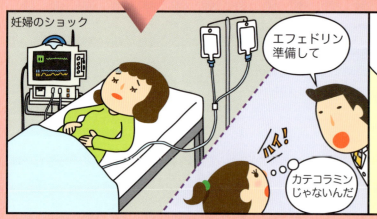

妊婦のショックにおいても，ショックの原因をアセスメントして救命処置を行うことが必要ですが，妊婦の場合，胎児への影響も考える必要があります．

おさえておこう 医師指示の根拠はこれ！

妊婦の血圧低下の理由をアセスメントしながら，ショックの原因に対する治療が必要となります．出血が原因の場合は，輸液や輸血による対処が第一選択となり，輸液や輸血を十分に行わずに昇圧薬を使用するべきではないとされます．

しかし，それ以外の原因による血圧低下は，==子宮血流が減少し胎児への影響が出る==ことが想定されます．==昇圧が必要な血圧低下に対して，急いで是正したいときには，簡単に準備ができる====エフェドリンやフェニレフリンの静注====が使用しやすい==とされています．

根拠を知るために必須な知識はこれ！

① 妊婦のショックの治療

妊婦のショックに関して，疾患や病態についてのアセスメントを行い，医師が昇圧薬を選択します．

妊婦の急な血圧低下の場合，出血による循環血液量減少性ショックの可能性が高いとされています．循環血液量減少性ショックに関しては，前述したように輸液や輸血を行いながら，出血源に対する早期治療が大切です．

出血が原因以外の敗血症による血液分布異常性ショックでは血管拡張や心収縮力の低下が起きることが多いため，血管収縮作用と心収縮力作用を持つ薬剤を用いることが多いです．

肺血栓塞栓症や羊水塞栓症による心外閉塞・拘束性ショックでは，心収縮力増強作用と血管収縮力作用のある薬剤を考慮します．心不全などの心原性ショックには，心収縮力増強作用，血管拡張作用のある薬剤を投与することになります．

このように，血圧低下の原因について病態を予測し，救命処置を行うことが重要となります．

② エフェドリンの作用

救急領域では交感神経に作動する薬剤，いわゆるカテコラミンが昇圧，強心目的で多用されます．カテコラミンは，交感神経のα受容体，β受容体，ドパミン受容体の3つに分けられ，さ

表1 交感神経α受容体およびβ受容体刺激時の作用

α作用	α₁	末梢血管収縮（血圧上昇）
	α₂	セロトニン，ドパミン遊離抑制（血圧低下）
β作用	β₁	陽性変力作用（心収縮能増大） 陽性変時作用（心拍数増加）
	β₂	気管支平滑筋拡張（気管拡張） 末梢血管拡張（血圧低下）

表2 交感神経刺激性アミン類

一般名	代表的薬品名	α作用	β作用
塩酸エフェドリン	エフェドリン®	＋	＋＋
塩酸エチレフリン	エホチール	＋	＋＋
メタラミノール		＋＋	＋
塩酸メトキサミン	メキサン®	＋＋＋＋	
塩酸フェニレフリン	ネオシネジン	＋＋＋＋	－

らに，α，β受容体はそれぞれ2つに分けられます（**表1**）．

血圧低下時や心機能低下時では，交感神経α刺激作用の血圧上昇とβ刺激作用の心収縮力増大作用を狙って，ドパミンやドブタミン，アドレナリン，ノルアドレナリンなどが使用されます．

しかし，妊婦の場合，胎児への血流の影響からエフェドリンなど交感神経刺激性アミン類を使用することがあります（**表2**）．

作用については，カテコラミンと同様に，末梢血管収縮作用，強心作用を持ちますが，いずれも薬剤作用としては，カテコラミンほど強力ではなく，エフェドリンなど繰り返さなければならない場合やより強力な昇圧効果が必要なときには，カテコラミンを持続静注で投与の開始がされます．

医師指示に対する看護のポイント

妊婦の血圧低下などの緊急場面において，血圧低下によるショックの原因を医師と共有し，薬剤についての知識も知っておくことで，よりスムーズな準備につながります．

緊急場面においては，医師はさまざまな処置や検査に行っているため，薬剤投与後の効果や継続的なバイタルサインの変化について，看護師がいち早く異常に気づき，医師との情報共有することが妊婦の救命につながります．また，緊急で使用する薬剤については口頭での指示となるため，確実な薬剤投与の方法について，たとえば，薬剤の組成については統一するなど院内でのルールを徹底することも重要です．

（吉次育子）

引用・参考文献
1) 日本救急医学会監：標準救急医学第4版．医学書院，p.168-175，2013．
2) 日本産婦人科医会医療安全委員会ほか：日本の妊産婦を救うために2015．東京医学社，p.86-97，2015．

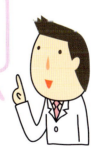

妊婦のショックなど緊急場面では，成人の場合との違い，特性をよく知っておく必要があるよ

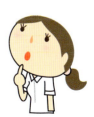

part 8 ● 小児・妊産婦ケアの指示の根拠 ③

新生児の蘇生時に2倍メイロンなどの処方で，その希釈時に，生食ではなく蒸留水を使用する指示が出るのは，なぜ？

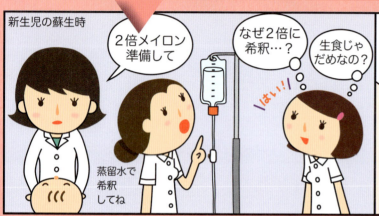

新生児の心肺蘇生時において，10倍アドレナリンと一緒に準備することが多いのがメイロン®です．

「2倍メイロンを準備しておいて」と指示が出たときに，「なぜ2倍に希釈するの？」「何を使って希釈すればいいの？」と疑問に思ったり，あるいは，生理食塩液で溶解して先輩から注意をされた，というようなことはありませんか？

根拠を知るために必須な知識はこれ！

1 新生児の腎機能

新生児は，糸球体と尿細管が未熟で，電解質や血中尿素窒素（BUN）を処理する能力が低下しているため，水－電解質バランスのホメオスタシスを保つ能力の上限・下限の範囲の幅が狭くなっています．

そのため，高ナトリウム血症や低ナトリウム血症，浮腫や脱水状態の両極端に陥る危険が成人よりはるかに高いことに留意する必要があります．

2 新生児の酸－塩基平衡の特徴

新生児は，腎の未熟などから容易に代謝性アシドーシスに陥る傾向があります．

腎の未熟性に起因するアシドーシスは，近位尿細管における重炭酸塩（NaHCO₃）の再吸収閾値が低いことによるとされています．そのため，重炭酸が失われ，バッファ・ベースとして重炭酸塩は常に低く保たれます．

間質液が多いこともアシドーシスの発生に関連があります．急激にCO_2が上昇するときに発生するHCO_3^-は，容易に間質液中に拡散しますが，H^+はタンパク質や赤血球と結びついて血管内に留まるため，血液中の重炭酸塩がCO_2，H_2CO_3濃度に比して低値となり，見かけ上のアシドーシスを引き起こします．

おさえておこう 医師指示の根拠はこれ！

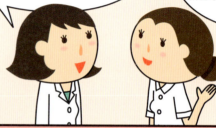

1 なぜ蒸留水で希釈するのか

このような新生児での特徴をふまえ，「2倍メイロンを，なぜ蒸留水で希釈するのか」についてみていきましょう．

炭酸水素ナトリウム（メイロン®静注8.4％）は，Na含有量がきわめて高く，浸透圧が高い注射薬です（表1）．新生児に高濃度液を投与すると，頭蓋内出血を起こすとの報告があるので，必要最少量を

表1 メイロン®の組成・性状
（日本薬局方 炭酸水素ナトリウム注射液 メイロン®静注8.4%）

1. 組成（1容器中に含有する注射液）

成分	20mL中
炭酸水素ナトリウム	1.68g（8.4%）

電解質濃度（mEq/L）	
Na⁺	HCO₃⁻
1,000	1,000

2. 製剤の性状

無色透明

pH　約7.9（製造直後の平均実測値）
　　　7.0〜8.5（規格値）

浸透圧比　約6（生理食塩水に対する比）

大塚製薬工場：メイロン静注8.4%添付文書（2011.4）より引用

注射用水で2%以下の濃度に希釈して，できるだけ緩徐（1mEq/分以下）に投与することが望ましいとされています．

2 新生児蘇生でのメイロン投与

メイロン®は，基本的には出生時の蘇生にはあまり用いられていません．十分な人工呼吸管理がなされているにもかかわらず，代謝性アシドーシスが明らかであり，循環動態の改善を妨げていると考えられる場合に検討するとされています．

新生児の蘇生時にメイロン®を使用する場合は，蒸留水で2倍に希釈し，必ず経静脈的投与で，4.2%炭酸水素ナトリウム溶液（0.5mEq/mL）で1回2〜4mL/kgを1mL/kg/分かけて投与することが推奨されています．

＊

新生児へのメイロン®投与に際しては，Na含有量が高く，浸透圧が高いので，それを少しでも薄めるために希釈しているという意味を理解しておくと，生理食塩液で希釈するという間違いは起こらないといえます．

（國松秀美）

引用・参考文献

1) 大塚製薬工場：メイロン静注8.4%添付文書（2011.4）．
2) 河井昌彦：NICU ナースのための必修知識．金芳堂，p.63-64，2011．
3) 細井創：最新NICUマニュアル改訂第5版．診断と治療社，p.23，2012．
4) 石本敬三：注射薬調剤監査マニュアル第4版．エルゼビア・ジャパン，p.714-715，2012．
5) 仁志田博司：新生児学入門．医学書院．p.190-192，2014．
6) 田村正徳：改訂第2版日本版救急蘇生ガイドライン2010に基づく新生児蘇生法テキスト．メジカルビュー社，p.79，2014．

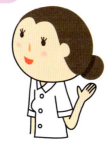

メイロンは炭酸水素ナトリウムであり，これは浸透圧が高い注射薬です．新生児では，高濃度液の投与で頭蓋内出血を起こす可能性があるため，必要最小量を2%以下の濃度に希釈し，1mEq/分以下で投与します

part 8 ● 小児・妊産婦ケアの指示の根拠 ④

同じ状況に見える妊婦でも、出される子宮収縮薬がそれぞれ異なるのは、なぜ？

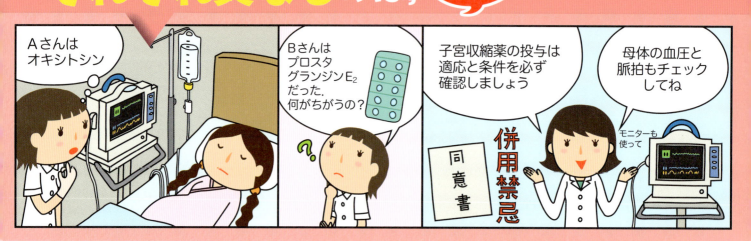

　子宮収縮薬は，陣痛の誘発や促進を目的に使用します．わが国では，オキシトシン（注射薬），プロスタグランジン$F_{2\alpha}$（注射薬），プロスタグランジンE_2（内服）が使用されています．

　それぞれの子宮収縮薬には，効果，副作用，禁忌となる症例に違いがあります．医師から子宮収縮薬の指示が出たときには，その適応があるのか，使用条件を満たしているのかを必ず確認します．そしてそれが，異なる子宮収縮薬の指示が出される根拠となります．

　子宮収縮薬使用時のインシデント・アクシデントでは，①溶解液の誤り，②投与ルートの誤り，③投与量の誤り（開始量，増量，最大量の基準逸脱），④同意書がない，⑤頸管熟化薬，吸湿性頸管拡張薬との併用，⑥使用のための条件を満たしていないなどが報告されています．また，産科医療保障制度の事例分析（188例）では，使用例の80％近くが基準を逸脱しているという報告もあります．

　使用条件を満たしているか十分に確認し，薬物使用に際しては，用法・用量・禁忌を厳守し，十分な管理のもとで行うことが重要です．

根拠を知るために必須な知識はこれ！

1 陣痛誘発法と陣痛促進法の違いは何か？

　陣痛誘発法は，経腟分娩を目的として自然陣痛発来前に機械的刺激や薬剤を用いて陣痛を誘発することです．「産婦人科診療ガイドライン－産科編2014」に適応となりうる場合として，①医学的適応，②非医学的（社会的）適応が示されています（**表1**）．

　陣痛促進法は，自然陣痛発来後の原発性または続発性微弱陣痛に対し，分娩の進行を促すために陣痛を強化・促進することをいいます．

2 陣痛誘発法の利益と不利益

　誘発の利益として，「分娩時期を設定できる」「一定の確率で発生する胎児死亡を未然に防止することができる」といったことがあります（**表2**）．一方，誘発の不利益として，「入院期間の延長」「薬剤使用機会の上昇」「人工操作による不快」「器具，薬剤による有害事象発生の可能性」が挙げられます．

表1　陣痛誘発もしくは促進適応となりうる場合

医学的適応	胎児側の因子	1. 児救命等のために新生児治療を必要とする場合 2. 絨毛膜羊膜炎 3. 過期妊娠またはその予防 4. 糖尿病合併妊娠 5. 胎児発育不全 6. 巨人児が予想される場合 7. 子宮内胎児死亡 8. その他，児早期娩出が必要と判断された場合
	母体側の因子	1. 微弱陣痛 2. 前期破水 3. 妊娠高血圧症候群 4. 墜落分娩予防 5. 妊娠継続が母体の危険を招くおそれがある場合
非医学的適応		1. 妊産婦側の希望等（CQ405参照）

日本産科婦人科学会，日本産婦人科医会：産婦人科診療ガイドライン-産科編2014. p.267. 2014. より引用

表2　陣痛誘発法の利益を示すエビデンスとなる論文

妊娠37週以降，週数の進行に伴い吸引・鉗子分娩，帝王切開，異常出血，異常胎児心拍パターン出現，羊水混濁，新生児仮死の頻度が上昇する．

Saunders N,Lancet 1991

127万人の後方視的研究で，分娩誘発すると周産期死亡率が低く（Odds ratio 0.39），経腟分娩率が高い（Odds ratio 1.26）ことが報告されている．

Stock SJ,BMJ, 2012

表3　子宮収縮薬（オキシトシン，PGF$_{2\alpha}$，PGE$_2$）の禁忌と慎重投与

子宮収縮薬	禁忌	慎重投与
三薬剤共通	1. 当該薬剤に過敏症 2. 帝王切開2回以上 3. 子宮体部に切開を加えた帝王切開既往（古典的帝切，T字切開，底部切開など） 4. 子宮筋全層もしくはそれに近い子宮切開（子宮鏡下筋腫核出術含む） 5. 他の子宮収縮薬との同時使用 6. プラステロン硝酸（マイリス®，レボスパ®等）との併用 7. メトロイリンテル挿入後1時間以内 8. 吸湿性頸管拡張剤（ラミナリア等）との同時使用 9. 前置胎盤 10. 児頭骨盤不均衡が明らかな場合 11. 骨盤狭窄 12. 横位 13. 常位胎盤早期剝離（胎児生存時） 14. 重度胎児機能不全（CQ411，Answer2の場合） 15. 過強陣痛	1. 児頭骨盤不均衡が疑われる場合 2. 多胎妊婦
オキシトシン	1. PGE$_2$最終投与から1時間以内	1. 異常胎児心拍数陣痛図出現（CQ411参照） 2. 妊婦高血圧症候群 3. 胎位胎勢異常による難産 4. 心・腎・血管障害 5. 帝王切開既往回数1回 6. 禁忌にあるもの以外の子宮切開 7. 常位胎盤早期剝離（胎児死亡時）
PGF$_{2\alpha}$	1. PGE$_2$最終投与から1時間以内 2. 帝王切開既往（単回も）・子宮切開既往 3. 気管支喘息，その既往 4. 緑内障 5. 骨盤位等の胎位異常	1. 異常胎児心拍数陣痛図（CQ411参照）出現 2. 高血圧 3. 心疾患 4. 急性骨盤腔内感染症・その既往 5. 常位胎盤早期剝離（胎児死亡時）
PGE$_2$	1. 子宮収縮薬静注終了後1時間以内 2. 帝王切開既往（単回も）・子宮切開既往 3. 異常胎児心拍数陣痛図（CQ411参照）出現 4. 常位胎盤早期剝離（胎児死亡時でも） 5. 骨盤位等の胎位異常	1. 緑内障 2. 喘息

日本産科婦人科学会，日本産婦人科医会：産婦人科診療ガイドライン-産科編2014. p.268. 2014. より引用

おさえておこう 医師指示の根拠はこれ！

それぞれの子宮収縮薬使用のための条件を知ることが，医師指示の理解につながります．

1 子宮収縮薬の禁忌と慎重投与を確認する（産婦人科診療ガイドライン2014 推奨レベルA）

使用する子宮収縮薬の禁忌と慎重投与を確認します（表3）．子宮収縮薬の種類と特徴を，下記および表4に示します．

❶オキシトシン

オキシトシンは，下垂体後葉から分泌されるホルモンで，血中濃度が上昇すると子宮収縮を起こします．頸管熟化作用はありません．自然分娩では，第2期から血中濃度が上昇し，分娩誘発では，非生理的に血中濃度が上昇します．過強陣痛に注意が必要です．

❷プロスタグランジンF$_{2\alpha}$

脱落膜で産生され，第1期より羊水血中濃度が上昇します．オキシトシンに比べて感受性に個体差が少ないとされています．

❸プロスタグランジンE$_2$

羊膜で産生され，第1期より羊水血中濃度が上昇します．頸管熟化作用があります．プロスタグランジンは，自然分娩では全身への影響は少ないですが，分娩誘発では血中濃度が上昇し，一部が子宮に作用するため，血圧上昇や悪心など全身性の副作用リスクの出現頻度が高く，また心循環器系の副作

表4 子宮収縮薬の使い方

子宮収縮薬	開始時投与量	維持量	最大投与量	増量法
オキシトシン	5単位を5%糖液，リンゲル液あるいは生理食塩水500mLに溶解（10ミリ単位/mL）1〜2ミリ単位/分（6〜12mL/時間）	5〜15ミリ単位/分（30〜90mL/時間）	20ミリ単位/分（120mL/時間）	*欄外参照
PGF$_{2\alpha}$	3,000μgを5%糖液，リンゲル液あるいは生理食塩水500mLに溶解（6μg/mL）1.5〜3.0μg/分（15〜30mL/時間）	6〜15μg/分（60〜150mL/時間）	25μg/分（250mL/時間）	30分以上経てから，時間あたりの輸液量を15〜30mL（1.5〜3.0μg/分）増やす
PGE$_2$	1回1錠 次回服用には，1時間以上あける。1日で最大6錠まで			

*オキシトシン増量法：30分以上経てから時間当たりの輸液量を6〜12mL（1〜2ミリ単位/分）増やす．以下1)〜3)のいずれかの場合，例外的に，より高用量（4ミリ単位/分）で投与開始する方法がある．この場合であっても増量には，30分以上空けるが，〜4ミリ単位/分での増量が可能である．
1) 子宮口全開大後2時間以上経ており，第2期遷延原因として微弱陣痛と判断された場合
2) オキシトシンに対する感受性が極めて低いことが48時間以内に確認されている場合
3) 双胎第一子分娩後であって，第二子分娩のための陣痛が微弱と判断された場合

日本産科婦人科学会，日本産婦人科医会：産婦人科診療ガイドライン-2014産科編．p.269．2014．より改変

表5 胎児心拍数波形分類に基づく対応と処置（主に32週以降症例に関して）

波形レベル	対応と処置	
	医師	助産師**
1	A：経過観察	A：経過観察
2	A：経過観察 または B：監視の強化，保存的処置の施行および原因検索	A：経過観察 または B：連続監視，医師に報告する
3	B：監視の強化，保存的処置の施行および原因検索 または C：保存的処置の施行および原因検索，急速遂脱の準備	B：連続監視，医師に報告する または C：連続監視，医師の立ち合いを要請，急速遂脱の準備
4	C：保存的処置の施行および原因検索，急速遂脱の準備 または D：急速遂脱の実行，新生児蘇生の準備	C：連続監視，医師の立ち合いを要請，急速遂脱の準備 または D：急速遂脱の実行，新生児蘇生の準備
5	D：急速遂脱の実行，新生児蘇生の準備	D：急速遂脱の実行，新生児蘇生の準備

（保存的処置の内容）
一般的処置：体位変換，酸素投与，輸液，陣痛促進薬注入速度調節・停止など
場合による処置：人工羊水注入，刺激による一過性頻脈の誘発，子宮収縮抑制薬の投与など
**医療機関における助産師の対応と処置を示し，助産所におけるものではない．

日本産科婦人科学会，日本産婦人科医会：産婦人科診療ガイドライン-2014産科編．p.248．2014．より引用

用もあります．

2 頸管が熟化していることを確認する（産婦人科診療ガイドライン2014 推奨レベルB）

頸管熟化が不良な場合は，原則として子宮収縮薬は用いない（推奨レベルB）とされています．頸管熟化の基準はなく，Bishop score 6点以下を頸管熟化不良として取り扱うことが多いですが，個人の裁量にゆだねられています．プロスタグランジンE$_2$錠には頸管熟化作用があり，頸管熟化不良例への使用が考慮される場合もあります．

医師指示に対する看護のポイント

子宮収縮薬の投与開始前には，適応と条件を満たしているか，同意書の確認や，禁忌や併用禁忌に該当しないかなどしっかり確認します．母体の血圧と脈拍数を測定後，分娩監視装置を装着し，胎児の健常性確認を継続して観察します．一過性徐脈の発現に注意する必要があります．

投与中は，定期的に血圧と脈拍数を確認します．分娩監視装置にて，子宮収縮と胎児心拍数の観察を続けます．静脈内投与を増量できる条件（表5），頻回な子宮収縮が出現した場合や異常波形が出現した場合は，すみやかに医師に報告し，減量および中止の指示を得ること，さらに緊急事態への対応準備を行います．また，これらの記録は詳細にすることが重要です．

（國松秀美）

引用・参考文献
1) 日本産科婦人科学会，日本産婦人科医会：産婦人科診療ガイドライン–2011産科編．
2) 日本産科婦人科学会，日本産婦人科医会：産婦人科診療ガイドライン–2014産科編．
3) 横尾京子，中込さと子：ナーシング・グラフィカ母性看護学① 母性看護実践の基本．メディカ出版．p.284-285，2015．
4) 村本淳子，高橋真理：ウィメンズヘルスナーシング 周産期ナーシング第2版．ヌーヴェルヒロカワ，p.311-313，2015．
5) 日本看護協会：平成27年度インターネット配信研修 助産実践能力習熟段階（クリニカルラダー）レベルⅢ認証申請のための必須研修②「子宮収縮薬使用時の助産ケアのポイント」資料．

part 8 ● 小児・妊産婦ケアの指示の根拠 5

妊婦の弛緩出血で,「急いでFFPを準備」という指示が出たのは, なぜ？

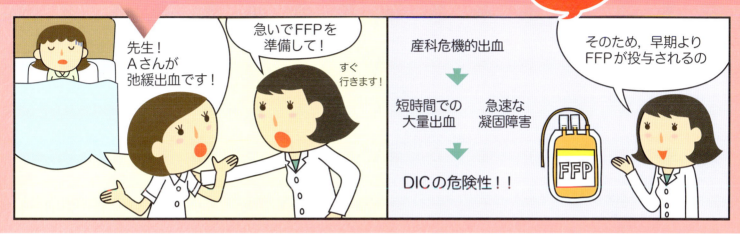

2010〜2013年に, わが国の妊産婦死亡146例における死因の第1位は「産科危機的出血」で, 26％を占めていると報告されました(表1).

産科危機的出血は, 発症から数時間以内に心停止にいたるため, 発症直後から適切な治療が求められます. そこで, 2010年に日本産科婦人科学会, 日本産婦人科医会, 日本周産期・新生児医学会, 日本麻酔科学会, 日本輸血・細胞治療学会の5学会が共同で「産科危機的出血への対応ガイドライン」を提言しました(図1).

おさえておこう 医師指示の根拠はこれ！

産科危機的出血の特徴として, 短時間での大量出血と急速に進行する凝固障害が挙げられます.

妊娠後期の子宮血流量は約12％まで増加するといわれています. このように血流を大量に含んだ子宮や胎盤から大量出血を引き起こしやすく, また妊婦の変化として凝固・線溶系が亢進していることで, 播種性血管内凝固症候群(DIC)に陥る危険があります. そのため, 早期より新鮮凍結血漿(FFP)が投与されます.

根拠を知るために 必須な知識はこれ！

1 産科危機的出血では早期の輸血を

産科における基礎疾患(常位胎盤早期剥離, 妊娠高血圧症候群, 子癇, 羊水塞栓, 癒着胎盤など)を持つ妊産婦の産科出血における重症度の評価では, 産科疾患の特徴を考慮した産科DICスコア(表2)があります. 一般に用いられるDIC診断基準より基礎疾患や臨床症状などを重視していることで, 早期診断に有用となっています. 産科DICスコアが8点以上あれば, 産科危機的出血と判断し, 早期に輸血を行います.

また, 分娩時の出血量は経腟分娩で800mL, 帝王切開で1,500mLといわれています. しかし, 計測された出血量だけでなく, 後腹膜などにも出血をきたす疾患(頸管裂傷, 子宮破裂など)があるので, 異常の早期発見のためバイタルサインの異常や末梢循環不全などの観察のほか, 出血量を予測するショックインデックス(SI：Shock Index)などを指標にします.

妊産婦の場合, SI：1で約1,500mL, SI：1.5で約2,500mLの出血が推測されます. そこで, バイタルサインの異常やSI：1.5で異常を認めた場合も, 産科危機的出血と判断し, ただちに輸血を行います.

2 濃厚赤血球(RCC)より新鮮凍結血漿(FFP)が優先される理由

外傷などの救急患者の大量出血や一

表1 妊産婦死亡の原因疾患(n=146)

	%	事例数
産科危機的出血	26	38
羊水塞栓症(子宮型・DIC先行型)		14
子宮破裂		5
常位胎盤早期剥離		4
弛緩出血		4
産道裂傷		3
子宮内反症		3
癒着胎盤		2
不明		3
脳出血・梗塞	18	26
古典的羊水塞栓症	13	19
心・大血管疾患	10	14
周産期心筋症		2
QT延長症候群		2
心筋梗塞・心筋障害		2
心筋炎		1
心内膜床欠損・僧帽弁狭窄		1
大動脈解離		6

	%	事例数
肺血栓塞栓症	7	11
感染症	7	11
感染症・敗血症		2
劇症型GAS感染症		7
肺結核		1
細菌性髄膜炎		1
悪性疾患	4	6
胃がん		3
尿管がん		1
悪性リンパ腫		1
骨髄異形成症候群		1
外傷	3	4
自殺		2
交通事故		2
その他	2	3
不明	10	14

日本産婦人科医会医療安全委員会ほか監:日本の妊産婦を救うために2015. 東京医学社, p.30, 2015. より引用

表2 産科DICスコア
以下に該当する項目の点数を加算し、8点〜12点:DICに進展する可能性が高い、13点以上:DIC

基礎疾患	点数	臨床症状	点数	検査	点数
早剥(児死亡)	5	急性腎不全(無尿)	4	FDP:10μg/dL以上	1
〃(児生存)	4	〃(乏尿)	3	血小板:10万/mm³以下	1
羊水塞栓(急性肺性心)	4	急性呼吸不全(人工換気)	4	フィブリノゲン:150mg/dL以下	1
〃(人工換気)	3	〃(酸素療法)	1	PT:15秒以上	1
〃(補助換気)	2	臓器症状(心臓)	4	出血時間:5分以上	1
〃(酸素療法)	1	〃(肝臓)	4	その他の検査異常	1
DIC型出血(低凝固)	4	〃(脳)	4		
〃(出血量:2L以上)	3	〃(消化器)	4		
〃(出血量:1〜2L)	1	出血傾向	4		
子癇	4	ショック(頻脈:100以上)	1		
その他の基礎疾患	1	〃(低血圧:90以上)	1		
		〃(冷汗)	1		
		〃(蒼白)	1		

一般手術における輸血について,厚生労働省「血液製剤の使用指針」では,まず濃厚赤血球(RCC)から輸血し,その後凝固障害について検査したうえで,凝固因子欠乏による出血傾向があると判断された場合に限り,FFPの適応があるとされており,予防的投与は行わないとされています.

しかし,産科危機的出血では急速に凝固因子の低下が進行するため,早期からFFPによる凝固因子補充が必要となります.とくに短時間の大量出血のための産科DICが疑われた場合,RCCよりFFPが優先されることがあります.

医師指示に対する看護のポイント

通常の分娩であっても,産科危機的出血のリスクはあると考え,産科医師,助産師,看護師だけでなく,検査部や輸血部などとガイドラインに沿ったマニュアルなども検討しておくことが重要です.また,緊急で経カテーテル的動脈塞栓術や緊急で外科的止血術となることもあるため,関連部署との連携も事前に調整しておくことが重要です.さらに看護師は,医師と共通言語を持つために,最新のガイドラインなどについての知識を共有することが,妊婦,胎児死亡を防ぐうえで大切です.

(吉次育子)

図1 産科危機的出血への対応ガイドライン

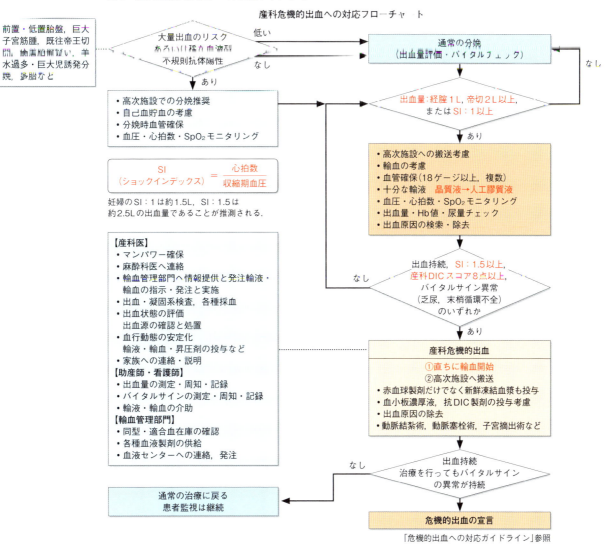

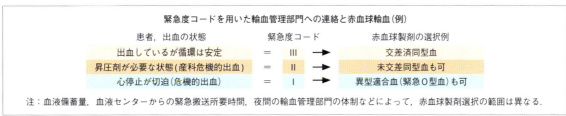

日本産科婦人科学会，日本産婦人科医会，日本周産期・新生児医学会，日本麻酔科学会，日本輸血・細胞治療学会：産科危機的出血への対応ガイドライン．2010.より転載

引用・参考文献
1) 日本救急医学会監：標準救急医学第4版．医学書院，p.159-175，2013．
2) 日本産婦人科医会医療安全委員会ほか監：日本の妊産婦を救うために2015．東京医学社，p.86-97，2015．
3) 日本産科婦人科学会，日本産婦人科医会，日本周産期・新生児医学会，日本麻酔科学会，日本輸血・細胞治療学会：産科危機的出血への対応ガイドライン．2010．(http://www.anesrh.or.jp/guide/pdf/100327gideline.pdf)

memo

part 9

その他の治療・ケアの指示
の根拠

part 9 ● その他の治療・ケアの指示の根拠 ①

胸部X線撮影を，ポータブルではなく撮影室に連れて行くように指示が出たのは，なぜ？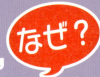

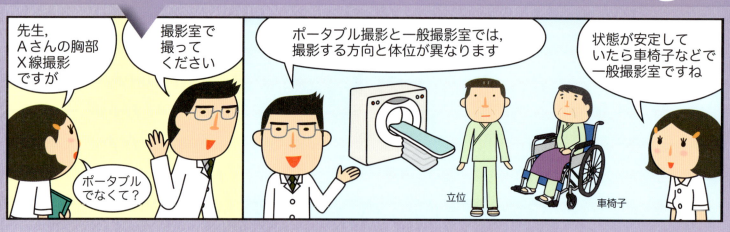

　ポータブル撮影は，一般撮影室で撮られた写真と比較し，不明瞭で情報量が少なく，診断に影響を及ぼす場合があります．ポータブル撮影と一般撮影室でのX線撮影の大きな違いは，撮影する方向と体位です．方向や体位の違いにより，肺の血管陰影や心胸郭比（CTR）に影響を及ぼし，正確な肺や心臓の評価がむずかしくなります．そのため，状態が安定している場合は車椅子などを利用し，一般撮影室に連れて行くよう指示が出されることがあります．

おさえておこう 医師指示の根拠はこれ！

1 X線写真のしくみと特徴

　胸部X線は，肺や心臓の評価には欠かせないものです．X線は，空気ではまっすぐ進みますが，水分の多い物質や軟部組織，骨など固体を通過する際に，吸収されます．硬いものほど吸収率が高く，体を通過し吸収されたX線のエネルギーは弱くなります．

　胸腔では，水分が多いものとして，心臓，大動脈，大静脈などがあり，固体としては，椎骨，肋骨，鎖骨などの多くの骨があります．逆に空気の多いものは気道，肺胞があり，エネルギーの吸収率は低くなります．

　このように，X線が体のどこを通過したかによってエネルギーの吸収率に違いが出るため，X線を感光フィルムでとらえると，エネルギーが強く照射された部分は黒く，エネルギーの少ない部分は白く映し出されています（図1）．

　また，撮影の際，X線は照射器から放射状に放出されているため，フィルムから遠いものは実物より大きく映し出され，フィルムに近いものほど実物と同じ大きさで映し出されます．

2 撮影方向の違い

　胸部のX線には心臓，肩甲骨，下顎骨，横隔膜などが映し出され，肺の評価の

図1　胸部X線の吸収率の違いによる映り方

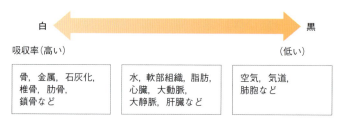

図2　一般撮影（PA）とポータブル撮影（AP）

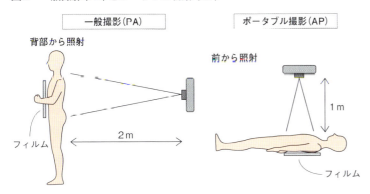

撮影条件の違いによる心臓の映り方の差

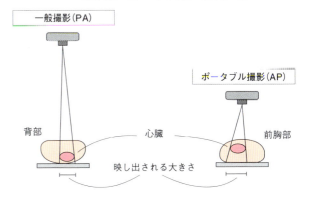

妨げになる場合があります．

　とくに心臓は，胸腔内の前側に位置しています．そのため，肺野を評価する際は心臓の陰影拡大を避け，できるだけ実物の大きさで映し出されるよう，前胸部にフィルムが接するように撮影することが必要となります．

　このように通常，一般撮影室で撮る写真は，前胸部をフィルムに当て，背面から前面の方向（Posterior-Anterior：P→A）でX線が照射され撮影しています．一方，ポータブル撮影では，背部にフィルム板を入れ，体の前面から後面の方向（Anterior-Posterior：A→P）で撮影しています．APは，PAよりフィルムと心臓のあいだに距離があるため，心臓が実物大よりやや大きく写ることになります（図2）．また，撮影室では撮影器とフィルムまで2m程の距離がありますが，ポータブル撮影では，照射器とフィルムの距離が近くなり，焦点間距離が短く，さらに電圧も少ないため，AP像はPA像より不鮮明となります．

③ 体位の違い

　胸水貯留を疑う場合，水は重力に伴い下方に移動するため，立位や坐位で撮影します．ポータブル撮影に多い臥位の場合，背側に水がとどまり，胸水が貯留している肺全体の透過性が低下するため，胸水増減の評価がむずかしくなります．さらに，臥位での撮影では，肺内血流量が変化し，血管陰影が目立ち，細部が見えにくくなります．

④ 撮影のコツ

　肺野をより見やすくするため，一般撮影室では固体の写り込みの予防を行っています．

　たとえば，肩甲骨は両側肺野に大きく写り込んでしまうため，立位撮影時はできるだけ両上肢を外転させかつ前方に屈曲させて撮影を行います．また自発呼吸がある場合，深呼吸をしてもらい，吸気時に息を止めて撮影することで横隔膜が下方に移動し，肺野を広げて撮影しています．

　このような撮影法により，できるだけ正確な肺野の情報を得ることができます．しかし，ポータブル撮影では，重症患者が多く，人工呼吸器装着中の場合は深呼吸や息止めはむずかしく，また，固体の写り込み予防も行えません．

医師指示に対する看護のポイント

① AP，PAの判断の実際

　胸部X線写真は胸水や肺炎の診断に用いられ，看護においても患者のアセスメントに画像の評価は不可欠です．

　肺の評価は経時的に確認することが必要ですが，常に同条件で撮影することはむずかしく，実際には状態が不安定な時期はAP像で評価し，状態が安定し車椅子に移乗できるまで回復すれば，一般撮影室で立位撮影となります．いずれにせよ，まずはどのような条件下で撮影したものかを確認し，体位や吸気状態をイメージしながら肺血管陰影や心陰影を評価していきます．

　立位か臥位かは，肩甲骨の位置で確認できます．臥位では，上肺野の陰影に重なっている像になります．吸気量の評価は，不十分な場合は横隔膜が挙上し，肺血管陰影が増強し，白く映し出され，心陰影は拡大して映し出されます．これらを十分理解したうえで，バイタルサインやフィジカルアセスメントなどと合わせて評価を行いましょう．

2 立位PAの指示が出る例

今までポータブル撮影しか行っていなかった患者が，撮影室に連れて行くように指示が出た場合は，立位でPA画像を評価したい場合と考えられます．

たとえば，退院を検討している患者に対し，退院後の外来通院を考えPA画像と比較できるように指示する場合や，ドレーン挿入後など，側面から評価をしたい場合も撮影室での指示となります．PA，APの違いを理解し，どちらで撮影してもその条件下に合わせて画像を読めるスキルを身に付け，ケアに生かしていくことが大切です．

（直井みつえ）

引用・参考文献
1) 玉田勉：胸部レントゲンの簡単な見方．人工呼吸，29(2)：232-239，2012．
2) 佐藤雅史：胸部単純写真の読み方．診断と治療，94(4)：542-546，2006．

part 9 ● その他の治療・ケアの指示の根拠 — 2

酸素投与時，加湿の指示が出る場合と加湿はしなくてよい場合があるのは，なぜ？

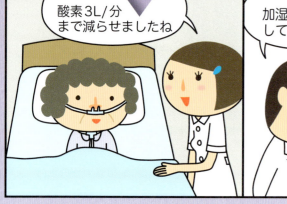
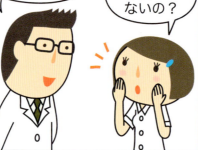
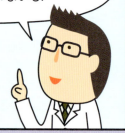

事例

呼吸不全で入院中の患者．状態が安定し，酸素マスクから鼻カニューラ3L/分まで投与酸素量を減らしました．

鼻カニューラに変更したとき，医師から「加湿は終了してよい」との指示が出ました．気道の乾燥を防ぐために酸素投与時には加湿が必要と思っていましたが，なぜ中止の指示が出たのでしょうか？

おさえておこう 医師指示の根拠はこれ！

酸素療法を行う際は，蒸留水を酸素流量計のボトルに注入し，加湿を行います．これは，乾燥した医療ガスを吸

入することで生じる気道内の乾燥を防ぐためです．この加湿の必要性を理解するためには，まずは気道の役割を理解する必要があります．

1 低流量の場合は加湿する必要はない

気道は，鼻腔口腔から肺胞までの空気の通り道です．通常はこの気道を空気が通り抜ける際に加温加湿が行われています．具体的には，どんなに冷たく乾燥している空気でも，鼻腔・咽頭を通過するまでに32〜33℃，湿度80〜90％，さらに気管分岐部までには37℃，湿度100％にまで温め加湿され，肺胞に入ります（図1）．

このように人の気道には，生まれながらの加温加湿機能が備わっています．また気管では杯細胞が粘液を分泌し，塵や雑菌が肺胞に入るのを防ぎます．繊毛細胞がその粘膜に付着した塵や雑菌を咽頭へ押し戻すという役割もあります．これらの機能により気道内のクリアランスは保たれ，肺炎や無気肺を自ら防いでいます．

このことから，酸素の流量が低い場合には，体がもともと持っている加温加湿機能があるため，あえて加湿を追加する必要はありません．日本呼吸療法医学会では鼻カニューラでは3L/分まで，米国呼吸療法学会（AARC）では，4L/分以下の場合では加湿は必ずしも必要ないとされています．

2 人工気道留置の場合は加温加湿が必要

ただし，例外はあります．気道には加温加湿機能や異物を排除する機能があることは前述しました．しかし，気道に挿管チューブや気管切開チューブなどが留置されている場合，これらは異物による人工の気道であるため，身体が持っている加温加湿機能の効果は得られません．

そのため気管チューブなどを使用している場合には，効果的な加温加湿が必要となります．

3 人工鼻使用時はそれ以外の加温加湿は不要

挿管チューブなど人工の気道を使用している場合の加湿は，酸素マスクや鼻カニューラなどにより酸素ガスを蒸留水に通して使用するような加湿方法だけではありません．

人の呼気には熱と水分が含まれており，口から息が出る際には温度32℃・湿度100％で息を吐きます（図1）．寒い日に手のひらに息をゆっくり「ハーッ」と吹きかけると温かく感じ，冷たい窓に息をかけると白く曇るのはそのせいです．

図1 吸気・呼気の温度と湿度

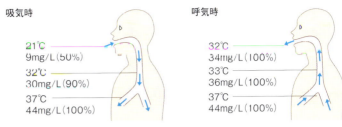

図2 人工鼻の加温と加湿

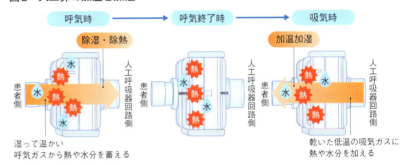

人工鼻は，この温かく湿った呼気を利用して加温と加湿を行います．人工鼻は呼気中に含まれる温度と湿度をフィルターに捕捉します．そして吸気時には，温度と湿度を吸気とともに気道内に放します（図2）．そのため人工鼻を使用した場合には，蒸留水などを使用した加温加湿する装置は必要ありません．

医師指示に対する看護のポイント

酸素療法で低流量の酸素投与の場合には，加湿の必要はありません．

しかし，加湿を行うか否かは患者の訴えにより対応する必要もあります．気道の乾燥を訴えた場合には，加湿を行っても問題はありません．そのような場合には酸素の加湿だけではなく，患者の水分出納や室内の湿度も考慮し対応しましょう．

（後藤順一）

part 9 ● その他の治療・ケアの指示の根拠 ③

蘇生後低体温療法の患者で，「徐々に復温」の指示が出たが，一気に復温してはいけないのは，なぜ？

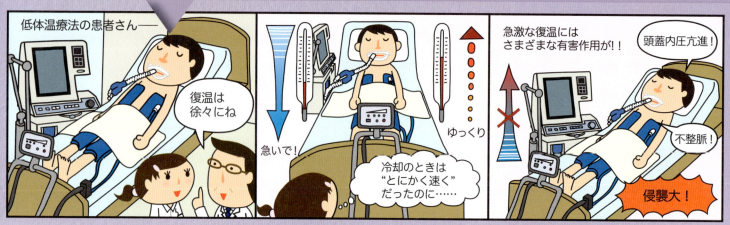

おさえておこう 医師指示の根拠はこれ！

心肺蘇生後の軽度脳低体温療法は，2002年以降，アメリカ心臓協会（AHA）とヨーロッパ蘇生協議会（ERC）において推奨され積極的に行われている治療です．

治療時，「とにかく速く冷却して目標体温まで下げて」と冷却はすみやかに行う指示が出ますが，復温になると「ゆっくり行うように*」という指示が出ます．

1 体温の変化が生体に及ぼす反応を知ることが必要

低体温療法は，脳代謝を減少させ脳を保護し，酸素消費抑制などの効果があるとされています．

復温は単純にいえばその逆の過程をたどるため，急激な体温上昇は身体へ多大な侵襲を与えるのです．

そこで，復温については，徐々に（緩徐に）行うことが重要になります．

2 根拠を知るための必須知識

人間の体温は，恒常性（ホメオスタシス）により，通常は外気温にかかわらず一定範囲内で保たれています．しかし，自律的な体温調節の限界を超えて体温が低下すると，身体機能にさま

●これだけは知っておきたい

院外での心室細動による心停止後，心拍再開後に昏睡状態となっている成人患者に対しては，低体温療法（32〜36℃，24時間以上）を施行すべきであるとされている．方法としては，30mL/kgでの冷却した輸液の急速投与，またはアイスパックによって初期の中心部体温に最大で1.5℃の低下が得られ，この方法は安全で簡便であるとされる．

本稿では，復温に関して徐々にと示したが，低体温療法においては，至適冷却温度，冷却開始時期，冷却期間，そして復温速度は，定まったものがないことに注意が必要である．

また，低体温療法自体の代表的な合併症に，循環器系（血圧低下，徐脈，不整脈），感染症（白血球数減少，白血球貪食機能低下），凝固異常（血小板機能低下，活性化部分トロンボプラスチン時間延長）などがあり，実施中には十分な観察が必要である．

*具体的復温の時間の目安[1]（施設や資料により幅あり）
+0.05度/1時間目標で2日目35度，3日目36度　　+0.25度/1時間目標で8時間後36度

表1 低体温療法の有害事象

心血管系	低血圧，徐脈，VT（心室頻拍）
腎，電解質	低カリウム血症（細胞内へのシフトによる），利尿作用による低マグネシウム血症，低リン血症，一過性の糸球体濾過率低下
内分泌・代謝	インスリン分泌低下による血糖代謝異常
感染	院内感染，人工呼吸器関連肺炎，敗血症
神経系	けいれん
血液凝固系	凝固能低下，出血

ざまな支障を生じます．体温が低下すると，代償性反応として皮膚の血管の収縮と震えが出現します．

深部体温が32℃以下になると震えは消失し，筋肉が硬直します．さらに，分時換気量，心拍数，心拍出量，血圧が徐々に低下します．

また，種々の不整脈や伝導障害が出現し，中枢神経系は抑制され，代謝性アシドーシスがみられます．深部体温が26℃以下になると死人のように冷たく，脈が触れず，意識がなく，呼吸もきわめて浅くなり弱くなります．そしてついには心臓が止まってしまいます．

3 医師はこのように考える

❶低体温療法が及ぼす有害作用

低体温療法では人為的に体温を低下させます．先述の効果もありますが，有害作用があるため，起こりうることを予測した対応が必要です（表1）．

❷復温時体温の上昇に伴い，全身の代謝率が亢進

復温時は低体温による作用と反対の反応が生じます．たとえば，脳では酸素需要が増大し，頭蓋内圧亢進や脳浮腫を招きやすくなります．

さらに，内分泌系のホルモンが増加

し，気道内の分泌物の増加や，カリウムの上昇をきたし不整脈が出現しやすくなります．

インスリンの分泌による代謝亢進や門脈系にシフトしていた血小板が戻り，凝固機能が亢進します．

また，血管拡張に伴う循環血液量減少により血圧低下が起こります．

深部温と末梢温との差によりシバリングが起こると，全身酸素消費量は5～8倍も増加するのです．

医師指示に対する看護のポイント

低体温療法では，指示された体温管理と，肺炎，無気肺，細菌感染，心機能低下などさまざまな合併症の危険があり，起こりうる合併症を予測し，予防するケアを行うことが重要となります．復温も，指示された体温から逸脱しないよう，体温管理は重要です．

頭蓋内圧を亢進させるシバリング，バッキングをきたすため，出現時は迅速な抑制処置が必要なので医師へすぐに報告が必要です．

喀痰量が増加するため，吸引と体位ドレナージを適宜行い，肺合併症を起

こさないようにします．また，高カリウム血症になりやすいため，心電図モニターに注意し，心機能障害の早期発見に努めていきます．不感蒸泄の量も増加するため，IN/OUTバランスに注意します．

末梢血管や肺血管に血栓形成が起こる危険性があるためフットポンプや弾性ストッキングを着用する予防策がとられているかをみます．

覚醒に伴い，体動が激しくなることで患者自身によるカニューラ類の抜去の危険が生じるため，ルート類の整理，固定位置を確認し，安全の確保をすることが必要となります．

（溝江亜紀子）

引用・参考文献

1) Peberdy MA, et al.: Part 9 : post-cardiac arrest care : 2010 American Heart Association Guidelines for Cardiopulmonary Resuscitation and Emergency Cardiovascular Care. Circulation, 122(18 Suppl 3) : S768-786, 2010.
2) 尾上紀子：心肺蘇生例における低体温療法の有用性―その歴史的背景から現代における応用まで―．仙台医療センター医学雑誌，2(1)：25-36, 2012.
3) 興梠健作ほか：心肺蘇生後偶発性低体温を緩徐に復温した溺水蘇生後脳症小児の1例．日本救急医学会雑誌，23(4)：175-181, 2012.
4) 中原孝子：心原性心肺停止患者における軽度低体温療法施行時の合併症予防．HEART nursing, 21(4)：438-442, 2008.

part 9 ● その他の治療・ケアの指示の根拠

医師や病棟によって，GCSが使われたり，JCSが使われたりするのは，なぜ？

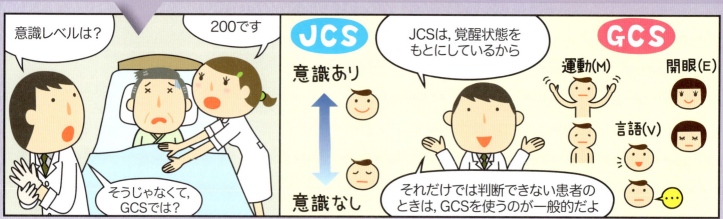

意識障害の評価方法には，ジャパン・コーマ・スケール（JCS）とグラスゴー・コーマ・スケール（GCS）の2種類の評価スケールが主に使用されています．しかしその評価スケールの選択は，施設や環境によりさまざまです．

おさえておこう 医師指示の根拠はこれ！

1 JCSとGCSの違い

JCSは，1974年に太田富雄らが開発した評価スケールです．この評価方法は頭蓋内占拠病変に対する意識障害の程度の有無を評価するためにつくられました．

JCSは覚醒状況で大きく3段階に分け，それぞれをさらに3段階に分類し，意識の程度を1桁から3桁までの9段階で表しているため，3－3－9度方式ともよばれています（表1）．数が大きいほど意識の障害の程度は重いことを意味します．日本では多くの医療施設や救急隊員などで使用されており，最も認知度が高い評価方法の1つです．

GCSは1974年にイギリスのグラスゴー大学で開発された意識障害評価スケールで，開眼（E），言語（V），運動（M）の3つのカテゴリーから意識障害の有無を評価します（表1）．現在，世界的に多くの国で使用され，外傷初期診療ガイドライン（JATEC）でも推奨されています．

2 利点と欠点

JCSは先ほど述べたように，日本においては広く使用されていることが利点の1つとして挙げられます．JCSは覚醒状態を基準としています．そのため，覚醒の基準だけでは判断できない患者の変化を把握しなければ，統一した評価とはなりません．

たとえば，覚醒しないが手足を動かしている場合の患者の評価は，JCSでは3桁になってしまいます．また開眼しているが話せない状況（たとえば失語，気管挿管や気管切開を行っている場合）で，見当識障害の有無に答えられない場合にはJCS 3となります．また，JCSでは除脳硬直・除皮質硬直（図1）の区別はなく，ともに200と評価されます．

GCSは世界的に利用されていますが，日本ではJCSより認知は劣り，統一した評価を行うにはある程度のトレーニングが必要です．GCSは合計点数の増減により意識障害の改善と進行

具合がわかるという利点があります．

しかしその反面，同じ点数内でも幾通りの内容が違う意識障害の表現があります．たとえば同じ9点でも「E1 V2 M6」と「E1 V4 M4」などです．また顔面に傷害を負い開眼ができない状態や，気道に傷害を負い発声ができないような場合には，確実な評価ができないことがあります．

③ JCSとGCSの整合性

JCSとGCSを使い分けたとき，整合性はあるのでしょうか？

並木らは，JCSとGCSとの整合性について，意識清明と深昏睡の患者を除くGCS14〜4点の間にいる患者の10％に整合性はない，という結果を出しています[1]．これは，各評価スケールに慣れていない環境では誤差が生じることを示しており，ある程度のトレーニングが必要であることを示唆しています．

そのため，慣れない評価スケールを無理に行うよりも，表1を活用し，JCSとGCSのお互いの評価レベルを理解して判断することもよいでしょう．

医師指示に対する看護のポイント

JCSとGCSには，それぞれ短所と長所があり，その患者の病状に合わせて使い分ける必要があります．たとえば頭部外傷の患者では，頭蓋内圧の進行が急激であるため，病状の進行をGCSの点数の増減で観察したほうが判断しやすいです．

また医療者の多くが熟知しているJCSは，統一した判断基準となります．しかしこのように評価スケールを使い分ける場合には，GCSとJCSの測定方法のトレーニングが必要です．評価スケールは誰が行っても同じ結果になるようにしなければ，統一した観察となりません．

（後藤順一）

表1　JCSとGCSの対応表

JCS*	GCS			
		E：開眼	V：発語	M：最良運動反応
刺激しなくても覚醒している状態				
0：意識清明		4：自発的に	5：見当識あり	6：命令に従う
1：だいたい意識清明だが，今一つはっきりしない		4	5	6
2：時・人・場所がわからない（見当識障害）		4	4：混乱した会話	6
3：自分の名前・生年月日がいえない		4		
刺激すると覚醒する状態				
10：普通の呼びかけで容易に開眼する		3：呼びかけにて	3：混乱した言語	
20：大きな声または体を揺さぶると開眼する		3		
30：痛み刺激にかろうじて開眼する		2：痛み刺激にて	2：理解不能な音声	
刺激しても覚醒しない状態				
100：痛み刺激に対して払いのけるような動作をする		1：まったくなし		5：疼痛部へ
200：痛み刺激で手足を動かしたり，顔をしかめる		1		4：逃避
				3：異常屈曲
				2：異常伸展
300：痛み刺激にまったく反応しない		1	1：まったくなし	1：まったくなし

JCSの各スコアの右側に，それに対応するEVM各要素の点数を示す．GCSのV（発語）については，JCS3から200のスコアに対応する点数が特定されないため，V3・V2（網掛け）はそれぞれ仮にJCS10・30の行に記載した．GCSのM（最良運動反応）については，JCS3から30のスコアに対応する点数は特定されない．
＊意識清明をJCSでは"0"と表現するため，これを表に追加した．

並木淳，山崎元靖ほか：GCSによる意識レベル評価法の問題点：JCSによる評価との対比．日本臨床救急医学会雑誌，10（1）：20-25，2007．より引用

図1　除脳硬直（上）と除皮質硬直（下）

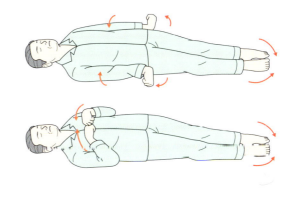

引用・参考文献
1) 並木淳，山崎元靖ほか：GCSによる意識レベル評価法の問題点：JCSによる評価との対比．日本臨床救急医学会雑誌，10（1）：20-25，2007．

part 9 ● その他の治療・ケアの指示の根拠 5

気管吸引中，聴診でまだ痰があると判断しているが，医師から「必要以上の痰はとらないように」と指示があったのは，なぜ？

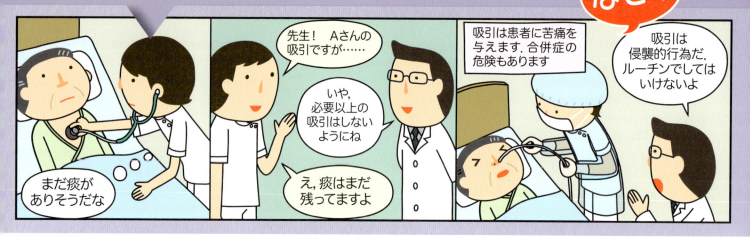

おさえておこう 医師指示の根拠はこれ！

気管吸引は1〜2時間ごとというように時間を決めてルーチンに行ってはいけません．吸引という手技は侵襲的行為であり，不必要な吸引は患者に苦痛を与え，合併症の可能性を高めます．しかし，必要な吸引を怠れば，ガス交換障害などで死にいたることもあります．そこで，気管吸引を行う必要があるかどうかを適切にアセスメントすることが重要となります．

気管吸引の適応は，呼吸状態や患者状態で判断します（表1）．気管吸引を行う判断基準には，患者が希望したとき，気道分泌物の存在を示すと考えられる副雑音の聴取，咳嗽反射時，SpO₂やPaO₂の低下時，気道内圧の上昇時，換気量低下時，バッキング出現時などが挙げられます．

ただし，気管吸引を行っても分泌物が取れない場所にあれば，吸引は不適応となります．そこで，気管吸引の適応があると判断した際は，聴診を行って主気管支に分泌物があることを確認します（図1）．

今回のケースでは，主気管支よりも末梢に分泌物があり，医師は吸引ではなく体位ドレナージなどで排痰を行うべきと判断したと考えられます．

医師指示に対する看護のポイント

①気管吸引前の患者アセスメントが重要

気管吸引前は，呼吸音，呼吸パターン，呼吸回数，SpO₂の低下の有無の確認が必要です．

また，呼吸音で聴取された副雑音が，主気管支レベルでたまっている分泌物のせいか見極めなければいけません．主気管支レベルよりも末梢に分泌物があると確認した場合，体位ドレナージや適切な加湿による気道分泌物の性状コントロールなども合わせて行っていく必要があります．

②気管吸引の手技を確実に行う
❶吸引圧

気管吸引時の吸引圧は，150mmHg前後（20〜26kPa）が安全・効果的な圧設定範囲となります．圧が高すぎると気道粘膜損傷など合併症のおそれがあります．

表1 気管吸引の適応となる状態とそのアセスメント

1) 患者自身の咳嗽やその他の侵襲性の少ない方法を実施したにもかかわらず，気道内から分泌物を喀出することが困難であり，以下の所見で気管内または人工気道内に分泌物があると評価された場合に適応となる．1～2時間毎というように時間を決めてルーチンに行うべきではなく，必要と判断された状況においてのみ気管吸引を行うことも推奨する．
 i) 努力性呼吸が強くなっている（呼吸仕事量増加所見：呼吸数増加，浅速呼吸，陥没呼吸，補助筋活動の増加，呼気延長など）
 ii) 視覚的に確認できる（チューブ内に分泌物が見える）
 iii) 胸部聴診で気管から左右主気管支にかけて分泌物の存在を示唆する副雑音（低音性連続性ラ音：rhonchi）が聴取される．または呼吸音の減弱が認められる
 iv) 気道分泌物により咳嗽が誘発されている場合であり，咳嗽に伴って気道分泌物の存在を疑わせる音が聴こえる（湿性咳嗽）
 v) 胸部を触診しガスの移動に伴った振動が感じられる
 vi) 誤嚥した場合
 vii) ガス交換障害がある．動脈血ガス分析や経皮酸素飽和度モニタで低酸素血症を認める
 viii) 人工呼吸器使用時：
   a) 量設定モード使用の場合：気道内圧の上昇を認める
   b) 圧設定モード使用の場合：換気量の低下を認める
   c) フローボリュームカーブで，特徴的な「のこぎり歯状の波形」を認める

日本呼吸療法医学会 気管吸引ガイドライン改訂ワーキンググループ：気管吸引ガイドライン2013（成人で人工気道を有する患者のための）．人工呼吸，30(1)：75-91，2013．のp.80より引用
http://square.umin.ac.jp/jrcm/pdf/kikanguideline2013.pdf

表2 気管吸引による合併症

- 気管，気管支粘膜などの損傷
- 低酸素症・低酸素血症
- 不整脈・心停止
- 徐脈・頻脈
- 血圧変動・循環不全
- 呼吸停止
- 咳嗽による疲労
- 嘔吐
- 気管支攣縮
- 不快感・疼痛
- 肺炎
- 無気肺
- 頭蓋内合併症
- 気胸

図1 呼吸音の聴取部位

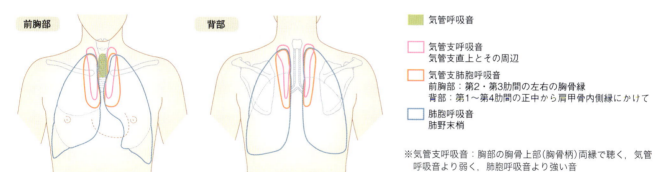

- 気管呼吸音
- 気管支呼吸音　気管支直上とその周辺
- 気管支肺胞呼吸音　前胸部：第2・第3肋間の左右の胸骨縁　背部：第1～第4肋間の正中から肩甲骨内側縁にかけて
- 肺胞呼吸音　肺野末梢

※気管支呼吸音：胸部の胸骨上部（胸骨柄）両縁で聴く，気管呼吸音より弱く，肺胞呼吸音より強い音

❷吸引時間

1回の気管吸引は7秒以内で行います．吸引時間が長くなると，SpO₂の低下が認められます．

③ 気管吸引後の患者アセスメントの実施

気管吸引後，実施前の気道分泌物が消失，改善しているかを確認し，合併症出現がないかを呼吸音，呼吸パターン，呼吸回数，SpO₂の低下の有無や，バイタルサインから判断します．また，吸引時の気道分泌物の性状もアセスメントし，患者状態の把握につなげていきます．

気管吸引実施中の注意点は？

気管吸引実施中に表2の合併症を認めたら，ただちに吸引操作を止めて観察を行いながら医師に報告します．

（稲村あづさ）

引用・参考文献
1) 日本呼吸療法医学会 気管吸引ガイドライン改訂ワーキンググループ：気管吸引ガイドライン2013（成人で人工気道を有する患者のための）．人工呼吸，30(1)：75-91，2013．
2) 道又元裕：根拠でわかる人工呼吸器ケア ベスト・プラクティス．照林社，p.40-46，2008．

part 9 ● その他の治療・ケアの指示の根拠 ❻

腹部膨満を訴える患者に，消化器系のアセスメント以外に，膀胱内圧測定の指示が出るのは，なぜ？

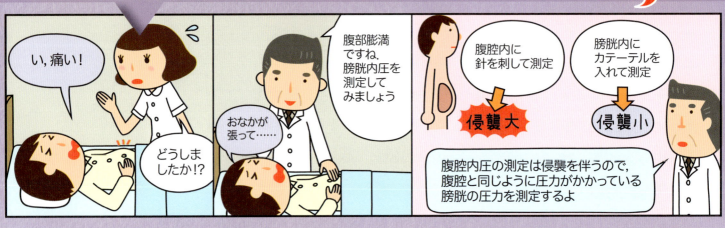

おさえておこう 医師指示の根拠はこれ！

イレウスや腹水貯留などなんらかの原因により腹部膨隆している患者は，異常状態なのか，様子をみてよいのか，判断がむずかしいことがあります．そこで，腹腔内圧を測定することで緊急度を判断する方法が用いられます．また，腹腔内圧上昇（IAH），腹部コンパートメント症候群（ACS）の発生・存在を予測し，早期に診断・対応することができます．

このような病態を早期に発見するためには，腹腔内圧のモニタリングが必要となります．腹腔内の圧を測定するには，腹腔内に針を刺して測定する直接法や，下大静脈圧や腎静脈圧を測定する方法がありますが，患者への侵襲が大きくなります．図1のように腹腔内の圧は隣接する膀胱へも同じように圧力をかけていますので，膀胱内圧を測定することで患者への侵襲が少ないまま代用として腹腔内圧をモニタリングできます．よってこの症例では，医師は侵襲が少ない膀胱内圧の測定を指示したと考えられます．

根拠を知るために必須な知識はこれ！

1 腹腔内圧上昇と腹部コンパートメント症候群

腹腔内圧の上昇によって起きる呼吸，循環をはじめとするさまざまな臨床症状を腹部コンパートメント症候群（ACS）といいます．腹腔内圧上昇をきたす原因やリスクファクターには，腹壁コンプライアンスの低下，消化管内容物の増加，腹腔内内容物の増加，血管透過性の亢進をきたす病態などがあります（表1）．

また，腹腔内圧の上昇が患者に与えるさまざまな影響も覚えておく必要があります．腹腔内圧が上昇すると，身体各部に過剰な圧がかかることにより，循環障害や運動障害，さらには多臓器不全を引き起こすこともあります（図1）．

2 膀胱内圧の測定方法

① 患者を水平仰臥位にします．
② 膀胱内の尿が排泄されていることを確認します．
③ 生理食塩液を20〜25mL，尿道カテーテルの空気を抜きながら注入します．吸引ポートの遠位側を鉗子でク

図1 腹部コンパートメント症候群

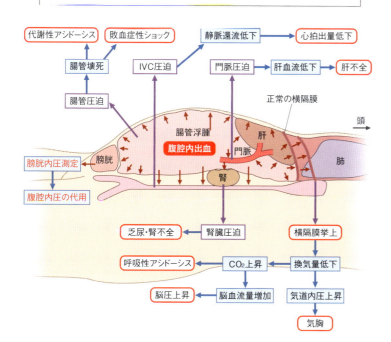

表1 腹腔内圧上昇，腹部コンパートメント症候群のリスクファクター

1．腹壁コンプライアンスの低下
- 急性呼吸不全，とくに胸腔内圧上昇を伴う場合
- 筋膜縫合，腹壁に緊張のかかる閉創を行った腹部手術
- 重症外傷／熱傷　・腹臥位あるいは30°以上のベッド挙上

2．消化管内容物の増加
- 胃蠕動の低下　・イレウス　・大腸麻痺による通過障害

3．腹腔内容物の増加
- 腹腔内出血，気腹　・腹水・肝機能障害

4．血管透過性亢進・蘇生輸液
- アシドーシス（pH＜7.2）
- 低血圧　・低体温（深部体温＜33℃）
- 大量輸血（1日に10単位以上）
- 凝固異常（血小板数＜5,500/mm^3，PT＞15秒，PTT＞通常の2倍，INR＞1.5）
- 大量輸液（24時間に5L以上）
- 膵炎　・乏尿　・敗血症　・重症外傷／熱傷
- ダメージコントロールのための開腹術

表2 腹腔内圧を下げるための保存的療法管理

腹壁コンプライアンスを改善させる
- 鎮静・麻酔　・筋弛緩
- 体位（仰臥位や過度のヘッドアップは腹腔内圧を上昇させるので注意する）

腸管内容の吸引
- 経鼻胃管による減圧　・直腸の減圧・浣腸
- 消化管蠕動促進薬　・内視鏡を用いた減圧も考慮する

腹腔内液体の吸引
- 経皮的カテーテルによるドレナージ

体液バランスの是正
- 輸液療法（循環血液量の維持，過剰輸液の是正）
- 水分制限　・利尿薬　・膠質液輸液　・透析／限外濾過

ランプします．

④圧トランスデューサーを吸引ポートに接続します．接続ができない場合は18〜20Gの注射針を用いて接続してもよいでしょう．

⑤腋窩中線の高さでゼロ点補正を行い，呼気終末時に圧を測定します．

筆者の施設では，圧トランスデューサーの代わりにエクステンションチューブを接続します．垂直に伸ばして，腋窩中線からの液面レベルを測定します．

測定値は水柱圧なので，0.7をかけてcmH$_2$O値からmmHg値に換算します．

例：10cmH$_2$O × 0.7 ＝ 約7mmHg

3 膀胱内圧値の評価

成人では，膀胱内圧の基準値は5〜7mmHgです．腹腔内圧12mmHg以上が持続，または繰り返している場合，腹腔内圧上昇と判断します．25mmHgを超えるようであれば緊急度は高く，外科的減圧術も考慮されます．

医師指示に対する看護のポイント

表2に，腹腔内圧上昇を減じるための保存的療法管理を示します．ドレーン類などが効果的に減圧できるよう管理することが重要です．また，患者の状態を観察，アセスメントし，腹腔内圧値の観察とコントロールに努める必要があります．

なお，膀胱内圧の測定では，膀胱内に生理食塩液を注入して測定するので，尿量の補正および尿生化学の検査データに影響があることを覚えておく必要があります．

（神田新一）

引用・参考文献

1) 田口茂正：腹部コンパートメント症候群（ACS）．ICU実践ハンドブックー病態ごとの治療・管理の進め方．清水敬樹編，羊土社，p.464-467，2009．
2) 織田順：腹腔内圧測定法とAbdominal Compartment Syndromeの診断基準．ICUとCCU，34(7)：505-512，2010．
3) 織田成人：Abdominal Compartment Syndromeに対する内科的，外科的治療．ICUとCCU，34(7)：513-517，2010．

part 9 ● その他の治療・ケアの指示の根拠 7

気管挿管により呼吸状態は安定しているが，その後，メスを入れてまで気管切開術が行われるのは，なぜ？

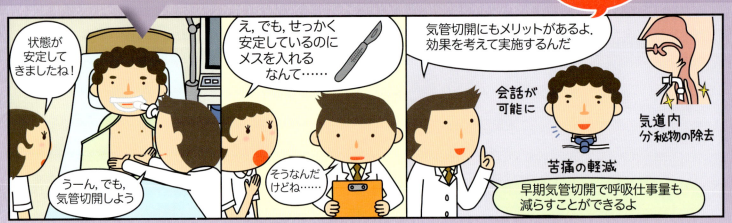

集中治療室では，経喉頭気管チューブ挿管は，気道確保のために頻繁に行われる医療行為です．この処置は，呼吸が正常に機能していない，切迫した状況で施行されます．

事例

経喉頭気管チューブ挿入から7日目の患者に対して，気管切開を行うので準備してほしいと医師から指示がありました．

せっかく呼吸が安定化し，状態も安定しているにもかかわらず，喉にメスを入れ患者に痛みを与えて気管切開を行うというのです．

おさえておこう 医師指示の根拠はこれ！

医師は以下のような気管切開の効果を考えて，メスを入れる苦痛より気管切開の効果が上回ると判断したと考えられます（表1）．

1 気道内分泌物の吸引

気道内の分泌物が多い患者は，分泌物の貯留により気道抵抗を増加させ，気道閉塞や気道感染を起こすおそれがあります．気管挿管チューブでは，気道内の分泌物の効果的な除去は困難です．これに対し，気管切開が行われている患者では，気道内の分泌物を取り除くことが容易であり，咳嗽反射が弱くても，気道が短いために気道抵抗が少なく，咳嗽反射によって体外へ分泌物を排泄できる効果があります．

2 患者の苦痛の軽減

口腔・経鼻からの気管挿管による人工呼吸使用期間が長期にわたると，各粘膜は損傷されます．また，経口挿管患者は常に開口状態にあるため口腔粘膜の乾燥を招き，さらに患者の苦痛を増加させます．

3 ウィーニング困難な患者の呼吸仕事量軽減

長期の人工呼吸が必要と予測される患者，または人工呼吸や挿管チューブからのウィーニングが困難な患者の場合には，早期に気管切開を行う場合があります．多くの研究者の調査によると，2～10日の間で気管切開を行うものを早期気管切開としています[1)～3)]．

表1 気管切開と経口気管挿管の利点と欠点

気管切開の利点	気管切開の欠点
・呼吸仕事量が減少する ・人工呼吸時間が減少する ・患者がより快適である ・鎮静を最小限にできる ・口腔内の清潔を維持しやすい ・潰瘍などの口腔内の機械的合併症を減らす ・声門機能・嚥下機能の回復を期待できる ・チューブの管理が容易で安全である ・患者の活動性を上げやすい	・手術に伴う合併症(低酸素血症出血,縦隔気腫,気胸,感染など)が起こる可能性がある ・誤抜去時に再挿入困難の可能性がある
経口気管挿管の利点	経口気管挿管の欠点
・手技が最も容易 ・緊急時の第一選択 ・感染,出血が少ない	・患者の快適性に劣る ・口腔,口唇の損傷・潰瘍 ・チューブの固定性が悪い

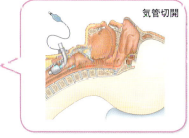
気管切開

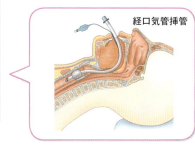
経口気管挿管

須賀芳文:先輩も知らなかった!? 気管切開.「なぜ?」がわかる人工呼吸管理とケア.月刊ナーシング,32(4):45,2012.より引用

ウィーニング困難な状況には,①人工呼吸器からのウィーニングが困難,②挿管チューブからのウィーニングが困難,の2種類があります.気管切開による気道の変更は,②の原因に対して効果的です.経喉頭気管チューブの場合,死腔量は解剖学的に約150mLですが,気管切開を行って気道を短くすると,死腔量を約20mL低下させることになり,その結果,呼吸仕事量を軽減することができます.

4 患者のQOLの向上

気管切開により,患者は移動が容易となり,状況により会話や経口摂取が可能となり,患者の苦痛を軽減することや精神的な面にも効果的です.さらに,気管切開によりICUの滞在日数が短縮する可能性があるといわれています.

医師指示に対する看護のポイント

気管切開の早期QOL改善効果がいわれていますが,気管切開は気管の外科的切開を行い,異物を体内に入れておくということには変わりありません.合併症として,血管損傷による出血や,輪状軟骨の損傷,声門下の狭窄などがあることは,理解しておく必要があります.

また,気管切開後1週間は瘻孔が完成していないので,気管カニューラが抜けた場合の再挿入は困難です.そのため,気管カニューラの固定を頻繁に観察する必要があります.また,患者の体位を変えるときなどは,気管カニューラを保持する担当を決めて,複数の看護師で管理・対応することが大切です.

気管切開術を受ける患者は「喉に穴を開けられる」という,経験したことのない現実に精神的に不安を抱えています.そのため気管切開を行うことの効果を説明し,患者の不安を傾聴して納得した医療を提供できるようなかかわりが大切となります.

(後藤順一)

引用・参考文献

1) Schauer JM, Engle LL, Maughcr DT,et al.: Does acuity matter? Optimal timing of tracheostomy stratified by injury severity. J Trauma, 66(1):220-225, 2009.
2) Zagli G, Linden M, Spina R, et al.: Early tracheostomy in intensive care unit:a retrospective study of 506 cases of video-guided Ciaglia Blue Rhino tracheostomies. J Trauma, 68(2):367-372, 2010.
3) Blot F, Similowski T, Trouillet JL, et al.: Early tracheotomy versus prolonged endotracheal intubation in unselected severely ill ICU patients. Intensive Care Med, 34(10):1779-1787, 2008.

part 9 ● その他の治療・ケアの指示の根拠　8

明らかに骨盤骨折を疑う患者に骨盤部位の触診をしてはいけないと言われたのは、なぜ？

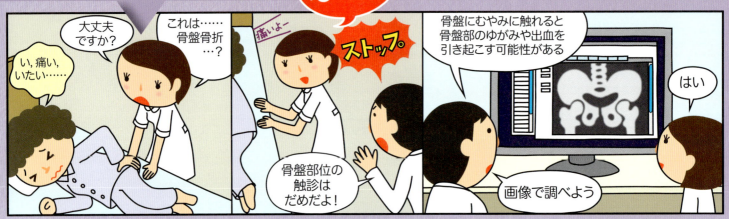

おさえておこう 医師指示の根拠はこれ！

骨盤の触診は，両側の腸骨を手で圧迫し，異常可動性を感じることにより，骨盤骨折による骨盤動揺性を確認する検査です．この検査の目的は，見つけにくい骨盤骨折を認識するためであり，明らかに骨盤骨折が疑われる場合は行いません．また，この検査によって骨盤骨折を発見できる可能性は低いともいわれています．

医師が「骨盤部の触診をしてはいけない」と言った理由は，不安定型骨盤骨折の場合，この検査を行うことで骨盤部の強いゆがみや異常可動性を引き起こし，出血の増大を誘発してしまう危険性があるためです．また，触診によって骨折部の異常可動性による痛みを誘発することは避けなければなりません．

根拠を知るために 必須な知識はこれ！

1 骨盤骨折

骨盤は，左右の寛骨（腸骨，恥骨，坐骨）と仙骨が，前方は恥骨で，後方は左右の仙腸関節で結合した輪状の構造をしており，骨盤輪とよばれます．骨盤輪周辺には，内腸骨動脈分枝をはじめ数多くの血管が存在し，側副血行路によって密接につながっています．

このように多数の血管が存在することから，骨盤骨折は後腹膜腔出血を引き起こし，胸腔・腹腔内出血を引き起こす外傷とともに出血性ショックの原因となる可能性の高い損傷です．不安定型骨盤骨折の死亡率は10～30％といわれ，初期診療の段階で対応しなければならない外傷の1つです．

2 不安定型骨盤輪骨折と 出血性ショック

骨盤骨折には，骨盤輪の輪状構造が保たれている「安定型骨盤輪骨折」と，保たれていない「不安定型骨盤輪骨折」（図1）があります．

出血性ショックをきたす可能性が高いのは不安定型骨盤骨折で，骨盤に作用する外力の方向によって，側方圧迫型，前後圧迫型，垂直回旋不安定型に分けられます．初期診療の段階では，不安定型骨盤輪骨折かどうかを即座に判断し，止血を行うことが求められます．

図1 不安定型骨盤骨折の分類

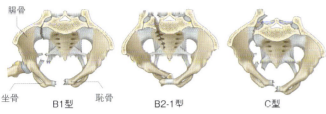

B型：部分的に安定
（後弓部の不完全破綻）

C型：不安定
（後弓部の完全破綻）

図2 骨盤における動脈の走行

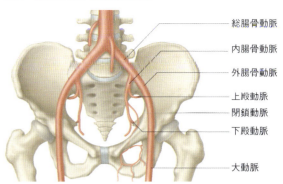

総腸骨動脈
内腸骨動脈
外腸骨動脈
上殿動脈
閉鎖動脈
下殿動脈
大動脈

図3 サムスリングⅡ

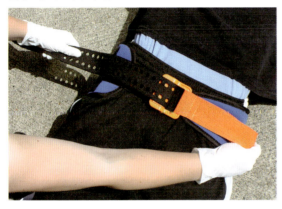

骨盤固定整復装具．下殿部大転子部の高さで骨盤を外周から圧迫して適正張力で固定し，骨盤の動揺を防ぐ．

（アコードインターナショナル株式会社）

3 骨盤骨折に伴う出血

❶動脈性出血

骨盤周囲には腹部大動脈から左右2本の総腸骨動脈に分かれ，さらに内腸骨動脈と外腸骨動脈に分かれて分布しています（図2）．

不安定型骨盤骨折では，骨盤の後方部分に分布している内腸骨動脈を損傷して大量の後腹膜出血を生じる危険性があります．また，内腸骨動脈は側副血行路が発達しているため，破綻した血管からの出血は容易に止血できません．

❷静脈性出血・骨髄性出血

骨盤骨折における出血源は，静脈叢や骨折部からの静脈性出血が大半を占めるといわれています．仙骨前面から小骨盤腔にかけて広がる仙骨静脈叢が破綻すると，止血困難な出血を生じる危険性があります．さらに骨盤は骨自体の血流も豊富であり，骨折部から大量出血（骨髄性出血）を生じることがあります．

医師の考えを知っておこう！

骨盤骨折の可能性のある外傷患者に対する初期診療の段階では，簡単な視診で骨盤周囲の打撲痕や腫脹，会陰部などの皮下血腫，下肢の長差や肢位異常を観察し，骨盤正面単純X線を撮影します．

骨盤骨折の約90％が骨盤正面像で診断可能といわれています．X線写真の読影から不安定型骨盤骨折か否かを判断することが初期診療の段階の重要な点となります．骨盤骨折による出血は後腹膜で発生するため，出血の検出が困難であることから，X線像から骨折形態を読み解き，その間接所見から出血の有無を判断する必要があります．

医師指示に対する看護のポイント

不安定型骨盤骨折でしばしば起きる内腸骨動脈の損傷に対しては，経カテーテル動脈塞栓術（TAE）による止血が主流となっています．

静脈性出血に対しては，骨盤の安定性確保および骨折部の整復固定による止血を目的とした各種固定法があり，シーツやベルト状の装具（サムスリングなど，図3）を用いた簡易固定法と，創外固定器やPelvic C-clampを用いた固定法があります．

（伊藤敬介）

引用・参考文献
1) 日本救急看護学会監：改訂 外傷初期看護ガイドライン JNTEC．へるす出版，p.19-196，2010．
2) 池田弘人：骨盤外傷．高エネルギー事故による外傷救急．レジデント，3(5)：62-68，2010．
3) 松岡哲也，横田順一朗：骨盤骨折患者の初期診療．知っておくべき外傷患者の初期診療．外科治療，91(5)：567-575，2004．
4) 田中啓司：骨盤骨折の初期診療．外傷の初期診療～軽症をどう診るか？　重症ではどう動くか？．レジデントノート，9(8)：1174-1179，2007．

part 9 ● その他の治療・ケアの指示の根拠 ❾

けいれんを起こしてピクピクしている患者に，当初はホリゾン®，セルシン®の指示だったのに，投薬指示が絶たれたのは，なぜ？

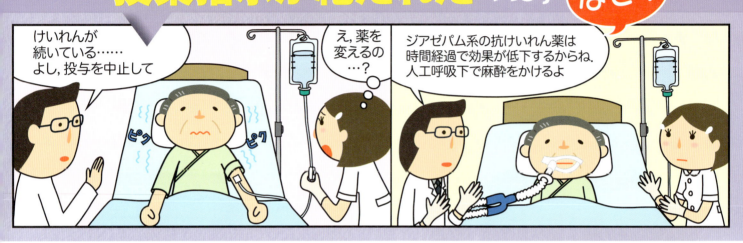

おさえておこう 医師指示の根拠はこれ！

けいれん（重積）発作が起きた直後は，薬剤投与が有効です．しかしジアゼパムを含むベンゾジアゼピンやフェニトインなどは，時間経過とともに効果が急激に低下します．よって，**薬剤を投与しても発作が続く場合は，抗けいれん薬による治療は困難**と考えます．

早期に対処しなければ脳や神経に多大な影響があることから，薬剤に効果がない場合は，ジアゼパムなどを反復投与するのではなく，集中治療室で気管挿管および人工呼吸管理下で，チアミラールナトリウム（イソゾール®），プロポフォール（ディプリバン®），あるいはミダゾラム（ドルミカム®）を用いた全身麻酔を行う必要があります（図1）．

今回の症例では，薬剤投与しても発作が続いていたので，投薬指示をやめて集中治療室で管理することを判断したと考えられます．

根拠を知るために必須な知識はこれ！

1 けいれん

「けいれん」とは，脳や脊髄，末梢神経などに原因があって，全身または一部の筋肉が不随意かつ発作的に収縮して，がくがくふるえたり，意識がなくなったりする状態です．大脳神経細胞が一斉に異常興奮した結果起きる「てんかん性」と，それ以外の「非てんかん性」に分かれます．

なかでも，**けいれん発作が一定時間以上継続する場合や，短い発作が反復**して起こり，発作の合間に意識が完全に回復しない状態は，「**けいれん重積状態**」といって，危険な状態であるため，すぐに対処が必要となります．

上記の「一定時間」は，以前は「けいれんの持続時間30分」を診断基準としていました．しかし，けいれんは通常2分以内で終わることから徐々に時間が短縮され，最近では5分とされています．5分以上けいれんが持続する場合は，けいれん重積発作としての治療を早期から開始すべきと考えられているためです．

2 抗けいれん薬

けいれん発作に対しては，通常，ジアゼパム，フェノバルビタール，およびフェニトインの静脈注射を行います．海外では，ロラゼパムなども用い

図1 てんかん重積状態の治療

- 気道確保，酸素投与
- バイタルサイン測定，血圧維持
- 静脈路確保

↓

ジアゼパム10mgを2mg/分の速度で静脈注射

↓

動脈血ガス分析，血糖値，電解質，抗てんかん薬服用中の場合は薬物血中濃度を測定する．

↓

フェニトイン15～20mg/kg（体重）
50mg/分以下の速さで持続静脈注射
このとき心電図，血圧をモニタリング

↓

重積がコントロールできない場合

↓

- 持続脳波モニタ
- 人工呼吸器使用の全身管理をしながら全身麻酔下におく

落合慈之監，森田明夫ほか編：脳神経疾患ビジュアルブック．学研メディカル秀潤社，p.57，2009．より引用

表1 けいれん発作に対する治療薬の例

薬剤名	特徴	副作用
ジアゼパム（セルシン®，ホリゾン®）	・速効性でけいれん抑制作用が強力 ・効果時間は約30分 ・反復投与で効果は減少し，呼吸抑制は強まる	・舌根沈下による上気道閉塞 ・呼吸抑制
フェニトイン（アレビアチン®）	・1分間に50mg未満の速度で静脈注射 ・ジアゼパムとの併用，維持療法などに使用	・急速に静脈注射した場合，一過性の血圧低下，呼吸抑制，不整脈，心停止など

薬剤を投与しても発作が続く場合は，集中治療室にて人工呼吸下で全身麻酔を行います

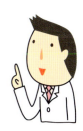

られますが，日本では販売されていません．

❶ジアゼパム（セルシン®，ホリゾン®）

ベンゾジアゼピン系の一種で，脂溶性であり脳血管関門をすみやかに通過し，速効性でけいれん抑制作用も強力です．効果持続時間は約30分と短く，再発した場合に反復投与することがありますが，反復投与では効果は減少し，呼吸抑制が強まります．

副作用として舌根沈下による上気道閉塞や呼吸抑制があります．

❷フェニトイン（アレビアチン®）

急速に静脈注射した場合，一過性の血圧低下，呼吸抑制，不整脈，心停止などの障害をきたす可能性があり，成人で1分間に50mgを超えない速度で静脈注射することが規定されています．静脈注射に時間を要するため，単独での初期療法としては有効性が低く，ジアゼパムとの併用療法，ほかの薬剤によって発作抑制された後の維持療法などに使用されます．

フェニトインを内服していた患者では，血中濃度によりフェニトインの静脈注射量を調節します．

医師指示に対する看護のポイント

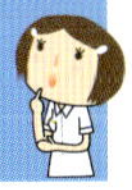

けいれん（重積）発作が起こった場合，まず血圧・心電図・SpO₂をモニタリングし，酸素投与・気道確保の準備を行ったうえで，薬物療法を開始することが重要です．

けいれん発作に対する第一選択薬はジアゼパムですが，副作用に呼吸抑制や舌根沈下による上気道閉塞などがあります．けいれん発作を発見した場合，薬物療法を開始する前に，迅速に呼吸・循環状態の安定化を図る準備を整えることが重要です．

（伊藤敬介）

引用・参考文献

1) 林北見：けいれん重積の治療ガイドライン．小児科診療，71(3)：402-410，2008．
2) 山内秀雄：けいれん．小児科診療，72(6)：1083-1091，2009．
3) 郡義明ほか編：基本薬の選び方と使い方のコツ―日常診療でのスタンダートを使いこなす．文光堂，p.114-131，2013．
4) 山田信博編：治療薬イラストレイテッド改訂版―一目でわかる薬理作用と疾患別処方例．羊土社，p.203-206，2009．
5) 岡元和文編：救急・集中治療最新ガイドライン2012-'13．総合医学社，p.157-158，2012．

part 9 ● その他の治療・ケアの指示の根拠 ⑩

亡くなった患者に**死後処置**で**詰め物等をしてはいけない**と言われたのは、なぜ？

医療機関において、看護師は医師によって死亡診断を下された遺体の死後処置（エンゼルケア）を行います。その目的は、「遺体からの感染予防」や「死によって変化した遺体の外観を整えること」です。その際の死後処置として、鼻腔・咽頭・肛門などへ綿花などによる詰め物を行うことがあります。これは、ご家族や搬送業者などが血液・体液との不慮の接触を防ぐために、感染予防策として行われるものです。

しかし、==交通外傷といった事件性があるときの検死前や病理解剖前の遺体==には、詰め物などをしてはいけないという指示が出ます。

おさえておこう 医師指示の根拠はこれ！

1 死後処置のタイミングが重要

事件性がある場合、亡くなったままの状態でオートプシー・イメージング（Ai）や検視、検案、司法解剖を行い、==死亡時の状況証拠を保全する==ことが重要です。しかし、死後処置として詰め物などをしてしまうと、==遺体の観察の妨げとなったり、外観上の変化（顔面のゆがみなど）の原因となる==可能性があります。したがって、死後処置はこれらの後に行うことが望ましいといえます。これが「死後処置の詰め物等をしてはいけない」という医師の指示の根拠となります。

このような場合、証拠保全の観点から死後処置そのものが行われないこともありますので、その場合は感染予防に十分配慮する必要があります。

2 根拠を知るための必須知識

❶ 異状死、異状死体

外因（不慮の事故、災害、自他殺、そのほかの外因）により死亡した場合、外因の続発症により死亡した場合、またはその疑いがある場合、病死でも原因が不明な場合、病死か外因死か判別がつかない場合などを総称して「異状死」とし、このようにして死亡したものを「異状死体」としています。

❷ 異状死の死因究明手段

交通外傷等事件性がある異状死体の場合、死因の究明などを目的として検視や司法解剖が行われます。最近では検視に先立ち、Aiを行う施設もあります。

❸ 検視

検視とは、検察官もしくは代行の検察事務官や司法警察員によって異状死体の外表を中心とした検査とその状況についての捜査をさします。

❹ 検屍（検死）、検案

検屍（検死）とは、医師が法医学的知識に基づいて、死体を外観から検査する行為をいい、検案とは検屍によって得た医学的情報に警察の捜査情報や周囲の状況を加味して、死因や死亡時刻などの死亡状況や、解剖の必要性について医師が判断することをさします。

❺ 司法解剖

犯罪に関係がある、あるいは犯罪の疑いがある異状死体について、刑事訴訟法第165条および第168条に基づいた手続きに従って行われる解剖をさし、ほとんどの場合、医科系大学に属する法医学の専門家によって行われます。

❻ Ai（オートプシー・イメージング）

死亡時画像診断のことであり、CTやMRIなどによって撮影された死後画像により、死体にどのような器質的病変を生じているかを診断し、死亡時の病態把握、死因の究明などを行うシステムをいいます。なお、Aiは健康保険適用外となっています。

（伊藤敬介）

引用・参考文献
1) 澤口彰子ほか著：臨床のための法医学．第6版，朝倉書店，2010．
2) 今井裕，高野英行，山本正二編：Autopsy imagingガイドライン 第2版．ベクトル・コア，2012．
3) 阿部一之，樋口清孝，井野賢司編：診療放射線技師のための よくわかるオートプシー・イメージング（Ai）検査マニュアル．ベクトル・コア，2010．

memo

略語集

A

A/C	assist/control	補助/調節換気
AARC	American Association for Respiratory Care	米国呼吸療法学会
ABCD	airway, breathing, circulation, dysfunction	気道, 呼吸, 循環, 意識
ABCDE	airway, breathing, circulation, dysfunction, environment	気道, 呼吸, 循環, 意識, 体温
AC	arm circumference	上腕周囲
ACCP	American College of Chest Physicians	米国胸部疾患学会
ACE	angiotensin converting enzyme	アンジオテンシン変換酵素
ACS	acute coronary syndrome	急性冠症候群
ACS	abdominal compartment syndrome	腹部コンパートメント症候群
ADL	activities of daily living	日常生活動作
AED	automated external defibrillator	自動体外式除細動器
AHA	American Heart Association	米国心臓協会
Ai	autopsy imaging	オートプシー・イメージング
ALS	advanced life support	二次救命処置
AMC	arm muscle circumference	上腕筋肉周囲
AP	anterior-posterior	腹側-背側
APL	acute promyelocytic leukemia	急性前骨髄球性白血病
APTT	activated partial thromboplastin time	活性化部分トロンボプラスチン時間
ARDS	acute respiratory distress syndrome	急性呼吸窮迫症候群
ASA	American Stroke Association	米国脳卒中協会
ASPEN	American Society for Parenteral and Enteral Nutrition	米国静脈経腸栄養学会
AT	antithrombin	アンチトロンビン
ATP	adenosine triphosphate	アデノシン三リン酸

B

BE	base excess	塩基過剰
BEE	basal energy expenditure	基礎エネルギー消費量
BLS	basic life support	一次救命処置
BMI	body mass index	体格指数
BPS	behavioral pain scale	痛みの評価スケール
BT	bacterial translocation	バクテリアルトランスロケーション
BUN	blood urea nitrogen	血中尿素窒素
BZD	benzodiazepine	ベンゾジアゼピン

C

CAG	coronary angiography	冠動脈造影
CAM-ICU	confusion assessment method for the intensive care unit	ICUのためのせん妄評価法
CaO_2	arterial oxygen concentration	動脈血酸素含量
CHI	creatinine height index	クレアチニン身長係数
CI	cardiac index	心係数
CK	creatine kinase	クレアチンキナーゼ
CKD	chronic kidney disease	慢性腎臓病
CK-MB	creatine kinase-MB	クレアチンキナーゼMB分画
CMV	Cytomegalovirus	サイトメガロウイルス
CO	cardiac output	心拍出量
CO_2	carbon dioxide	二酸化炭素
COPD	chronic obstructive pulmonary disease	慢性閉塞性肺疾患
COX	cyclooxygenase	シクロオキシゲナーゼ
CPOT	Critical-care Pain Observation Tool	
CPP	cerebral perfusion pressure	脳灌流圧
CPR	cardiopulmonary resuscitation	心肺蘇生
CRT	capillary refilling time	毛細血管再充満時間
CSFP	cerebrospinal fluid pressure	脳脊髄圧
CSWS	cerebral salt wasting syndrome	中枢性塩類喪失症候群
CT	computed tomography	コンピュータ断層撮影
CTR	cardiothoracic ratio	心胸郭比
CVP	central venous pressure	中心静脈圧

D

DA	dopamine	ドーパミン
DIC	disseminated intravascular coagulation	播種性血管内凝固症候群
DKA	diabetic ketoacidosis	糖尿病性ケトアシドーシス
DO_2	oxygen delivery	組織酸素運搬量

略語集

DOA	dopamine 塩酸ドパミン		HELLP syndrome	
DOB	dobutamine ドブタミン			hemolysis, elevated liver enzymes, low platelets syndrome　HELLP症候群
DVT	deep venous thrombosis 深部静脈血栓症		H-FABP	heart-type fatty acid-binding protein 心臓由来脂肪酸結合タンパク
			HFOV	high frequency positive pressure ventilation 高頻度振動換気
			HFPV	high frequency percussive ventilation 高頻度パーカッション換気

E

EBV	Epstyne-Barr virus　EBウイルス
ECMO	extracorporeal membrane oxygenator 体外式膜型人工肺
EDTA	ethylene-diamine-tetraacetic acid エチレンジアミン四酢酸
EGDT	early goal-directed therapy 早期目標指向型治療
EN	enteral nutrition　経腸栄養
ERC	European Resustitation Council ヨーロッパ蘇生協議会
ESPEN	The European Society for Clinical Nutrition and Metabolism　欧州静脈経腸栄養学会
EVM	eye, verbral, motor　開眼, 発語, 運動反応

HIV	human immunodeficiency virus ヒト免疫不全ウイルス
HPS	hemophagocytic syndrome　血球貪食症候群
HR	heart rate　心拍数

I

IAH	intra-abdominal hypertention　腹腔内圧上昇
ICD	implantable cardioverter defbrillator 植込み型除細動器
ICDSC	Intensive Care Delirium Screening Checklist
ICP	intracranial pressure　頭蓋内圧
ICU	intensive care unit　集中治療室
IPC	intermittent pneumatic compression 間欠的空気圧迫法
ISI	international sensitivity index 国際感受性指数
ITP	idiopathic thrombocytopenic purpura 特発性血小板減少性紫斑病
IVC	inferior vena cava　下大静脈
IVR	interventional radiology インターベンショナルラジオロジー

F

FDP	fibrin degradation products フィブリン分解産物
FFP	fresh frozen plasma　新鮮凍結血漿
F_iO_2	fractional of inspired oxygen　吸入気酸素濃度

G

GABA	gamma-aminobutylic acid　ガンマアミノ酪酸
GALT	gut-associated lymphoid tissue 腸管関連リンパ組織
GCS	Glasgow Coma Scale グラスゴー・コーマ・スケール
GLDH	glutamate dehydrogenase グルタミン酸脱水素酵素

J

JATEC	Japan Advanced Trauma Evaluation and Care 外傷初期診療ガイドライン日本版
JCS	Japan Coma Scale　ジャパン・コーマ・スケール
Jett-PEG	jejuno-tubing through PEG catheter

H

H_2CO_3	carbonic acid　炭酸
Hb	hemoglobin　ヘモグロビン
HCO_3^-	hydrogencarbonate　重炭酸イオン濃度

L

LAD	left anterior descending　左冠動脈前下行枝
LCX	left circumflex　左冠動脈回旋枝
LD	lactic acid dehydrogenase　乳酸脱水素酵素

略語集

M

MAP	mean arterial pressure	平均動脈圧
m-AST	m-asparate aminotransferase ミトコンドリアAST	
MDRPU	medical device related pressure ulcer 医療関連機器圧迫創傷	
MRI	magnetic resonace imaging	磁気共鳴画像法

N

NAD	noradrenaline	ノルアドレナリン
$NaHCO_3-$	sodium bicarbonate	重炭酸塩
NPPV	non-invasive positive pressure ventilation 非侵襲的陽圧換気療法	
NRS	numerical rating scale	数値的評価スケール
NSAIDs	non-steroidal anti-inflammatory drugs 非ステロイド性抗炎症薬	

O

O_2	oxygen	酸素
OT	occupational therapist	作業療法士

P

PA	posterior-anterior	背側-腹側
$PaCO_2$	arterial carbon dioxide partial pressure 動脈血二酸化炭素分圧	
PAD	pain, agitation, delirium	痛み，不穏，せん妄
PAI	plasminogen activator inhibitor プラスミノゲンアクチベータインヒビター	
PaO_2	arterial oxygen pressure	動脈血酸素分圧
PBW	predicted body weight	予想体重
PCI	percutaneous coronary intervention 経皮的冠動脈形成術	
PCO_2	pressure of carbon dioxide	二酸化炭素分圧
PCV	pressure control ventilation 従圧式換気	
PCWP	pulmonary capillary wedge pressure 肺動脈楔入圧	
PE	pulmonary embolism	肺血栓塞栓症
PEEP	positive end-expiratory pressure 呼気終末陽圧	
PEG	percutaneous endoscopic gastrostomy 経皮内視鏡的胃瘻造設術	
PEJ	percutaneous endoscopic jejunostomy 経皮内視鏡的腸瘻造設術	
PG	prostaglandin	プロスタグランジン
PGE2	prostaglandin E2	プロスタグランジンE2
PGF2α	prostaglandin F2α	プロスタグランジンF2α
pH	potential hydrogen	水素イオン濃度
PHC	permissive hypercapnia	高二酸化炭素血症
PLT	platelet	血小板
PO_2	partial pressure of oxygen	酸素分圧
PPI	proton pump inhibitors	プロトンポンプ阻害薬
PPN	peripheral parenteral nutrition	末梢静脈栄養
PSV	pressure support ventilation	圧支持換気
PT	prothrombin time	プロトロンビン時間
PTEG	percutaneous trans-esophageal gastro-tubing 経皮経食道胃管挿入術	
PT-INR	prothrombln time-international normalized ratio プロトロンビン時間国際標準化比	
PTT	partial thromboplastin time 部分トロンボプラスチン時間	

Q

QOL	quality of life	生活の質

R

RASS	Richmond Agitation Sedation Scale リッチモンド興奮・鎮静スケール	
RBC	red blood cell	赤血球
RCA	right coronary artery	右冠動脈
RCC	red cell concentrates	濃厚赤血球
RM	recruitment maneuver	リクルートメント手技
rt-PA	recombinant tissue-type plasminogen activator 遺伝子組み換え組織型プラスミノゲンアクティベータ	

S

SaO_2	arterial oxygen saturation	動脈血酸素飽和度
SAS	Sedation-Agitation Scale	鎮静・鎮痛スケール
s-AST	s-asparate aminotransferase Sアスパラギン酸アミノトランスフェラーゼ	

SAT	spontaneous awakening trial	
	自発覚醒トライアル	
SBT	spontaneous breathing trial	
	自発呼吸トライアル	
SCCM	Society of Critical Care Medicine	
	米国集中治療医学会	
SCPP	spinal cord perfusion pressure	脊髄灌流圧
ScvO₂	central venous oxygen saturation	
	中心静脈酸素飽和度	
SI	shock index	ショックインデックス
SIADH	syndrome of inappropriate secretion of antidiuretic hormone	
	バソプレシン分泌異常症	
SIRS	systemic inflammatory response syndrome	
	全身性炎症反応症候群	
SLE	systemic lupus erythematosus	
	全身性エリテマトーデス	
SpO₂	percutaneous oxygen saturation	
	経皮的動脈血酸素飽和度	
STEMI	ST-segment-elevation acute myocardial infarction	
	ST上昇型心筋梗塞	
SV	stroke volume	一回拍出量
SvO₂	venous oxygen saturation	
	混合静脈血酸素飽和度	

T

TAE	transcatheter arterial embolization	
	肝動脈塞栓術	
TF	tissue factor	組織因子
TIA	transient ischemic attack	一過性脳虚血発作
TM	thrombomodulin	トロンボモジュリン
TNF-α	tumor necrosis factor-α	腫瘍壊死因子
t-PA	tissue plasminogen activator	
	組織プラスミノゲン活性化酵素	
TPN	total parenteral nutrition	中心静脈栄養
TSF	triceps skinfold thickness	
	上腕三頭筋部皮下脂肪厚	
TTP/HUS	thrombotic thrombocytopenic purpura/ hemolytic uremic syndrome	
	血栓性血小板減少性紫斑病／溶血性尿毒症症候群	

V

VALI	ventilator associated lung injury	
	人工呼吸器関連肺傷害	
VAP	ventilator associated pneumonia	
	人工呼吸器関連肺炎	
VAS	visual analogue scale	視覚的評価スケール
VC	vital capacity	肺活量
VCO₂	carbon dioxide production	二酸化炭素産生量
VCV	volume control ventilation	
	従量式換気	
VF	ventricular flutter	心室細動
VO₂	oxygen consumption	酸素消費量
VPC	ventricular premature contraction	
	心室期外収縮	
VT	ventricular tachycardia	心室頻拍
VTE	venous thromboembolism	静脈血栓塞栓症

索引

数字・欧文

%標準体重 150
12誘導心電図 133
1型糖尿病 38
1号液 164
2型糖尿病 38
2号液 164
3バックシステム 55

● A, B, C

ABCDEバンドル 139
ACE阻害薬 30
ACS 194
Ai 202
AP 186
ARDS 100
Bishop score 178
BT 82, 88
CK 140
CK-MB 67
CO_2ナルコーシス 42, 44
COPD 42
coved型 132
CPP 90

● D, E, F, G, H

DIC 23, 179
DKA 134
DVT 76
D-ダイマー 76
　──/FDP換算表 25
EN 88
FFP 179
F_IO_2 45
GALT 82
GCS 190
H-FABP 140
hyperdynamic療法 161

● I, J, K, N

IAH 194
ICP 90
ICU PAD care bundle 109
ICUシンドローム 108
JCS 190

KCL注 12
Na^+補正 155
nitrogen balance 151
NPPV 43
NSAIDs 22, 32

● P, R, S, T, V

PA 186
PADケアバンドル 139
PCV 98, 101
PE 76
permissive hypotension 129
plasma refilling 26
PPN 88, 166
PSV 112
refeeding syndrome 150
saddle-back型 132
SAT 104
SBT 103, 112
SCPP 163
SI 179
SIRS診断基準 25
SpO_2 .... 44, 46
STEMI 67
ST上昇型心筋梗塞 67
TPN 88, 166
triple H療法 160
Tピース 103
VALI 100
VCV 98, 101

あ行

● あ

アシデミア 157
アシドーシス 134, 174
アセトアミノフェン 33
アセトン臭 134
アダムキュービッツ動脈 162
圧規定式調節 98
圧支持換気 112
アルカレミア 157
アルブミン 107
安静 73
　──解除 67
　──保持 70

安定型骨盤骨折 198
安定型骨盤輪骨折 198

● い
胃管 60
意識障害 132, 190
維持輸液 15, 166
異常可動性 198
異状死体 202
胃洗浄 136
痛み 138
一時性 121
一回換気量 100, 102
一過性房室ブロック 153
医療機器関連圧迫創傷 80
インスリンアナログ製剤 39
インスリン製剤 39

● う
ウィーニング 103, 106, 112
　——開始基準 106
　——困難 196
ウォーターシール 56
右室梗塞 11
右方移動 47

● え
エアゾール 95
エアリーク 54, 57, 116
エフェドリン 172
嚥下機能低下 84
嚥下機能評価 86
エンゼルケア 202

● お
オートプシー・イメージング 202
オーバードレナージ 59
悪寒期 18

か行

● か
外因性発熱物質 158
外傷死の三徴 129
改訂水飲みテスト 86
海馬ヘルニア 144

回路リーク 99
加温・加湿 94
加温加湿器 115
加温加湿機能 187
化学性肺炎 136
過換気症候群 156
過換気療法 144
鉤ヘルニア 144
下行性ヘルニア 144
下肢静脈うっ滞 81
過少鎮静 108
過剰鎮静 109, 139
ガス交換障害 192
ガスリーク 115
仮性球麻痺 86
活性炭 136
カテーテル関連血流感染症 85
カテコラミン 28, 131, 172
カフ付きカニューラ 116
カフなしカニューラ 116
カリウム補正 12
換気駆動圧 102
換気刺激 43
間欠的空気圧迫法 79
観血的鎮静 139
感染予防 92

● き
気管吸引 192
気管支断端瘻 54
気管切開 196
　——孔 117
気管分岐部 118
気胸 56
気道上皮粘膜 95
基礎疾患のコントロール 65
気道抵抗 113
気道内圧 99
逆行性感染 57
吸引圧 192
吸収性無気肺 44
吸収熱 92
急性期DIC診断基準 25
急性呼吸窮迫症候群 100
急性心筋梗塞 10
急性副作用 11

急性腹症	124	解熱薬	159
急性薬物中毒	136	減圧開頭術	144
急速輸液	124	検案	202
吸入気酸素濃度	45, 49	検視	202
球麻痺	86	検屍（検死）	202
仰臥位低血圧症候群	168		
胸腔ドレナージ	54, 56	● こ	
凝固異常	17, 129	高カリウム血症	13
凝固障害	179	高カロリー輸液	165
橋中心髄鞘崩壊症	155	交感神経刺激性アミン類	173
胸痛	142	口腔ケア	87
胸部X線	184	抗けいれん薬	200
去痰効果	94	高血糖	161, 165
禁飲食	84	高体温相	18
緊張性気胸	55	高張グリセオール	145
筋ポンプ作用	78	高度房室ブロック	152
		高二酸化炭素血症	101
● く		後負荷ミスマッチ	28
クーリング	19	硬膜外血腫	163
口すぼめ呼吸	43	高流量システム	49, 50
グラスゴー・コーマ・スケール	190	誤嚥	86, 117
グリセオール	36	呼吸筋	113
グルコース	164	呼吸仕事量	113, 197
クレアチンキナーゼ	140	呼吸性変動	57
		骨髄性出血	199
● け		骨盤骨折	198
経管栄養	88	骨盤動揺性	198
頸管熟化作用	177	骨盤の触診	198
経静脈栄養	88	骨盤輪	198
経腸栄養	88	混合型インスリン	39
頸椎損傷	71		
経肺圧	102	さ行	
経鼻カニューラ	48		
経皮的動脈血酸素飽和度	44	● さ	
けいれん	200	再灌流障害	128
——重積	200	再灌流治療	30
血圧低下	27	再灌流療法	11
血液ガス分析	126	サイトカイン	158
血液分布異常性ショック	35, 172	催不整脈作用	130
結合酸素	45	細胞外液	14
血漿増量薬	167	——補充液	35
血漿リフィリング	26	細胞質可溶性マーカー	141
血栓形成の3大要因	78	再膨張性気胸	56
血糖値	38, 135	細胞内脱水	155
ケトーシス	134	サイレントアスピレーション	117
解熱	18	左方移動	47

酸塩基平衡	126
産科DICスコア	179
産科危機的出血	179
酸素運搬	45
酸素解離曲線	46
酸素消費量の増大	72
酸素中毒	44
酸素投与	16
酸素濃度と流量の関係	52
酸素の毒性	45
酸素マスク	48

● し

子宮収縮薬	176
死腔	115
死腔量	197
死後処置	202
自己抜去	120
視診	20
自然開放	55
死戦期帝王切開術	171
持続型インスリン	39
持続吸引	55, 56
持続静注鎮静薬	110
失神	132, 133
自発呼吸	104
——トライアル	103, 112
——への同調性	99
シバリング	18, 189
司法解剖	202
死亡時画像診断	202
ジャパン・コーマ・スケール	190
自由水	15
受傷機転	70, 129
出血性ショック	16, 34, 124, 128
循環血液量減少性ショック	34, 172
循環血漿量	26
症候性低ナトリウム血症	155
上行性ヘルニア	144
情動体験	138
小脳扁桃ヘルニア	144
情報ドレナージ	59
静脈栄養	84
静脈血液ガス	126
静脈性出血	199
初期輸液	34

——療法	128
食上げ	88
触診	20
ショックインデックス	179
除脳硬直	190
除皮質硬直	190
心外閉塞・拘束性ショック	172
腎機能障害	32
心筋逸脱酵素	31, 140
心筋梗塞	10, 30, 66, 140
心筋細胞	67
心筋ダメージ	66
心筋マーカー	140
心原性ショック	10, 172
人工呼吸管理	100
人工呼吸器関連肺傷害	100
人工呼吸器設定	113
人工鼻	115, 187
侵襲	188
新生児の心肺蘇生	174
新鮮凍結血漿	179
心臓型脂肪酸結合タンパク	140
心臓リモデリング	31
身体拘束	121
陣痛促進法	176
陣痛誘発法	176
浸透圧利尿薬	167
心負荷	67
深部静脈血栓症	76
心不全	130

● す

髄液ドレナージ	58
水封式	56
水封部	55
水分貯留	150
水分モニタリング	95
頭蓋内圧	90
——亢進	143, 189
スタンダードプリコーション	24

● せ

清潔保持	92
清拭	92
生体防御反応	18
正中ヘルニア	144

索引

脊髄灌流圧 162
脊髄虚血 162
脊髄ショック 71
脊髄ドレナージ 162
脊椎・脊髄損傷 70
摂食・嚥下障害 86
絶対安静 72
セットポイント 18
切迫性 121
前負荷ミスマッチ 28
せん妄 108
線溶均衡型 24
線溶亢進型 24
線溶抑制型 24

● そ
造影CT 124
挿管チューブの位置 119
早期気管切開 196
早期経腸栄養 83
早期離床 64
早期リハビリ 68
足関節運動 81
速効型インスリン 39

た 行

● た
体液恒常性 14
体液バランス 15
体温調節機構 19
体温調節中枢 19
大後頭孔ヘルニア 144
代謝性アシドーシス 129, 174
体重変化率 150
代償性の自律神経反射 27
体動制限 73
耐糖能 164
大脳鎌下ヘルニア 144
対麻痺 162
ダイリューター 52
打診 20
脱水 150, 161
　　──補正 135
弾性ストッキング 79, 80
弾性力 113

痰の粘性 94

● ち
窒息 87
窒素バランス 151
遅発性副作用 11
中間型インスリン 39
中心静脈栄養 80, 88
　　──法 85, 166
中毒症状 136
腸管のバリア機能 82
腸関連リンパ組織 82
聴診 20
腸蠕動音 82
超速効型インスリン 39
治療的ドレナージ 59
陳急性心筋梗塞 10
鎮静 72, 109, 120, 138
　　──深度 139
鎮静・鎮痛の目的 110
鎮痛 138
　　──薬 20, 33

● つ
通常時体重比 150
ツルゴール 150

● て
低圧持続吸引法 54
低アルブミン血症 107
低栄養 149
低カリウム血症 12
低血圧の容認 129
低酸素血症 43, 100
低体温 115, 129
　　──療法 188
低張性ナトリウム血症 155
低ナトリウム血症 154
低容量換気 101
低流量システム 49
低リン血症 150
テント切痕ヘルニア 144

● と
透析関連低血圧 27
疼痛管理 33

糖尿病	38
──性ケトアシドーシス	134
──網膜症	135
頭部挙上	91
動脈血液ガス	126
動脈性出血	199
投与間隔	32
閉じ込め症候群	155
ドパミン	28
ドブタミン	28
ドレーン管理	58
ドレナージ	54
トロポニン	140, 141
──I	67
──T	67

な行

●な
内因性発熱物質	158

●に
尿量	13
妊婦の急変	170
妊婦のショック	172

●ぬ
微温湯	137

●ね
ネブライザー	94

●の
脳灌流圧	90, 148
脳血管攣縮	180, 181
濃厚赤血球	16
脳卒中	68
脳内出血	37
脳浮腫	90, 135, 189
脳ヘルニア	91, 143
ノルアドレナリン	28

は行

●は
バイオマーカー	66
肺虚脱	56
敗血症	35
──性ショック	35, 124
肺血栓塞栓症	76
肺水腫	135
肺全摘	54
肺のコンプライアンス	100
背部叩打法	87
肺保護戦略	101
廃用萎縮	105
廃用症候群	72
肺瘻	54
バクテリアルトランスロケーション	82, 88
播種性血管内凝固症候群	23, 179
発声	117
発熱	18, 159
ハリス・ベネディクトの式	89
反跳現象	145
反復睡液嚥下テスト	86
皮脂膜	92

●ひ
ヒス束下ブロック	152
ヒス束内ブロック	152
非ステロイド性抗炎症薬	22, 32
非代替性	121
ヒトインスリン製剤	39

●ふ
不安定型骨盤骨折	198
不安定型骨盤輪骨折	198
フードテスト	86
フェニフェリン	172
フォレスター分類	11
不均等換気	99
復温	188
腹腔内圧上昇	194
副雑音	192
腹痛	20, 125
腹部コンパートメント症候群	17, 129, 194
不顕性誤嚥	87
不整脈	131, 150, 189
フットポンプ	79
不溶性心筋トロポニン	141
プラトー圧	100, 102
フランケル分類	71

索引

ブルガダ型心電図 132
ブルガダ症候群 132
フルストマック 61
フレイルチェスト 105
フランク・スターリングの法則 29
分娩監視装置 178

● へ
β遮断薬 30
ペーパーバッグ 156
ヘパリン 23
ヘモグロビン 47
ベンチュリー効果 50
ベンチュリーネブライザー 49, 50
ベンチュリーマスク 49, 50
ヘンレのループ 145

● ほ
膀胱内圧 194
縫合不全 84
房室結節内ブロック 152
房室ブロック 152
ポータブル撮影 184
ボーラス投与 128
補充輸液 166

ま行

● ま
末梢静脈栄養 88
　――栄養法 85, 166
慢性閉塞性肺疾患 42
慢性房室ブロック 153
マンニトール 145

● み
ミオグロビン 67, 140
ミオシン 140
ミルキング 58

● め
メイロン 174
メディエータ 158

● も
問診 20

や行

● ゆ
幽門 137
輸液 14, 16
　――反応性 34
　――反応性評価 35
輸血 125
　――療法 16

● よ
用手子宮左方転位 171
陽性変力作用 130
溶存酸素 45
抑制・拘束 120
予防的ドレナージ 59

ら行

● ら
ラピチェック 141
ランゲルハンス細胞 92

● り
リザーバーマスク 49
立位撮影 185
利尿薬 13
リバウンド現象 37
リハビリ中止基準 75
硫酸アトロピン 152
量規定式調節 98
臨床的アウトカム改善 109

● ろ
ログロール 71

よくわかる ナースのための 医師指示の根拠

| 2018年7月5日 | 初版 第1刷発行 |
| 2023年3月14日 | 初版 第4刷発行 |

監　修	佐藤　憲明
発行人	土屋　徹
編集人	小袋　朋子
発行所	株式会社Gakken 〒141-8416 東京都品川区西五反田2-11-8
印刷製本	共同印刷株式会社

●この本に関する各種お問い合わせ先
本の内容については，下記サイトのお問い合わせフォームよりお願いします．
https://www.corp-gakken.co.jp/contact/
在庫については　　　　　　Tel 03-6431-1234(営業)
不良品(落丁，乱丁)については　　Tel 0570-000577
　学研業務センター　〒354-0045 埼玉県入間郡三芳町上富279-1
上記以外のお問い合わせは　　Tel 0570-056-710(学研グループ総合案内)

©N. Sato 2018 Printed in Japan
● ショメイ：ヨクワカル ナースノタメノ イシシジノコンキョ
本書の無断転載，複製，複写(コピー)，翻訳を禁じます．
本書に掲載する著作物の複製権・翻訳権・上映権・譲渡権・公衆送信権（送信可能化権を含む）
は株式会社Gakkenが管理します．
本書を代行業者等の第三者に依頼してスキャンやデジタル化することは，たとえ個人や家庭内の
利用であっても，著作権法上，認められておりません．

本書に記載されている内容は，出版時の最新情報に基づくとともに，臨床例をもとに正確
かつ普遍化すべく，著者，編者，監修者，編集委員ならびに出版社それぞれが最善の努力
をしております．しかし，本書の記載内容によりトラブルや損害，不測の事故等が生じた
場合に，著者，編者，監修者，編集委員ならびに出版社は，その責を負いかねます．
また，本書に記載されている医薬品や機器等の使用にあたっては，常に最新の各々の添付
文書や取り扱い説明書を参照のうえ，適応や使用方法等をご確認ください．
　　　　　　　　　　　　　　　　　　　　　　　　　　　　　　株式会社Gakken

JCOPY〈出版者著作権管理機構　委託出版物〉
本書の無断複写は著作権法上での例外を除き禁じられています．複写される場合は，
そのつど事前に，出版者著作権管理機構（Tel 03-5244-5088, FAX 03-5244-5089,
e-mail: info@jcopy.or.jp）の許諾を得てください．

学研グループの書籍・雑誌についての新刊情報・詳細情報は，下記をご覧ください．
学研出版サイト　https://hon.gakken.jp/